影像诊断
质控要求与管理规范

主审　鲜军舫

主编　许乙凯　乔文俊

科学出版社

北　京

内 容 简 介

本书共9章,第1～3章从科室组织构架、管理制度等方面,介绍科室人员及设备的配置要求,科室质控工作考核,安全管理制度的执行要求,以及医、技、护不同级别人员的岗位职责;第4～6章侧重日常检查工作及护理操作规范,包括不同设备检测要求及管理维护、影像检查操作规范,影像护理安全管理等;第7～9章主要内容为图像质量评价及影像系统维护,包括常见检查部位的质控评价细则、诊断报告书写规范、影像信息系统管理等。其中第7章为本书重点,也是本书创新之所在,编者结合国内外相关规范、指南,从基本信息、扫描操作、图像质量三个方面制订了X线、CT、MRI常见部位标准要求和评分细则,共整理形成101个图像评价表,可用于常见部位的质控考评。

本书内容全面、翔实,可作为从事影像诊断的医务人员、科室管理人员及相关行政部门管理人员的参考用书。

图书在版编目(CIP)数据

影像诊断质控要求与管理规范 / 许乙凯,乔文俊主编 . -- 北京:科学出版社,2022.9
ISBN 978-7-03-072664-3

Ⅰ.①影… Ⅱ.①许…②乔 Ⅲ.①影像诊断 Ⅳ.① R445

中国版本图书馆 CIP 数据核字(2022)第 111071 号

责任编辑:程晓红 / 责任校对:张 娟
责任印制:赵 博 / 封面设计:吴朝洪

科 学 出 版 社 出版
北京东黄城根北街 16 号
邮政编码:100717
http://www.sciencep.com

北京捷迅佳彩印刷有限公司印刷
科学出版社发行 各地新华书店经销
*
2022 年 9 月第 一 版 开本:787×1092 1/16
2024 年 5 月第二次印刷 印张:20 1/4
字数:480 000

定价:146.00 元
(如有印装质量问题,我社负责调换)

编著者名单

主　审　鲜军舫

主　编　许乙凯　乔文俊

副主编　黄婵桃　郝　鹏　赵茜茜　吴元魁

　　　　陈　瑅　严承功

编著者　（按姓氏笔画排序）

　　　　丁　鹏　丘　清　朱　娜　乔文俊

　　　　刘　波　许乙凯　严承功　李小梅

　　　　李典育　杨凯帆　杨蕊梦　连　燕

　　　　吴元魁　吴佳芳　张梓雄　陈　炎

　　　　陈　瑅　陈丹丹　林　洁　林齐欢

　　　　周　芳　赵茜茜　郝　鹏　钟景梦

　　　　姚巧丽　袁清玉　黄婵桃　潘　丽

审　校　全显跃　郑君惠　谢传淼　沈　君

　　　　王　劲　冯仕庭　魏新华　谭理连

　　　　李新春　刘　源　康　庄

审核专家委员会

前 言

　　随着我国社会经济发展的突飞猛进，医疗卫生领域取得显著进步。国家"十四五"规划中提出，民生福祉达到新水平是社会经济发展的主要目标之一。没有全民健康，就没有全面小康。医疗健康是民生福祉的重要部分，建立医疗质量管理与质量控制体系，可有效提高医疗救治保障、降低医疗安全风险、提升综合服务能力，保障广大人民群众的身体健康和生命安全。影像诊断科作为现代医疗的"先行者"，承担着至关重要的作用，这对影像诊断科自身的工作效率、管理职能、解决临床问题的能力都提出了更高的要求。

　　为了顺应国家发展趋势和行业需求，我们在广东省卫健委医政处的指导下，结合广东省放射医学诊断质量控制中心十余年的实践经验，查阅国家相关法律法规，参考大量国内外文献，组织编写了这本《影像诊断质控要求与管理规范》，就影像诊断科科室运行各个环节的管理规范和质量控制展开阐述，内容包括人员及设备的配置要求、质控及安全制度管理与考核要求、各级人员的岗位职责要求、不同设备检测要求及操作规范、影像护理安全管理要求、常见检查部位的质控评价细则、诊断报告书写规范、影像信息系统管理等方面。

　　目前，X线、CT、MRI等影像检查已非常普及，由于设备型号、操作人员、诊断水平等多种因素的限制，不同地区、不同医院影像质量参差不齐，急需一份实用且详细的评价标准对图像质量进行同质化管理，但国内目前尚无全国范围内统一的影像诊疗管理和质控标准。针对此现状，编者参考人体各部位最新国内外诊疗规范及指南，整理编写、反复修订，最终形成了第7章——针对X线、CT、MRI常见部位制订的101个图像质量评价表。每一个评价表包含三部分内容并设立相应评分细则：①图像显示的基本信息，如医院信息、设备信息、患者信息、检查部位左右标识等；②扫描操作步骤，包括扫描部位、扫描序列/条件、技师操作规范等；③图像评价部分，包括扫描范围、平扫图像、增强图像、后处理图像应达到的要求等。所有评价表采用百分制的形式，可对每个部位做出具体的评分，为不同医院图像质量的同质化、标准化发展给出了参考依据，有利于影像诊断规范化、精细化、专业化发展。

　　书中不足之处，敬请各位同道批评指正！

南方医科大学南方医院影像诊断科主任　　许乙凯

目 录

第 1 章

影像诊断科科室配置

自威廉·伦琴（Wilhelm·Röntgen）发现 X 线并应用于医学领域以来，医学影像技术发展突飞猛进，已经成为辅助临床诊断的重要技术手段。影像诊断科的工作质量直接影响到临床治疗水平甚至医院的整体发展，因此，如何进一步加强影像诊断科质量管理和质量控制，保证影像诊断质量和医疗安全，落实医疗质量持续改进方案，成为影像诊断科面临的重要问题。影像诊断科应在遵守国家相关法律法规的前提下，结合行业规范与标准，从科室布局、设备管理、操作技术、诊断规范等方面，开展质量控制与考核评估工作，为临床提供可靠的诊断依据，从而获得较大的社会与经济效益。

第一节　人员配置要求

一、三级医院

1. 放射诊断人员

（1）学历：临床医学、医学影像专业本科及以上学历，医学学士及以上学位。

（2）资格证：医师资格证、放射工作人员证、执业医师注册证书，从事 CT、MRI 的医师需获得相应大型医疗设备上岗证。

（3）职称：从事 CT、MRI 诊断 3 年以上的高级职称医师不少于 2 名，每台设备配备具有执业范围为医学影像的医师不少于 2 名。

2. 放射技术人员

（1）学历：技术人员原则上要求为本专业专科及以上学历，特殊情况医学相关专业人员经过专业培训（1 年以上）如能胜任工作可适当放宽。

（2）资格证：从事 CT、MRI、乳腺的技师需获得相应大型医疗设备上岗证，并取得医学影像技士或技师及以上职称。

（3）职称：每台 CT、MRI 设备配备技师或专业技术人员不少于 2 名，具备中级以上技术职称人员不少于 1 名。

二、二级及以下医院

1. 放射诊断人员

（1）学历：临床医学专业或医学影像专业专科及以上学历。

（2）资格证：医师资格证、放射工作人员证、执业医师注册证书，从事 CT、MRI 的医师需获得相应大型医疗设备上岗证。

（3）职称：从事 CT、MRI 诊断 1 年以上的高级职称医师不少于 1 名。

2. 放射技术人员

（1）学历：技术人员原则上要求为本专业中专及以上人员，特殊情况医学相关专业人员经过专业培训（1 年以上）如能胜任工作可适当放宽。

（2）资格证：从事 CT、MRI、乳腺的技师需获得相应大型医疗设备上岗证，并取得医学影像技士或技师及以上职称。

（3）职称：每台 CT、MRI 设备配备技师不少于 1 名。

三、第三方医学影像诊断中心

1. 放射诊断人员

（1）学历：临床医学专业或医学影像专业专科及以上学历。

（2）资格证：医师资格证、放射工作人员证、执业医师注册证书，从事 CT、MRI 的医师需获得相应大型医疗设备上岗证。

（3）职称：至少有 8 名中级及以上职称、注册范围为医学影像和放射治疗专业的执业医师，并具备医用设备使用相关技术能力。其中，至少有 1 名正高、1 名副高和 2 名中级职称的执业医师注册在本机构，其余 4 名医师可以多点执业的方式在本机构执业（每台 DR 至少有 1 名执业医师、每台 CT 至少有 2 名执业医师、每台 MRI 至少有 2 名执业医师）。

2. 放射技术人员

（1）学历：技术人员原则上要求为本专业中专及以上学历，特殊情况医学相关专业人员经过专业培训（1 年以上）如能胜任工作可适当放宽。

（2）资格证：从事 CT、MRI、乳腺的技师需获得相应大型医疗设备上岗证，并取得医学影像技士或技师及以上职称。

（3）职称：至少有 8 名影像诊断科技师（每台 DR 至少 1 名技师、每台 CT、MRI 各至少有 2 名技师）。

第二节　设备配置及业务要求

一、三级医院

1. 应配置设备

（1）全身各部位透视、摄影：应备有多台常规 DR，64 层及以上 CT、3.0T MRI、高压注射器、移动式床旁 DR。

（2）乳腺摄影：应备有专用钼靶 X 线机。

（3）胃肠道、胆道及泌尿系造影：应备有多功能胃肠机。

（4）心脏、大血管造影技术及介入性放射技术：应备有大型心血管检查专用 X 线机及其他辅助设备，如高压注射器、快速换片机或快速数字化采集处理设备。

（5）医疗影像网络 PACS 系统及放射信息管理系统 RIS。

2. 应开展业务

（1）普放专业：各部位 X 线检查，消化道、泌尿系统、胆道、下肢静脉、子宫输卵管造影及乳腺检查。

（2）CT：各部位 CT 平扫及常规增强扫描，血管 CT 增强扫描，CT 灌注扫描。

（3）MRI：各部位 MRI 平扫及常规增强扫描，血管 MRA 扫描，MRI 灌注扫描，MRI 水成像，MRI 功能成像，神经 MRI 成像及特殊对比剂增强 MRI 成像。

二、二级医院

1. 应配置设备

（1）全身各部位透视、摄影：应备有多台常规 DR，16 层及以上 CT、1.5T MRI、高压注射器、移动式床旁 DR。

（2）乳腺摄影：应备有专用钼靶 X 线机。

（3）胃肠道、胆道及泌尿系造影：应备有多功能胃肠机。

（4）医疗影像网络 PACS 系统及放射信息管理系统 RIS。

2. 应开展业务

（1）普放专业：各部位 X 线检查，消化道、泌尿道、胆道、下肢静脉、子宫输卵管造影。

（2）CT：各部位 CT 平扫及常规增强扫描。

（3）MRI：各部位 MRI 平扫及常规增强扫描。

三、一级医院

1. 全身各部位摄影：应备有多功能 X 线机。

2. 透视 X 线机。

第三节　设备选址与布局要求

根据《建设项目环境保护管理条例》《GBZ130—2020 医用 X 射线诊断放射防护要求》等相关法律法规、国家标准要求，医学影像设备的安装选址及布局应符合国家环境保护标准、职业卫生标准、医院感染控制和放射防护要求。

影像诊断科应设置诊疗区（包括机房及操作间）、候诊区、注射室、预约咨询处、报告领取处、诊断办公室、读片室（或会议室）、值班区（包括休息室、更衣室、洗漱室）等，有条件的医院应分别设立患者通道及医护工作人员通道。

一、设备选址要求

医用 X 射线、CT、MRI 设备的选址基本原则为：有利于患者就诊、X 线防护或射频屏蔽，有利于影像设备集中安装及维护。设备选址的具体要求如下。

1. 应充分考虑邻室（含楼上和楼下）及周围场所的人员防护与安全，避开人流密集区域，应选择专用楼层和通道，有条件的医疗机构应尽量统筹存在辐射风险的科室，如单独设置放射诊断楼等。

2. 应考虑 X 射线设备机房周围场所人员防护的影响，尽量避开敏感科室。

3. 应急状态下方舱 CT：应选择地面平坦，避免潮湿、低洼、容易积水、滑坡等区域，应尽量避免放置在上风口、水源地、人口密集等场所。

4. 车载式 X 射线放射诊断设备应布置在相对空旷、人流较小、地势平坦（无明显斜坡）的地方，且应考虑车载接入市电的便利性。

二、设备布局要求

影像诊断科每台固定使用的 X 射线、CT、MRI 设备应设独立机房，实行隔室操作，机房以设备主机为中心，满足使用设备的布局要求及正常操作、应急处置的空间要求。机房应设置动力通风装置，并保持良好的通风，具体要求如下。

1. 应合理摆放 X 射线诊断设备，尽量避免 X 射线有用射线方向朝向门、窗，杜绝漏射线、散射线照射的风险，机房出入门宜处于散射辐射相对低的位置。应满足受检者在实施照射时，X 射线诊断设备操作者可以透过观察窗监视受检者和设备状态。

2. X 射线诊断设备机房应充分考虑并做好射线安全防护，MRI 设备应充分考虑并做好磁场及射频脉冲的屏蔽。

3. 对于单独使用的介入类手术室，每台固定使用的 X 射线诊断设备应设有单独的机房，对于复合手术室等，根据实际临床复合手术室的使用要求，合理设置手术室内设备的使用。

4. 移动式 X 射线设备在使用时，X 射线出束方向应尽量朝向无人区域，如无法实现应做好铅屏风搭建等辐射防护屏蔽措施。

5. 车载式 X 射线诊断设备车厢布局分为扫描室和操作室，工作人员在控制室通过观察窗和对讲系统实现与扫描室中受检者的沟通。

6. 方舱 CT 整体上应设置扫描室和操作室，两室之间必须设置隔室防护墙和观察窗、设置工作人员通道并安装防护门。

7. X 射线设备机房最小有效使用面积、最小单边长度应符合表 1-3-1 要求。

表 1-3-1　X 射线设备机房（照射室）使用面积、单边长度的要求

设备类型	机房内最小有效使用面积[d]（m²）	机房内最小单边长度[e]（m）
CT 机（不含头颅移动 CT）	30	4.5
双管头或多管头 X 射线设备[a]（含 C 形臂）	30	4.5
单管头 X 射线设备[b]（含 C 形臂，乳腺 CBCT）	20	3.5
透视专用机[c] 碎石定位机、 口腔 CBCT 卧位扫描	15	3.0
乳腺机、全身骨密度仪	10	2.5
牙科全景机、局部骨密度仪、口腔 CBCT 坐位扫描 / 站位扫描	5	2.0
口内牙片机	3	1.5

a. 双管头或多管头 X 射线设备的所有管球安装在同一间机房内；

b. 单管头、双管头或多管头 X 射线设备的每个管球各安装在 1 个房间内；

c. 透视专用机指无诊断床、标称管电流小于 5 mA 的 X 射线设备；

d. 机房内有效使用面积指机房内可划出的最大矩形的面积；

e. 机房内最小单边长度指机房内有效使用面积的最小边长

三、配置许可证管理

申请单位应当在取得《乙类大型医用设备配置许可证》后 2 年内完成配置相应乙类大型医用设备，逾期尚未配置，其原配置许可自动失效，按许可证失效的有关规定处理，仍计划配置该品目类型乙类大型医用设备的，应按申请程序重新办理。落实"一机一证，亮证使用"，使用单位应当在乙类大型医用设备使用场所的显著位置悬挂配置许可证正本，并妥善保存副本备查。

参考文献

[1] 中华人民共和国国家卫生健康委员会 . GBZ130-2020 医用 X 射线诊断放射防护要求 [S]. 北京：中国标准出版社，2020.

[2] 张力方，张红帆 . 数字化放射科的设备配置 [J]. 中国医学装备，2004（3）：40-42.

[3] 广东省卫生健康委关于乙类大型医用设备配置许可与监督管理办法（广东省卫生健康委 2019 年 5 月 10 日以粤卫规〔2019〕8 号印发）.

[4] 卫生健康委药监局关于印发大型医用设备配置与使用管理办法（试行）的通知，国卫规划发〔2018〕12 号 .

[5] 国家卫生计生委关于印发医学影像诊断中心基本标准和管理规范（试行）的通知，国卫医发〔2016〕36 号 .

第2章

质控制度及综合考评

第一节　科室医疗核心制度

1. **值班/交接班制度**　当值医务人员中必须有本机构执业的医务人员，非本机构执业医务人员不得单独值班。当值人员不得擅自离岗，应在指定的地点休息，各级值班人员应当确保通信畅通。值班期间所有的诊疗活动必须及时记入病历。交接班内容应当专册记录，并签字确认。

2. **疑难病例讨论制度**　疑难病例均应由科室或医疗管理部门组织开展讨论。讨论原则上应由科主任主持，全科人员参加。必要时邀请相关科室人员或机构外人员参加。医疗机构应统一疑难病例讨论记录的格式和模板。讨论内容应专册记录，主持人需审核并签字。讨论的结论应当记入病历。参加疑难病例讨论成员中应当至少有2人具有主治及以上专业技术职务任职资格（二级医院）。参加疑难病例讨论成员中应当至少有1人具有副主任医师及以上专业技术职务任职资格（三级医院）。疑难病例分析与读片会参加人员应覆盖科室诊断医师组80%的人员。

3. **急危重患者抢救制度**　医疗机构应当建立抢救资源配置与紧急调配的机制，确保各单元抢救设备和药品可用。建立绿色通道机制，确保急危重患者优先救治。急危重患者的抢救，由现场级别和年资最高的医师主持。抢救完成后6小时内应当将抢救记录记入病历，记录时间应具体到分钟，主持抢救的人员应当审核并签字。

4. **查对制度**　查对制度应当涵盖患者身份识别、临床诊疗行为、设备设施运行和医疗环境安全等相关方面。每项医疗行为都必须查对患者身份。应当至少使用两种身份查对方式，严禁将床号作为身份查对的标识。为无名患者进行诊疗活动时，须双人核对。

5. **危急值报告制度**　确定危急值范畴，分别建立住院和门急诊患者危急值报告具体管理流程和记录规范，确保危急值信息准确，传递及时，信息传递各环节无缝衔接且可追溯。在诊断报告完成后10分钟内通知临床医师并记录。

6. **信息安全制度**　科主任是医疗机构患者诊疗信息安全管理第一责任人。应当建立患者诊疗信息安全风险评估和应急工作机制，制订应急预案。应当确保实现本机构患者诊疗信息管理全流程的安全性、真实性、连续性、完整性、稳定性、时效性及可溯源性。患者申请单及诊断报告单妥善保存3年以上。

7. **患者知情同意制度**　患者及其家属对病情、检查措施、风险、益处、用药安全及风险、费用开支等真实情况有了解且拥有被告知的权利，患者及其家属在知情的情况下有选择接受与拒绝的权利。

8. 病例随访制度　对影像诊断报告进行随访对照，统计影像诊断报告的正确率，由相关医师分工负责。对手术病例追查，有病理结果的应及时做好记录，无病理结果的，可对照出院记录或通过电话、信访等方式收集患者疾病转归情况。

影像诊断科危急值项目及统计表见表 2-1-1。

表 2-1-1　影像诊断科危急值项目及统计表

经办人：　　　　　　　　　　　联系电话：　　　　　　　　　　统计时间：

危急值项目	检查时间	出报告时间	是否上报（姓名、工号、上报时间）	未及时上报原因	对方科室（姓名、工号、接收时间）
1. 中枢神经系统					
（1）急性脑内血肿并脑疝形成					
（2）广泛蛛网膜下腔出血					
（3）急性大面积脑梗死（范围达到一个脑叶或全脑干范围或以上）					
（4）脑出血或脑梗死复查，出血或梗死程度进展（与近期片比较，最大径线增加15%以上）					
2. 脊柱、脊髓疾病					
椎体粉碎性骨折并脊柱长轴成角畸形及压迫脊髓					
3. 呼吸系统					
（1）气管及支气管异物					
（2）急性肺动脉栓塞、肺梗死					
4. 循环系统					
（1）心脏压塞					
（2）急性主动脉夹层					
（3）主动脉瘤					
5. 消化系统					
（1）消化道尖锐异物（如骨、刺）					
（2）消化道穿孔					
（3）急性绞窄性肠梗阻					
（4）急性出血坏死性胰腺炎					
（5）急性肝、脾、胰、肾等腹腔脏器挫裂伤					

影像诊断科危急值处理流程见图 2-1-1。

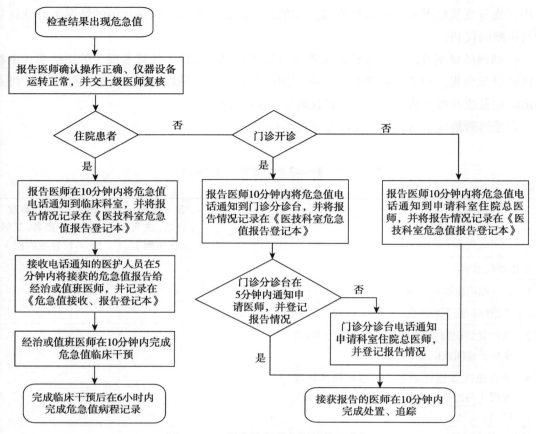

图 2-1-1 影像诊断科危急值处理流程

第二节 质量控制与安全管理制度

1. 科室应设立质量控制与安全管理小组，由科主任担任组长，小组成员需包含高年资影像诊断医师、影像技师、护师，定期开展影像质量评价工作。

2. 由科主任全面负责，对科室内设备实行统一管理，对影像质量管理小组发现的设备使用问题，提出改进意见，并在质控记录本上记录评价结果和持续改进措施，不断提高科室影像质量。

3. 定期开展影像技术质量控制活动，根据科室制订的技术评价方法，评价 X 线摄影、CT 扫描、MRI 扫描成像质量及扫描条件，统计影像质量优良率，分析不合格片和差片原因，根据图像质量问题，对成像环节进行核查，提出持续改进措施。

4. 根据诊断报告书写规范要求，定期抽查诊断报告书写质量，统计报告阳性率和优良率，建立相应奖惩制度，不断提高影像诊断水平和诊断准确率。

5. 定期进行医学影像诊断报告与手术、病理结果对比，统计影像诊断与临床诊断的符合率，选取典型案例在科室质控小组会议上进行讨论，分析漏诊、误诊原因，提出并开展相应对策，提高诊断医师尤其是低年资医师的诊断水平。

6. 由科主任、医疗技术骨干和护理人员组成科室医疗质量和医疗安全管理小组，负责科室医疗质量和医疗安全管理的具体工作，并形成文字记录。

7. 制订不良事件报告制度、医疗事故防范和处置流程。技师或医师在日常工作中，发现任何质量或安全问题，应及时上报技师长或总住院医师，由上级技师或医师及时处理，如出现严重质量或安全问题，须及时上报医院质量管理科，并尽快处理。

8. 落实科室各项核心制度，尤其是危急值制度和急危重症患者抢救制度，定期开展相关培训和应急演练，做到人人知晓、应知尽知，掌握应急抢救的预案并具备应急抢救的能力。

9. 制订网络信息故障应急预案，网络故障过程中，技师手动录入患者检查信息，保证医疗信息完整性和准确性，网络信息故障修复后再次核对。

10. 制订停电、停水、自然灾害等应急预案，确立人员疏散路径，技师应熟练掌握应急状态下设备安全操作规程。

第三节　科室质控工作综合考评表

科室质控员考评细则见表 2-3-1。

表 2-3-1　科室质控员考评细则

项目	基本要求	检查方法及评分
质控员	1. 协助科主任做好本科室医疗服务质量管理与监督工作，及时将质量分析会的会议内容传达给科主任及临床医师，推进医疗服务质量持续改进	1. 抽查医务人员对近期质量改进要求的知晓情况，有 2 人以上不知晓的扣 5 分
	2. 依据考评细则督导本科室质控活动，组织本科室的医疗服务质量自查，并做好相关质量检查登记	2. 未做好本科室相关质量检查登记，缺一种扣 10 分，缺一次扣 2 分（依据考评细则）
	3. 非临床科室质控员分两组（影像诊断科室为一组，余下的科室为一组），由正、副组长带领，依据考评细则在组内进行科室间的现场质量检查，每周 1 次，每次半天	3. 未批假无故不参加组内科室间质量检查，每次扣 2 分
	4. 每 2 个月召开一次非临床科室质量评价会，对会中提出的质量问题，各科室要及时向科领导汇报，提出改进措施（有效果评价，相关记录完整）	4. 未批假无故不参加非临床科室质量评价会，每次扣 3 分。会中提出的质量问题未能及时整改者扣 5 分
	5. 参加医院组织的医疗服务质量检查，及时发现问题，并提出合理化建议	5. 参加各项例会情况，无故缺席次数大于 20% 的扣 5 分
	6. 协助、支持临床科室推进单病种管理和临床路径的实施，推动循证医学在临床实践中的运用	6. 以下情况予以加分：有组织本科室进行质量改进活动的，酌情加 2 ~ 10 分；对全院质量改进提出合理化建议的，酌情加 5 ~ 10 分；发表论文每篇加 3 分
	7. 对本科室医务人员进行质量改进的相关培训	
	8. 开展医疗服务质量管理研究，撰写相关论文	
	9. 按时参加例会	

续表

项目	基本要求	检查方法及评分
质控组长	1. 质控组长应按规定的工作任务给组员分配工作。负责安排本组人员进行组内科室间的现场质量检查，并及时将检查结果反馈质量管理科。每2周的例会上对本组检查发现的问题进行汇总、报告 2. 质控组长负责本组质控员与医院及质量管理科之间的协调、联系工作 3. 质控组长应及时检查、督促本组质控员的工作情况	根据每次例会质控组长的汇报情况及登记本记录情况，统计工作情况。有带领本组成员进行各种专项检查的，酌情加2～5分；有针对发现问题进行质量改进的，酌情加2～5分

说明：基础分为100分，无上限分，下限为0分

DR、CT、MRI 工作质量综合考评细则见表2-3-2。

表2-3-2　DR、CT、MRI 工作质量综合考评细则（总分100分）

项目	分值	基本要求	扣分原因	评分
预约登记	5	1. 审核申请单的检查项目，并对申请单进行质量考评及登记 2. 及时安排检查时间，保证检查号的正确性和唯一性 3. 讲解检查前的注意事项，特别是口服和灌肠对比剂的使用方法 4. 无漏收费、重复收费、多收费现象 5. 为临床医师及患者提供业务咨询 （各1分）		
检查（技师、护士）	20	1. 认真查对信息、检查部位描述及摄影要求，摄影、扫描部位准确，影像后处理及时，摄影标记按规定放置，影像分辨力符合诊断要求 2. 放射线有害标示明显，用铅帽、铅围脖及铅围裙等做好患者不需检查部位的防护，头部扫描尽量避开眼睛，特别是儿童和孕妇。注意个人隐私保护。交代检查中及检查后的注意事项，取得患者的配合 3. 认真查对患者信息，落实影像投照和扫描质量、操作规程及质量控制标准 4. 有创性操作要严格遵守无菌操作规程，并密切观察被检查者病情 5. 备齐常用药品、急救药品及设备，并按要求管理及交接班 6. 医疗废物按要求分类、由专人管理，并做好记录		

续表

项目	分值	基本要求	扣分原因	评分
检查（医师）	10	1. 根据患者资料及时确认所做检查是否满足诊断要求。做增强扫描者，要密切观察患者有无过敏反应，对严重过敏者及时组织、实施有效的抢救 2. 疑难病例由首诊医师负责跟踪进一步的检查、资料收集、会诊等，负责相关资料的保管与退还 （各 5 分）		
诊断报告	20	1. 一般信息填写完整，用语规范、清楚、准确，无漏检、漏报、错报 2. 坚持重点病例每天集体阅片制度，对质量缺陷有整改措施及效果评价，并有记录 3. 图像描述与诊断结论相符合，并由有资格人员双人审签 4. 报告发出时间：DR、CT 急诊≤ 30 分钟，普通检查≤ 24 小时，疑难检查≤ 48 小时。不能及时签发的报告，要有登记和原因说明 （各 5 分）		
临床联系与质量改进	12	1. 对疑难病例进行讨论，典型病例需临床随访，取得手术和病理检查结果，并有记录 2. 主任与各专业负责人与临床医师有密切联系制度，积极参加临床讨论，做好记录 3. 每季度召开一次质量分析会，对存在的问题有整改措施和相关记录 （各 4 分）		
满意度	12	1. 临床科室对影像诊断的满意度必须＞ 90% 2. 患者和家属对服务质量的满意度必须＞ 90% （各 6 分）		
设备管理	6	1. 仪器有管理负责人，有操作规程，机房温度控制在 20～24℃，相对湿度＞ 70%，紫外线消毒 1 次 / 日 2. 每天进行机器校正，维修、保养制度健全，有应急保障与相关记录 3. 有用电、防火安全管理制度，并有相关检查记录 （各 2 分）		
资料管理	7	1. 有规范的图像资料的使用、保存流程与制度（2 分） 2. 图像数据库备份及时、维护良好，定期改进。影像数据向 PACS 传输及时（3 分） 3. 患者申请单及诊断报告单妥善保存 3 年以上（2 分）		
科室报表	4	1. 报表详细规范，准确统计影像检查阳性率（3 分） 2. 季报、年报工作总结及时（1 分）		
人员培训	4	1. 落实三生培训计划，考核的资料存档（2 分） 2. 在职人员培训制度及培训记录（2 分）		

注：单项不扣负分，诊断结果错误影响临床诊断或治疗扣 20 分

第3章

各级人员岗位职责

第一节　各级医师岗位职责

一、诊断医师分级标准

1. 一级标准　低年资住院医师在完成住院医师规范化培训的第一阶段（2～3年）培训内容期间，具有放射影像诊断常规、疑难报告书写权。

2. 二级标准　高年资住院医师或主治医师经科室评审小组考核合格后取得放射影像诊断报告审核权，其中能力较强的主治医师及以上职称者可取得疑难报告审核权。

3. 三级标准　正高职称及各专业组组长医师在科室评审小组评审合格后具有放射影像特殊疑难病例报告审核权及报告复审权。

二、科主任职责

1. 在院党委、院领导指导下，负责本科医疗、教学、科研和行政管理工作。

2. 负责组织本科的医疗、教学、科研以及科室长远发展规划的制订、实施、检查和总结。

3. 组织实施全科大会诊；坚持实施每日至少一次的读片制度，落实检查报告的三级审查制度，解决本科复杂、疑难技术问题，定期检查影像诊断及影像技术质量。

4. 负责组织本科业务训练、人员培养和技术考核，负责安排进修、实习人员的培训，并承担教学任务。

5. 组织并主持科室早交班会议，及时传达医院及科室各项会议精神和会议决策并负责督促落实。

6. 组织学习、运用国内外先进医学科学技术，开展新业务，总结经验，撰写学术论文。

7. 督促检查本科人员履行职责，认真执行各项规章制度和技术操作常规，进行安全教育，预防事故差错，及时处理医疗纠纷和医疗事故，保障医疗安全。

8. 负责确定本科人员的轮班、值班、休假、参加学术活动和外出进修学习。

9. 加强与临床科室的联系，征求意见，改进工作。

10. 负责本科医德医风建设，掌握所属人员思想、业务能力和工作表现，提出考核、晋升、奖励和惩罚意见。

11. 负责审核本科室绩效、奖金、药品耗材成本等。

三、副主任职责

1. 在科主任领导下，按分工协助履行主任的相关职责。

2. 负责指导下级医师医疗工作，如 DR、CT、MRI 诊断报告书写及 CT 引导下穿刺等。

3. 坚持参加每日至少一次的读片制度，协助主任落实检查报告的三级审查制度，参与解决本科复杂、疑难技术问题。

4. 对疑难病例追踪观察，并及时向科主任汇报，邀请科主任或专家会诊。

5. 负责患者检查报告的质控及最终审核，指导下级医师的业务技术工作，帮助下级医师提高专业理论和技术操作水平，培养下级医师解决复杂、疑难技术问题的能力。指导进修、实习医师的技术培训，并承担教学任务。

6. 学习、运用国内外先进的医学科学理论和诊疗技术，掌握本专业动态，指导下级医师开展新业务、新技术和科研工作，总结经验，撰写学术论文。

四、资深专家／顾问职责

1. 在科主任领导下，按分工履行相关职责。

2. 坚持参加每日至少一次的读片制度。

3. 参与解决本科复杂、疑难技术问题。

4. 负责患者检查报告的质控及最终审核。

5. 指导下级医师的业务技术工作，帮助下级医师提高专业理论和技术操作水平，培养下级医师解决复杂、疑难技术问题的能力。指导进修、实习医师的技术培训，并定期或不定期举办专题讲座。

五、教授职责

1. 在科主任领导下，按分工完成职责的相关部分。

2. 负责指导下级医师医疗工作，如 DR、CT、MRI 诊断报告书写及 CT 引导下穿刺等。

3. 坚持参加每日至少一次的读片制度。协助主任落实检查报告的三级审查制度。参与解决本科复杂、疑难技术问题。

4. 对疑难病例追踪观察，并及时向科主任汇报，邀请科主任或专家会诊。

5. 负责患者检查报告的质控及最终审核。指导下级医师的业务技术工作，帮助下级医师提高专业理论和技术操作水平，培养下级医师解决复杂、疑难技术问题的能力。指导进修、实习医师的技术培训，并承担教学任务。

6. 学习、运用国内外先进的医学科学理论和诊疗技术，掌握本专业动态，指导下级医师开展新业务、新技术和科研工作，总结经验，撰写学术论文。

六、科秘书职责

1. 在科主任领导下，按分工完成相关工作。

2. 负责安排科室日常行政工作及后勤工作，并负责与机关相关部门联系。

3. 坚持参加读片制度，协助上级医师完成报告的三级审查制度，参与解决本科复杂、疑难技术问题。

4. 对疑难病例追踪观察，并及时向上级医师汇报，邀请上级医师或专家会诊。

5. 负责患者检查报告的质控及二级审核，指导下级医师的业务技术工作，帮助下级医师提高专业理论和技术操作水平，培养下级医师解决复杂、疑难技术问题的能力，指导进修、实习医师的技术培训，并担任教学任务。

6. 学习、运用国内外先进的医学科学理论和诊疗技术，掌握本专业动态。

七、总住院医师职责

1. 在科主任领导下，协助科主任做好科内各项业务和日常医疗行政管理工作。

2. 带头执行并检查督促各项医疗规章制度和技术操作规程的执行，严防差错事故的发生。

3. 负责组织和参加科内疑难危重患者的会诊、抢救和治疗工作。

4. 协助科主任加强对住院、进修、实习医师的培训和日常管理工作。

5. 组织疑难病例总结讨论，做好危机值、医疗事故、差错的登记、统计与报告工作。

6. 负责医师日常工作及节假日排班工作。

八、诊断组长工作职责

1. 在科主任领导下，负责和指导科室医疗、教学、科研工作。

2. 担负疑难病例的诊断治疗，参加院内会诊和疑难病例讨论。

3. 参加早会集体读片，审签诊断报告。

4. 制订和主持开展新技术，新项目和科学研究，指导下级医师开展科研工作和论文撰写工作。

5. 担任下级医师和进修实习人员的培训、教学和指导工作。

6. 督促下级医师认真贯彻执行各项规章制度和技术操作规程。

7. 指导本组各级医师做好影像诊断工作，有计划地开展相关业务培训及考核。

8. 对各级医师的理论水平、业务能力、工作实绩做出评价。

九、主治医师职责

1. 在科主任指导下开展工作。

2. 参加早会集体读片，书写和审签诊断报告。

3. 认真执行各项规章制度和技术操作规程，严防医疗差错事故。

4. 学习、运用国内外先进的医学科学理论和诊疗技术，掌握本专业动态，在上级医师指导下开展新业务、新技术和科研工作，总结经验，撰写学术论文。

5. 完成科室制订的其他工作。

十、住院医师职责

1. 在科主任领导和上级医师指导下进行工作。定期轮转，参加常规 X 线、CT、MRI 诊断和介入诊疗等各项工作。

2. 负责 X 线及简单 CT/MRI 检查的诊断工作，按时完成诊断报告，遇有疑难问题，及时请示上级医师。

3. 参加早会集体读片、会诊和临床病例讨论会。

4. 担负一定的科学研究和教学任务，做好进修、实习人员的培训。

5. 掌握 X 线机的一般原理、性能、使用及投照技术，遵守操作规程，做好防护工作，严防差错事故的发生。

6. 加强与临床科室的联系，不断提高诊断正确率。

7. 值班医师负责清查当日的诊断报告书写情况，做到不遗漏，并整理、归类当日的检查申请单。

第二节　　各级技师岗位职责

一、技术人员分级标准

1. 一级标准　初级技师经科室评审小组考核合格，并取得卫生技术人员资格证后，可取得放射类设备的投照、扫描权，实行轮转制度，以保证年轻技师全面学习影像技术。

2. 二级标准　高年资初级技师或中级技师经科室评审小组考核合格后，可相对固定于各部门，以进一步提高扫描技术。

3. 三级标准　高级职称及各专业组组长技师在科室评审小组评审合格后，具备各专业较复杂扫描类型检查技术能力，可解决大部分疑难病例检查。

二、主任技师（技师长或副主任技师）工作职责

1. 在科主任领导下，负责和指导科室技术、教学科研工作。

2. 参加较复杂的技术操作，参加集体阅片和讲评投照质量，担负影像质量控制工作。

3. 负责跟进本科设备的安装、维修、保养和检测工作。

4. 制订和主持开展新技术、新项目和科学研究，指导下级技师开展科研工作和论文撰写工作。

5. 担任下级技师（士）和进修、实习人员的培训、教学和指导工作。

6. 督促下级技师（士）认真贯彻执行各项规章制度和技术操作规程。

7. 负责制订科室各类机器检查的技术参数，指导本科各级技术人员做好扫描工作，有

计划地开展相应扫描技术培训。

8. 对各级技师（士）的理论水平、业务能力、工作实绩做出评价。

9. 负责技术组日常工作及节假日排班工作。

10. 完成科室指定的其他工作。

三、主管技师职责

1. 在科主任、技师长和总住院医师指导下进行工作。

2. 负责患者扫描、后处理及图像上传 PACS 等工作，参加较复杂的技术操作，并帮助和指导技师（士）工作。

3. 开展技术革新和科学研究。指导进修、实习人员的技术操作，并承担一定的教学工作任务。

4. 参加集体阅片和讲评投照质量。

5. 各个机房的当班技师负责本机房机器、空调及照明灯的开、关和机房的卫生工作，并及时登记各种故障及其处理情况。

6. 完成科室指定的其他工作。

四、技师、技士职责

1. 在上级技师、医师指导下，担负所分配的各项技术工作。

2. 负责患者扫描、后处理及图像上传 PACS 等工作。

3. 配合工程师进行本科机器的安装、维修、保养和检测工作。

4. 负责机器附件、胶片等物品的申领、保管及登记统计工作。

5. 参加技术革新和科研工作。

6. 当班技师、技士负责本机房机器、空调及照明灯的开关和机房的卫生工作，并及时登记各种故障及其处理情况。

7. 完成科室指定的其他工作。

五、值班医（技）师工作职责

1. 做好交接班工作，掌握当天全科的运行状况。

2. 值班员需详细阅读"DR、CT 及 MRI 机房管理制度"，熟悉机器的操作程序和注意事项。

3. 值班期间需在岗在位，并检查水、电及门窗，记录各机房温、湿度，确保科室安全，遇到突发事件及时处理并上报。

4. DR、CT 急诊应在 30 分钟内发出临时报告，若不能做出诊断，则请示二线值班医师。

5. 熟悉各项断电、断网、起火、进水等应急预案，能针对事故迅速做出反应，正确处置并及时上报。

6. 填写值班记录，及时交接机器使用、科室安全等情况。

7. 保持值班室的整洁，值班期间严禁饮酒、会客聊天等。

8. 不得带非工作人员在值班室留宿。

第三节 各级护师岗位职责

一、护理人员资质要求

1. 具备中专及以上学历和具有职业护士资格证。

2. 掌握各项对比剂注射设备的性能及基本应用，掌握各类对比剂的属性、应用、适应证和禁忌证。

3. 熟练掌握对比剂过敏反应的处置流程。

二、护士长职责

1. 在科主任领导下，负责本科日常护理、教学及管理工作。

2. 遵守医院各项规章制度和影像诊断科工作守则，积极协调预约前台、注射室及检查室的工作。

3. 根据护理部对全院护理工作质量要求和工作计划，结合本科情况制订护理工作计划，并组织实施。

4. 制订各护理岗位工作流程，以防差错事故的发生。

5. 督促检查本科护理人员认真执行医嘱和各项规章制度，遵守护理技术操作规范，预防事故、差错和医院感染。

6. 负责本科护士的排班、轮换和临时调配等工作。

7. 负责或指定专人负责各类仪器、设备和药品、器材的管理，以及卫生被服的申领、报销和各种登记、统计工作。

8. 加强相关医学专业学习，熟练掌握对比剂不良反应的处理流程及应急预案，发生过敏反应时能及时、有效地组织护士配合医师、技师启动急救措施。

9. 组织本科护理人员认真学习护理业务技术，提升护士的专业素养，对本科护理人员业务能力和工作表现进行考核，并提出奖惩意见。

10. 了解受检患者的病情、思想，开展心理护理、健康宣教，征求患者意见，改进护理工作。

11. 熟练掌握本专业相关知识，了解国内外护理专业发展动态，指导下级护士开展科研及教学工作。

三、主管护师职责

1. 在科主任和护士长的领导下进行工作。

2. 遵守医院各项规章制度和影像中心工作守则，积极配合预约前台、注射室及检查室的工作。

3. 按护士要求着装，精神饱满，文明礼貌，坚持佩戴胸牌、辐射剂量仪上岗。

4. 加强相关医学专业学习，熟练掌握对比剂不良反应的处理流程及应急预案，发生过敏反应时能及时、有效地配合医师、技师启动急救措施。

5. 熟练掌握急救药品及器材的使用，妥善保管急救设备、急救药品、高压注射器、对比剂等物品，定期检查，专人登记，发现问题及时报告、补充，确保正常工作。

6. 坚持"一切以患者为中心"的服务宗旨，做到主动、热情、及时、迅速、安全地为患者服务。

7. 负责影像诊断科护士带教及培训工作，积极配合科室新业务及技术的开展。

8. 配合技师，保持机房及操作室环境清洁。

四、护师、护士岗位职责

1. 在科主任和护士长的领导下进行工作。

2. 遵守医院各项规章制度和影像中心工作守则，团结友爱，积极配合预约前台、注射室及检查室的工作。

3. 当班期间不擅离岗位，工作时间不做与本职工作无关的事。

4. 按护士要求着装，精神饱满，文明礼貌，坚持佩戴胸牌、辐射剂量仪上岗。

5. 加强相关医学专业学习，熟练掌握对比剂不良反应的处理流程及应急预案，发生过敏反应时能及时、有效地配合医师、技师启动急救措施。

6. 熟练掌握急救药品及器材的使用，妥善保管急救设备、急救药品、高压注射器、对比剂等物品，定期检查，专人登记，发现问题及时报告、补充，确保正常工作。

7. 坚持"一切以患者为中心"的服务宗旨，做到主动、热情、及时、迅速、安全地为患者服务。

8. 配合技师，保持机房及操作室环境清洁。

第四节 其他工作人员岗位职责

一、预约登记室人员岗位职责

1. 在科主任和护士长的领导下工作，负责门诊、急诊和住院患者的各项影像检查预约和登记工作。

2. 核对患者姓名、性别、年龄、科室及检查项目等信息并录入登记系统，审核检查信息是否符合要求，不符合者应与临床医师或本科医师联系。

3. 注意轻重缓急，急症和特诊患者应尽可能立即检查。

4. 特殊检查应说明注意事项，指导患者做好检查前的各种准备，严格掌握各种检查的适应证和禁忌证。

5. 对增强检查的患者，询问其有无过敏史，解释增强扫描的目的，并要求患者或家属在增强扫描同意书上签名。

6. 按照物价部门规定，正确收费划价。

7. 以人为本，热情服务，树立良好的窗口形象。

二、卫生员职责

1. 负责办公室、机房、候诊区、护理站、分诊台等各区域消毒及清洁工作，包括紫外线消毒和含氯消毒液消毒。

2. 负责工作服、值班室床单、被套等的收发工作。

3. 及时做好科室的报纸、信件发放及文件的传送工作。

4. 完成科室指定的其他工作。

第4章

设备管理及检测维护

第一节 影像设备机房管理规定

一、机房管理规定总则

1. 机房标识应醒目清晰，各台设备应有操作规程、运行记录、维修档案和故障记录。

2. 机房内保持干燥整洁，禁止在机房内存放无关物品，严禁机房内吸烟、会客。工作人员应负责机房设备及附属设备的使用、保管、清洁、维护等工作。

3. 使用设备者需获得相应资质，其余人员不得擅自使用设备，进修或实习人员经科室考核通过后需在本科技师指导下方可操作。

4. 工作人员须按设备操作规程使用设备，使用过程中应密切注意仪表指示和机械功能状态。当遇有异常情况时应立即停止扫描，保证患者的安全。

5. 发现设备故障应立即报告维修工程师并协助检修，及时填写《检修维护故障登记本》，设备恢复正常后，方可投入使用。

6. 认真落实核对制度，仔细核对患者信息、检查部位、技术条件选定等。患者做完检查后，应及时处理图像并上传PACS系统。

7. 每天上、下班前对设备使用及工作状态进行记录，填写《设备使用登记本》，下班后清洁机房，关好门窗、水电，并将机器复位，保证安全。

8. 每周进行一次安全检查，及时掌握设备的运行情况。

9. 每月进行一次设备的性能检测及图像检测。

二、数字X线机操作规程

1. 遵守机房管理规定总则。

2. 使用前检查室温及湿度是否在允许范围内（温度18～24℃，相对湿度30%～60%），否则不能开机。

3. 检查电源电压、频率变化是否在允许范围内；若机器程序有故障，须详细记录并及时通知维修工程师。

4. 设备运行过程中发生故障或其他紧急情况，应立即切断电源开关。

5. 不可擅自修改程序和拆卸机器，只有经过培训的维修技术人员才可打开发生器机盖、拆卸高压发生器和X线管上的高压电缆。

6. 存在易爆气体的环境下，严禁使用数字 X 射线设备。

7. 无论患者还是操作人员，都不可在机器活动范围内停留，以免发生碰撞。

8. 检查过程中注意患者及工作人员的放射防护。

9. 注意设备的日常维护、保养及校准。

三、CT 设备操作规程

1. 遵守机房管理规定总则。

2. 每日开机前须检查机房供电情况是否正常，机房温度为 18～22℃，相对湿度为 45%～65% 时，方可开机。

3. 超过 24 小时未开机时，开机后须做空气校正，24 小时内开机须进行球管预热。

4. 每日完成工作后，关闭操作台电源、高压注射器、电风扇、相机、工作站等用电设备后，方可离开。

5. 保持机房内整洁，每日工作后整理工作台面。

6. 下班后打开机房紫外线消毒 30 分钟。

7. 保持机房安静，不得大声喧哗，不得在机房内饮食。

8. 设备故障须立即通知维修工程师进行检修。

四、MR 设备操作规程

1. 遵守机房管理规定总则。

2. 未经专业培训的人员禁止使用设备，非电气维修专业人员严禁随意开启设备间的电器柜，以免高压和强电流危及生命安全。

3. 每天开机前，巡视机房，检查配电柜的电压、空调、水冷机、UPS 及冷头是否处于正常工作状态。记录液氦量，检查操作室控制盒有无报警指示。

4. 患者准备：更换衣物以剔除身上所有金属物品，禁止装有心脏起搏器等植入性人工器官的患者进入机房，解释注意事项，胸腹部检查者需训练呼吸。

5. 审读检查申请单，了解患者基本情况和检查目的，手动录入或从 Worklist 调取患者资料。

6. 摆放患者：根据检查部位选择线圈，体位选择与资料录入时一致，给患者戴上耳机等隔离梯度噪声，胸腹部检查者分别连接心电和呼吸门控，解释注意事项。

7. 扫描方案：根据检查要求选择相应的扫描序列，常规增强扫描按 0.1mmol/kg 注射钆对比剂。

8. 根据病变需要选取胶片格式，调整图像窗宽窗位及大小，打印胶片，再将图像上传到 PACS 系统。

9. 下班前，将检查床整理干净，将所有线圈放回原处，保持机房整洁。

10. 紧急消磁按钮仅限紧迫时刻使用。

11. 磁体失超时，应立即将患者撤离磁体间，以免被超低温氦气冻伤甚至窒息，并立即联系厂家工程师。

第二节　DR设备检测规范及要求

数字X线摄影（digital radiography，DR）是计算机数字图像处理技术与X线放射技术相结合而形成的一种X线摄影技术。因其采用数字技术动态范围广，有较宽的曝光宽容度，故在很多部位都能获得分辨力高、清晰、细腻的图像。设备在曝光后，通过一系列影像后处理，可从中提取丰富可靠的临床诊断信息，尤其是对早期病灶的发现可提供良好的诊断条件。为了得到科学、准确及可靠的数据和优质图像，必须采用相应方法对其进行质量控制（quality control，QC）与质量保证（quality assurance，QA）。

国际上已在较早时间对DR的质控提出了一系列标准，其中较为通用的经典X线设备的检测规范是由美国医学物理师协会（American Association of Physicists in Medicine，AAPM）提出的质控检测的系列标准。在国内也由国家卫健委提出了一系列行业标准。

根据国内外提出的系列标准，DR设备的主要测量参数分为两部分，即辐射源质量检测和成像质量检测。其中辐射源质量检测的参数为DR的管电压准确性、管电压重复性、曝光时间准确性、辐射输出重复性及半价层等。成像质量检测参数为空间分辨力、低对比度分辨力、可见灰度级等。

一、建立DR设备质控体系

DR设备作为医院大型医疗仪器设备的一种，其质量控制与管理应贯穿于设备计划购置、使用、维护、淘汰、报废等寿命周期的全过程。特别是在使用过程中，如何保障设备的正常使用，提高设备的成像质量，是使用科室及医学工程部门需要重视的问题。

1. 设备性能参数检测

（1）验收检测（acceptance test）：DR设备安装完毕或重大维修后，都应当进行验收检测，通过质量控制检测且达标后方可验收，切不可仅采用经验及目视图像而省去对其进行技术指标的检测。设备状态检测中发现某项指标不符合要求但无法判断原因时，应采取进一步的验收检测方法进行检测。

（2）状态检测（status test）：对运行中的X射线诊断设备，为评价其性能指标是否符合相关标准要求，都应定期进行状态检测。其中稳定性检测结果与基线值的偏差大于控制标准，又无法判断原因时也应进行状态检测。

（3）稳定性检测（constancy test）：为确定X射线诊断设备在给定条件下获得的数值相对于一个初始状态的变化是否符合控制标准而定期进行的质量控制检测称为稳定性检测。DR的定期检测项目可分为通用检测项目和专用检测项目两部分，其中专用检测项目的检测参数为暗噪声、探测器剂量指示、信号传递特性、响应均匀性、测距误差、残影、伪影、空间分辨力、低对比度细节检测及自动曝光控制性能等。

2. 设备日常维护和保养　在完成以上检测标准情况下，日常使用中也应符合操作规范，密切关注辐射源、机械运动系统的安全情况，密切注意机器运行情况，当出现异常和报错提示时，应及时停止曝光，查明原因消除隐患。

由于 DR 设备属于带有放射源的高危医疗设备，在报废前也应当进行检测，其报废流程必须在国家有关规定下按标准执行完成。对设备整个使用期间的检测和维修均需保存汇总，以便对质量保证计划实施情况进行检查评价。

二、检测参数及术语

1. 分辨力（resolution）

（1）高对比度分辨力（high contrast resolution）：又称空间分辨力（spatial resolution），是指在特定条件下，特定线对测试卡影像中用目力可分辨的最小空间频率线对组，单位为 LP/cm。

（2）低对比度分辨力（low contrast resolution）：是指可以从一均匀背景中分辨出来的特定形状和面积的低对比度微小目标。

2. 探测器剂量指示（detector dose indicator，DDI）　为建立和显示影像曝光指数而采用的一种方法。

3. 信号传递特性（signal transfer property，STP）　DR 系统的影像探测器入射面影像中心区域测量的平均像素值和影像探测器接受的入射空气比释动能之间的一种相互关系的描述。

4. 曝光指数（exposure index）　用于表示 DR 系统剂量性能指标的一个参考量。

5. 伪影（artifact）　图像上与实际解剖结构不相符的密度异常变化。常见有运动伪影、射线硬化伪影、机器故障伪影等。

6. 残影（image retention）　由于影像探测器的前次影像信号清除不彻底而导致在随后一次读出影像中出现的前次影像的部分或全部。

7. 响应均匀性（response uniformity）　DR 系统的影像探测器接受面上不同区域对入射空气比释动能响应的差异。

8. 自动照射量控制（automatic exposure control，AEC）　在 X 射线系统中，通过一个或几个加载因素自动控制，以便在预选位置上获得理想照射量的操作方法。

参考文献

[1] 中华人民共和国国家卫生健康委员会 . WS 76-2020，医用 X 射线诊断设备质量控制检测规范 [S]. 北京：中国标准出版社，2020.

[2] 王骏，宋宏伟，刘小艳，等 . 医学影像技术质量控制与安全保证 [M]. 南京：东南大学出版社，2016：335.

[3] 陈自谦 . 大型医学影像设备质量控制与质量管理的现状与思考 [J]. 中国医疗设备，2018，33（10）：1-6，18.

第三节　CT 设备检测规范及要求

计算机体层摄影（computer tomography，CT）是 20 世纪 70 年代以来 X 线和计算机技术相结合的一种影像诊断方法，是医学科学技术的一项重大成就。CT 扫描具有无损伤性、定位准确、病变显示清晰等优势，能够对一些病变准确定性，目前临床上使用的 CT 设备一般为多层螺旋 CT（multi-slice CT，MSCT）。CT 通过测量人体组织对 X 线的衰减系数，进行进一步分析，从而进行诊疗。如果 CT 设备不定期进行校准及质控检测，易造成 CT 值出现偏差，引起漏诊误诊、辐射剂量超标等问题，因此必须采取相应方法对其进行质量控制（quality control，QC）与质量保证（quality assurance，QA）。

国际上较为通用的 CT 质量控制检测标准由美国放射学会（American College of Radiology，ACR）提出，同时美国医学物理师协会（American Association of Physicists in Medicine，AAPM）与美国电气制造业协会（National Electrical Manufacturers Association，NEMA）也规定了 CT 设备质量控制检测方法与规范。

根据国内外提出的 CT 质控检测标准，CT 设备的主要检测参数为定位光精度、层厚、CT 值、噪声、均匀性、空间分辨力和密度分辨力等。其中各种体模为较常见的检测工具，可用于多项参数的检测校准。

一、建立 CT 设备质控体系

CT 设备作为医院大型医疗仪器设备中的一种，质量控制和质量管理贯穿于 CT 设备运行全过程。

1. 验收质控　新设备的购置需要对其性能参数、技术指标、临床需求提出一定的要求，在安装后需要进行各方面验收检测，达标后方可验收。

2. 日常运行质控　CT 带有放射源，属于高风险运行设备，需日常观测运行环境（如温度、湿度、空气清洁度等），密切关注辐射源、机械运动系统的安全情况。日常扫描过程中应密切注意设备运行情况，当出现异常及报错提示时，如图像质量突变、声音异常、管套漏油、高压打火、球管过热等，应及时停止扫描，查明原因消除隐患，维修后也需再次进行检测，合格后方可投入使用。

3. 定期质控　在设备使用寿命期间，建立年度或定期设备的质控机制，并有设备维修维护年度报告。可定期对以下参数进行测试：诊断床定位精度、定位光精度、扫描架倾角精度、重建层厚偏差、CT 剂量指数、CT 值（水）、噪声、均匀性、空间分辨力、密度分辨力、CT 值线性等。

4. 报废　设备报废时依然需要对设备进行检测，CT 属于带有放射源的高风险医疗设备，必须严格按照国家规定进行报废。

以上所述的设备验收检测、状态检测、维修后的检测及报废检测均需保存检测记录，一方面用于存档，另一方面也是作为该设备运行基线的反馈，可以很好地反映设备整个生命周期的运行状态。

二、检测参数及术语

1. CT 值（CT number） CT 影像中每个体素对应的 X 射线衰减平均值，通常以 Hounsfield 作为单位，简称 Hu。一般认为水的 CT 值为 0 Hu，空气的 CT 值为 -1000 Hu.

2. 视野（field of view，FOV）

（1）扫描野（scanning field of view，SFOV）：指 X 线扫描时的范围。

（2）显示野（displaying field of view，DFOV）：指数据重建形成的图像范围，扫描野大于显示野。

3. 均匀性（uniformity） 整个扫描野中，均匀物质影像 CT 值的一致性。

4. 噪声（noise） 是 CT 图像中非组织密度所致的 CT 值增减变化，也可以解释为图像矩阵中的像素值的标准偏差，表现为均匀物体影像中各像素的 CT 值参差不齐，图像呈颗粒状，使空间和密度分辨力下降。包括扫描噪声和组织噪声。

5. CT 剂量指数（CT dose index，CTDI） 指一次 CT 检查中，患者接受的吸收剂量总和与 X 射线束宽度的比值。

6. 分辨力（resolution）

（1）空间分辨力（spatial resolution）：能够分辨物体最小空间几何尺寸的能力，通常用单位长度内包含可分辨的黑白"线对"数表示（LP/cm）。

（2）密度分辨力（density resolution）：能够分辨两种组织之间的最小密度差异的能力，用百分比表示。

（3）时间分辨力（temporal resolution）：系统对运动器官的瞬间成像能力。

7. 层厚（slice thickness） 扫描野中心敏感断面的最大值处的整体宽度。

8. 伪影（artifact） 由于设备或患者原因造成的，图像上出现与实际解剖结构不相符的密度异常变化。常见有运动伪影、射线硬化伪影、机器故障伪影等。

9. 部分容积效应（partial-volume effect，PVE） 在 CT 扫描中，凡直径小于层厚的病变，图像中相应像素的 CT 值受到层厚内其他组织的影响，测量出的 CT 值不能代表病变的真正 CT 值：如在高密度组织中较小的低密度病灶，其 CT 值偏高；相反，在低密度组织中较小的高密度病灶，其 CT 值偏低，这种现象称为部分容积效应。

10. 周围间隙现象（peripheral space phenomenon，PSP） 是指在同一扫描层面上，与层面垂直的两种相邻密度不同的结构，测其边缘部分的 CT 值也不准确。密度高者其边缘 CT 值小，而密度低者边缘 CT 值大，二者交界边缘也分辨不清，这是扫描线束在这两种结构的邻接处测量互相重叠造成的物理现象。

11. 体素（voxel） 是成像体层中人为划分的，按矩形排列的若干个小的基本单位。

12. 窗宽（window width，WW）和窗位（window level，WL） 窗宽是指所显示图像中最亮最暗的两极端值之间所代表的 CT 值的范围；窗位是指图像灰阶的中心位置。

13. 矩阵（matrix） 指构成图像的矩形面积内每一行和每一列的像素数目，在视野大小相同的情况下，矩阵数目越大，像素就越小，图像则越清楚。

CT 设备日常检测（水膜）规范及要求见表 4-3-1。

表 4-3-1　CT 设备日常检测（水膜）规范及要求

检测设备：		执行人：	日期：	是否达标：	
检测方法	CT 值（水）、噪声和均匀性采用内径为 18 ～ 22cm 的圆柱形均质水模体 使水模体圆柱轴线与扫描层面垂直并处于扫描野中心，对水模体中间层面进行扫描，采用头部扫描条件进行扫描，且每次扫描的剂量 CTDIw 应不大于 50mGy 在图像中心选取直径约为测试模体图像直径 10% 的 ROI，测量该 ROI 的平均 CT 值作为水 CT 值的测量值 在图像中心选取直径约为测试模体图像直径 40% 的 ROI，测量该 ROI 内 CT 值的标准偏差，该标准偏差除以对比度标尺作为噪声的测量值				
检测项目	检测要求	验收标准	状态检测	稳定性检测	
CT 值（水）	水模体内径 18 ～ 22cm，CTDIw 不大于 50 mGy，噪声检测层厚 10mm	± 4Hu 内	± 6Hu 内	与基线值相差 ± 4 Hu 内	
均匀性		± 5Hu 内	± 6Hu 内	与基线值相差 ± 2 Hu 内	
噪声		< 0.35%	< 0.45%	与基线值相差 ± 10% 内	

注：科室可每月用设备自带水膜检测以上项目

参考文献

[1] 中华人民共和国国家卫生健康委员会 . GB 17589-2011 X 射线计算机断层摄影装置质量保证检测规范 [S]. 北京：中国标准出版社，2011.

[2] 中国标准化研究院标准 . ASTM E1695-1995（2006）e1，计算机层析 X 射线摄影（CT）系统性能测量的标准试验方法 [S]. 北京：中国标准出版社，2006.

[3] 崔晶蕾，刘师竺，于喜坤，等 . CT 成像质量控制检测规范的研究 [J]. 中国医疗设备，2019，34（4）：14-17.

[4] 邹乾，胡军武 . CT 质量控制与放射防护分析 [J]. 影像研究与医学应用，2017，1（8）：173-175.

第四节　MRI 设备检测规范及要求

磁共振成像（magnetic resonance imaging，MRI） 系统作为医院大型医学影像设备的主体组成部分，对疾病诊断具有非常重要的意义。为了得到科学、准确及可靠的数据和优质图像，必须对 MRI 系统进行定期质量控制检测，通过质量控制检测确保影像设备参数准确，安全良好运行。为确保成像设备图像质量和临床诊断的有效性，针对上述成像设备存在的问题，需采用质控体模对其进行质量控制（quality control，QC）与质量保证（quality assurance，QA）。

国外较早开展了 MRI 设备质量控制检测并制订了一系列检测标准，如美国医学物理师协会（AAPM）、美国放射学会（ACR）及美国电气制造业协会（NEMA）标准等。

根据国内外提出的 MRI 质控检测标准，MRI 设备检测的主要技术指标有信噪比（signal noise ratio，SNR）、图像均匀性、相位编码伪影、线性度、高对比空间分辨力以及层厚、SNR、几何畸变率、均匀度及伪影等。

一、建立 MRI 设备质控体系

MRI 设备运行过程中，需密切关注强磁场安全、液氦系统安全、射频能量安全、患者及工作人员的安全等，并定期进行质量控制检测，从源头降低设备运行风险，确保检查数据准确可靠和设备安全良好运行。体模是 MRI 设备常用的标准质量控制器，通常用于测试医用 MRI 设备的一些基本参数，以进行 MRI 设备的质量分析、质量评价和校准。最为常见的磁共振质量控制体模被称为"水模"，如美国体模实验室的 Magphan 系列体模、美国放射学会（ACR）体模等。

1. 日常质控　建立设备日常使用前的质控检查机制。主要包括：①日常质控专用扫描序列检查如扫描功能、发射功率、中心频率、几何畸变、Z 梯度中心等；②磁体制冷系统日常检查：液氦水平、磁体压力等；③磁共振日常其他检查计量项目，如激光灯状态、床运动的平滑度、开关及电源开关指示灯、显示器功能和状态、键盘和操作面板的功能和状态、患者对讲及呼救系统、心电及呼吸门控系统、紧急开关功能、磁体紧急失超装置工作状态、其他安全检查项目及水冷机液面检查。MRI 系统环境温度应控制在（21 ± 3）℃，湿度应控制在（50 ± 10）%。

2. 定期质控　建立年度或定期设备的质控机制，并有设备维修维护年度报告。可对以下参数进行测试：中心频率、发射增益和 Z 梯度中心、磁场均匀性、几何畸变、高分辨力、层厚、层位置精度、图像强度均匀性、百分信号伪影、线圈信噪比等的测试，以及显示器和胶片质量的全系统性能测试。

3. 高级功能成像质控　是指在日常质控和定期质控的基础上，根据医院情况，进行功能磁共振成像（fMRI）质控检查、波谱校正及信噪比检查（probe tuning and SNR check）等。

二、检测参数及术语

1. 磁场均匀性（magnetic field homogeneity）　在特定容积内磁场的同一性，即穿过单位面积的磁力线的同一性。在磁共振成像设备中，特定容积通常采用与磁体中心相同、具有一定直径的球形空间，磁场均匀性以主磁场的百万分之一（ppm）为单位定量表示，是衡量磁共振成像设备性能的关键指标之一。

2. 噪声检测（noise check）　是指对 MRI 系统噪声的检测，包括系统本底噪声、相关噪声、白噪声等影响图像质量的噪声检测。

3. 制冷系统（cooling system）　为维持 MRI 系统正常运行而配备的制冷设备，由热交换器、水冷机、冷头、氦压机及磁体监视器等组成，用于给梯度系统、射频系统和超导磁体等提供冷却和热交换。

4. 信噪比（signal to noise ration，SNR）　模体溢流层影像的信号强度与噪声的比值。

信号 S 定义为：影像上感兴趣区内的像素强度平均值减去本底像素强度平均值的差。噪声 N 定义为：影像上感兴趣区内像素强度的标准偏差。

5. 高对比空间分辨力 （high contrast spatial resolution） 在无明显噪声贡献时，表明磁共振成像设备能够区分开最小物体的分辨力。

6. 影像伪影（image artifacts） 在规定的空间位置上，用错误的影像信号（增加或减小）所确定的相位相关误差。通常也称为"幻像（ghosts）"，相位编码成像梯度应用中的误差、RF 传输正交相位二者的误差都会产生影像伪影。

7. 层厚（slice thickness） 层剖面分布曲线最大峰值一半处的全宽度。

8. 几何畸变（geometric distortion） 影像中所显示的点相对它已知位置的偏移或影像中任何两点间的距离相对已知值的偏差。几何畸变率又称为空间线性。

9. B0 漂移校准（B0 drift calibration） 被动匀场的 MRI 系统在扫描过程中都有 B0 漂移，B0 漂移直接受磁体中被动匀场片数量的影响，短期漂移会对图像质量产生不利影响。在大功率扫描期间，B0 漂移校准通过监视系统的频率来校准给定磁体的 B0 漂移表征。

10. 涡流校准（eddy current calibration） 是对零阶和一阶涡流进行补偿校准，使各项涡流补偿指标满足保证临床图像质量的范围。首先执行涡流校准的自动模式，如果自动模式的涡流校准失败，需要使用手动模式进行校准，进一步进行故障排查和维修，直到涡流校准成功完成。

11. 全系统性能测试（system performance test） 是对磁共振成像设备关键性能和参数的全面测试。包括线圈信噪比、系统稳定性、涡流和相关噪声等指标测试。

12. 安全性检测（safety check） 指涉及患者安全和设备安全的相关硬件检测。

13. 回波平面校准测试（echo plan test） 包括白噪声检查和回波平面成像有关系统参数的校准。校准的参数用于回波平面成像的预扫描校正和回波平面采集数据的纠正和补偿，从而保证回波平面成像的图像质量，任何一组校准有问题，都会严重影响回波平面成像的图像质量。

参考文献

[1] 中华人民共和国国家卫生健康委员会员 . WS/T 263-2006，医用磁共振成像（MRI）设备影像质量检测与评价规范 [S]. 北京：中国标准出版社，2006.

[2] 中华人民共和国国家食品药品监督管理局 . YY/T 0482-2010，医用成像磁共振设备主要图像质量参数的测定 [S]. 北京：中国标准出版社，2010.

[3] 德国标准化学会 . DIN EN 62464-1-2009，医用成像磁共振设备 . 第 1 部分：基本图像质量参数的测定（IEC 62464-1-2007）. 德文版本 EN 62464-1-2007[S].

[4] 付海鸿，王磊 .3.0 T 磁共振成像系统原厂售后服务专家共识 [J]. 中国医疗设备，2021，36（05）：7-12.

[5] 王化鹏，秘超群，徐树兴 . 医用磁共振成像系统的工作原理及校准方法探究 [J]. 计量与测试技术，2020，47（11）：49-51.

第五节　CT 常见伪影及处理方法

伪影（artifact）是指重建后的图像上出现了实物中不存在的成分。CT 图像伪影，即重建图像 CT 值和被扫描体真实 CT 值的系统差异。与普通放射相比，CT 会产生更多伪影，因为 CT 成像是一个系统而复杂的过程，任何一个小的环节出现问题都会影响到最终的图像质量，使得图像产生伪影。

CT 伪影按照形状可分为条纹伪影、环形和条带伪影、混淆伪影；按来源可分为与系统物理特性相关伪影、与患者相关伪影、与设备系统性能相关伪影。通常伪影按形状分类，也称为伪影的表现形式。

一、与系统物理特性相关的伪影

1. 射线硬化效应伪影（beam hardening artifact，BHA）　见图 4-5-1。

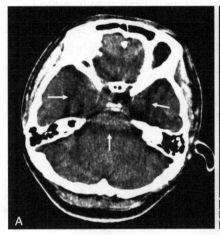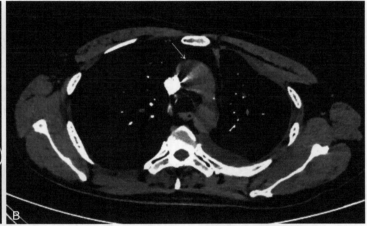

图 4-5-1　线束硬化效应伪影

（1）产生原因：当连续能谱的 X 线经过人体时，能量较低的 X 线优先被吸收，能量较高的 X 线穿透人体，使得射线在穿透过程中平均能量变高，射线逐渐变硬，称之为线束硬化效应。线束硬化效应在 CT 成像过程中相当于降低了物质的密度，故图像质量必然会产生影响。线束硬化效应会产生致密物体之间的暗带（图 4-5-1A 箭头所示），当患者注射对比剂时，射线束硬化可造成条状伪影及射线状伪影（图 4-5-1B），射线束硬化也可在骨 - 脑界面产生模糊杯状伪影。

（2）处理方法：①使用 X 射线过滤器，过滤低能射线，减少硬化效应；②利用射线束硬化补偿、校正技术（双能校正、水硬化校正、骨硬化校正、迭代算法校正等），提高重建图像 CT 值的精度，减少伪影；③对颅底伪影，可以采用轴扫、薄层扫描以减少伪影。

2. 部分容积效应伪影 （partial volume effect artifact，PVE） 见图 4-5-2。

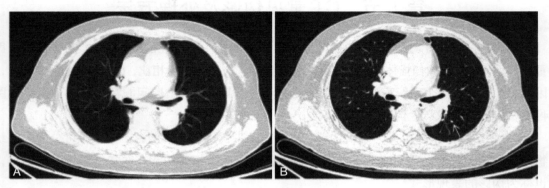

图 4-5-2 部分容积效应伪影

（1）产生原因：在 CT 扫描过程中，如果一个物体只有一部分进入单位层厚，就会导致重建后的 CT 值只是原有物体的一部分，即 CT 图像上各个像素的数值代表相应单位组织全体的平均 CT 值，同一扫描层厚平面内含有两种以上不同密度而又相互重叠时，则所得的 CT 值不能反映其中任何一种物质本身的 CT 值，这种现象称为部分容积效应。此类伪影常出现在两种密度相差较大的器官和组织交界处，常为带状或条状伪影，在颅脑中表现明显。如图 4-5-2 所示，B 图（薄层）中白色箭头所示肺结节，在 A 图（厚层）中并没有显示。

（2）处理方法：①采用薄层扫描，厚层合并；②采用小 DFOV 和大的扫描矩阵。

3. 光子不足（photon starvation） 见图 4-5-3。

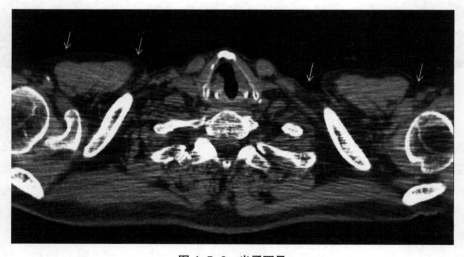

图 4-5-3 光子不足

（1）产生原因：穿过患者到达探测器的光子不足，导致投影噪声迅速增大，滤波后噪声进一步放大，反投影过程将这些采样映射为图像中亮暗相间的直线，可形成严重的条纹伪影。如图 4-5-3 箭头处所示：X 线旋转过程中，从患者肩部左侧入射，但无法穿透到右侧，抵达探测器的光子不足，从而产生伪影。

（2）处理方法：①使用滤波。当衰减超过指定阈值时，在进行反投影之前加用平滑滤波。②也可以动态调整管电流，在 X 射线球管通过较厚部位时使用较大的管电流。

4. 欠采样伪影（under sampling）　见图 4-5-4。

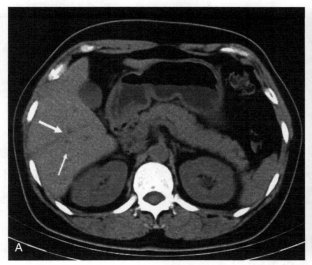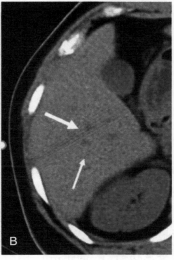

图 4-5-4　欠采样伪影

（1）产生原因：根据香农采样定理，原始数据的采样频率必须大于 / 等于被采样信号最高频率的 2 倍。CT 采样中当径向和角度采样间距明显大于像素大小时，称为该方向欠采样。采样间隔过大可能导致计算机对于尖锐边缘和小物体的信息配准错误，显示为细条状混淆伪影（aliasing），从高密度结构的边缘向远处辐射。如图 4-5-4A 所示，将图像放大后，图 4-5-4B 左侧可见细条状伪影。

（2）处理方法：①通过基于位置校正的 1/4 探测器偏移法达到采样定律所要求的双采样；②采用摆动或偏转 X 线焦点即飞焦点技术得到双采样投影，飞焦点技术可以和 1/4 探测器偏移组合使用；③也可用后处理方法来补偿，如自适应帧合成技术等。

二、受检者相关伪影

1. 患者运动伪影（patient motion artifact）　见图 4-5-5。

（1）产生原因：在 CT 扫描数据采集过程中，若该断层内被测物发生移位，将导致投影数据不一致，而产生运动伪影。患者运动主要包括呼吸、吞咽、心跳、肠蠕动、移动等，分为主动运动（移动等）、被动运动（肠蠕动、心跳）、半自主运动（呼吸）。运动伪影一般表现为图像模糊、重影和带有一定方向的条状，且伪影的严重程度和患者运动方向有关。图 4-5-5A 所示为呼吸运动伪影，图 4-5-5B 为患者头颅运动伪影。

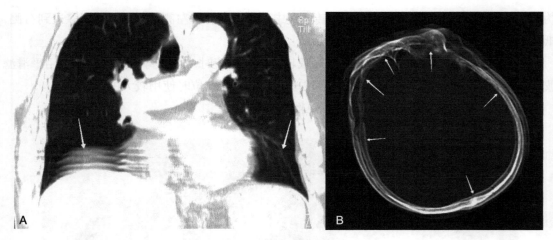

图 4-5-5　运动伪像

（2）处理方法：可以从患者和机器两个方面考虑以减少运动伪影。如：①训练患者呼吸，指导患者吸气、呼气，屏气；对于不能配合呼吸的患者采用快速扫描；②对于不能配合产生"主动运动"的患者注射镇静剂，不宜使用镇静剂者，采用外力固定合并快速扫描方案；③使用心电、呼吸门控技术；④通过球管扫描的开始位置与运动的方向对齐，使运动伪影最小化；⑤加入特殊的重建技术，如运动伪影校正算法等。

2. 金属伪影（metal artifact）　见图 4-5-6。

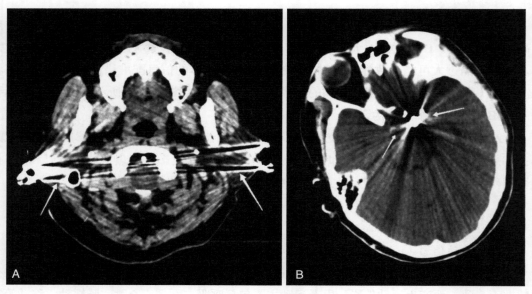

图 4-5-6　金属伪影

（1）产生原因：X 线经过义齿、手术夹等高密度物质后急剧衰减，导致对应的投影数据失真，丢失周围组织 X 线衰减信息所致。表现为从金属区域或高密度区域呈现放射状的条纹分布。如图 4-5-6A 中金属耳环及图 4-5-6B 中颅内支架导致的金属伪影。

（2）处理方法：①在扫描前，取下金属物体；②对不能取下的，可采用一定的机架倾斜角度避免金属进入扫描范围；③对不能避开的金属物，可提高 kV 值，以减少线束硬化效应，或采用薄层扫描减少部分容积伪影；④也可选用金属伪影消除算法，如基于插值方法的金属伪影校正、基于分隔的金属伪影校正、基于自适应前置滤波器的伪影消除、基于迭代重建的金属伪影消除算法等进行图像重建。

3. 不完全投影（incomplete projections） 见图 4-5-7。

（1）产生原因：当被扫描物有一部分在扫描区域外时，会出现部分投影数据被截断，从而导致投影数据不连续，不能充分被利用于图像重建，投影就会产生截尾，形成截断伪影。其伪影表现在图像边缘有锐利白色条带状，一般截尾越大，伪影越多。例如肥胖的患者，腹部扫描时，超出扫描范围就会出现截断伪影。如图 4-5-7 为胸部扫描时手臂置于身体两侧而产生的伪影。

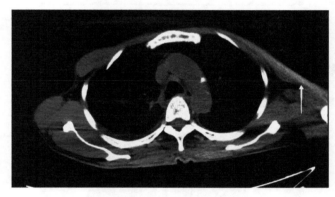

图 4-5-7　不完全投影

（2）处理方法：①重在预防，摆位时将患者置于扫描野中心；②对于难以避免的截断伪影，采用软件算法校正。

三、与设备系统性能相关伪影

环形伪影（ring artifact） 见图 4-5-8。

（1）产生原因：在螺旋 CT 中，由于一个或多个探测器通道性能故障而出现同心圆环形或圆弧伪影。环形伪影的强度是由固定通道误差产生的，且伪影的强度及位置同探测器的位置相关，当一个探测器通道出现问题时，重建图像形成一个环，多个通道出现问题时，则有多个环，且靠近中心的探测器误差最大，所产生的圆环信号最亮。

（2）处理方法：①联系厂家工程师对探测器模块进行维修或更换；②修改旋图后再进行图像重建，即得到原始数据后，将错误数据剔除，用相邻数据进行差值补充后再进行图像重建。

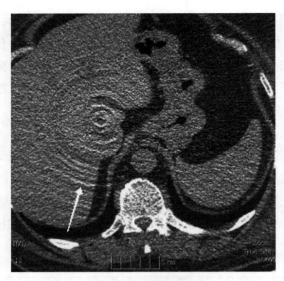

图 4-5-8　环形伪影

四、螺旋和多层扫描产生的伪影

1. 锥形线束伪影（cone beam artifact）和风车伪影（windmill artifact）　见图 4-5-9。

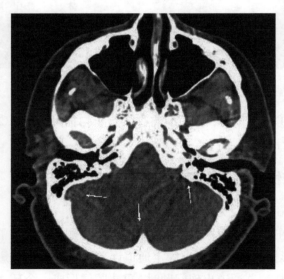

图 4-5-9　锥形线束伪影和风车伪影

（1）产生原因：随着探测器使用的排数增加，CT 使用更宽的准直宽度，X 射线束变为锥形而不是扇形，螺旋采集数据时，每个检测器在围绕患者旋转时所成像的区域是体积而不是平面，易出现 z 轴方向采样不足的问题，表现为图像围绕中心点呈风车状现象。该伪影与螺距和层厚等扫描参数的设置有关，最常出现在 z 轴解剖结构和密度变化很快的部位，如颅底。

（2）处理方法：①薄层扫描，厚层重建；②选取合理的螺距值、层厚值；③提高 z 轴采样率（飞焦点等技术）。

2. 阶梯伪影（stair step artifact）和斑马纹伪影（zebra artifact） 见图 4-5-10。

（1）产生原因：在多排探测器行 CT 锥束扫描中，投影平面（从 X 射线源到探测器的行定义出的平面）与轴平面不完全平行（除了最中间的探测器）。在最简单的 2D FBP 重建中，每条检测器行的投影平面根据它们与旋转中心相交的位置分配给最近的轴向平面。如果在轴向平面和投影平面之间在 Z 轴方向上存在有一定梯度的目标物体，则将生成条纹及阶梯状伪影。阶梯伪影较多地出现在 MPR 图像的结构边缘处，在扫描 z 轴梯度变化比较大的物体，并且准直器层厚或重建间隔过大时，比较明显。如图 4-5-10 所示，利用轴扫的图像进行 MPR 及 VR 后处理时，极易产生阶梯伪影。

（2）处理方法：①使用薄层、小螺距扫描；②使用自适应多平面重建（adaptive multiple plane reconstruction，AMPR）减少这些伪影；③使用 180° 线性差值进行校正。

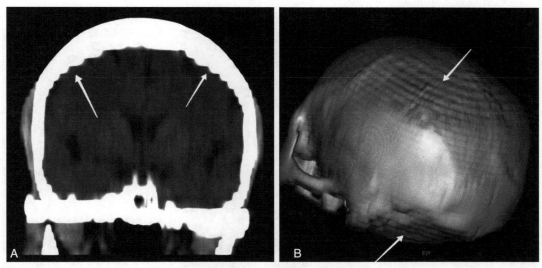

图 4-5-10 阶梯伪影和斑马纹伪影

参考文献

[1] 余晓锷，龚剑. CT 原理与技术 [J]. 北京：科学出版社，2014：167-217.

[2] CT 成像：基本原理、伪影与误区 /（美）马利瑞安（Mamourian, A.C.）. 王骏译. 天津：天津科技翻译出版有限公司，2014：53-155.

[3] 何卫红，方向军，彭建春，等. 螺旋 CT 图像常见伪影的分析和处理 [J]. 中南医学科学杂志，2011，39（6）：692-697.

[4] 王文伟. 医用 CT 机图像伪影消除技术研究 [J]. 电子元器件与信息技术，2020，4（3）：80-81.

第六节　MRI 常见伪影及处理原则

与其他医学影像技术相比，MRI 伪影更为常见且成因复杂。MRI 图像质量易受很多因素的影响，如扫描序列、参数设置、设备硬件、患者运动、屏蔽条件等。如何正确认识伪影的图像特征，分析其产生的原因，找到有效抑制或消除伪影的方法，是提高 MRI 图像质量的重要措施。MRI 常见伪影包括信号相关伪影、受检者相关伪影、磁化率伪影、化学位移伪影、操作不当导致的伪影等。

一、信号相关伪影

1. 卷褶伪影（wrap around/foldover artifact） 见图 4-6-1。

（1）产生原因：被检查部位的大小超出 FOV 范围时，视野范围以外的部分影像被卷褶到视野内但重建在其相反方向，如图 4-6-1 所示，左右两侧头颅边缘被卷褶进入图像。

（2）处理方法：过采样、增大 FOV、对 FOV 以外组织使用预饱和、使用去相位卷褶（no phase wrap，NPW）技术等。

2. 截断伪影（truncated artifact） 见图 4-6-2。

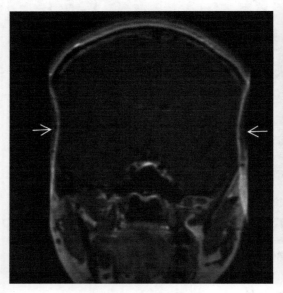 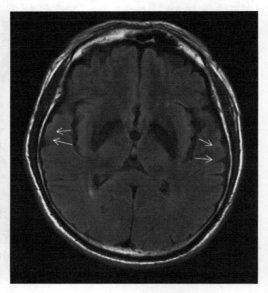

图 4-6-1 卷褶伪影　　　　　　　图 4-6-2 截断伪影

（1）产生原因：在高对比度界面，如颅骨与脑组织、脂肪与肌肉之间等，MR 信号突然发生跃迁产生信号振荡，即行有限的采样次数和采样间隔不能准确描述一个阶梯状信号的强度变化。此伪影多出现在空间分辨力较低的图像上，或是两种信号强度差别很大的组织间，表现为多条明暗相间的弧形或条带，如图 4-6-2 箭头所示。

（2）处理方法：缩小 FOV、采集更多的图像信号，增加采集矩阵等。

3. 部分容积效应伪影（partial volume effect artifact） 见图 4-6-3。

（1）产生原因：扫描层厚太厚，空间分辨力下降，导致信号强度不准确，易遗漏小病灶。图 4-6-3A 为 5mm 扫描，图 4-6-3B 为 3mm 扫描，由于部分容积效应，箭头所指处小病灶在图 4-6-3A 上显示不清。

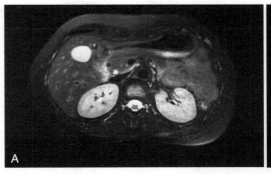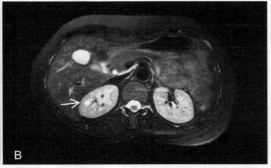

图 4-6-3　部分容积效应伪影

（2）处理方法：采用薄层扫描。

4. *流动伪影*（flow artifact）　见图 4-6-4。

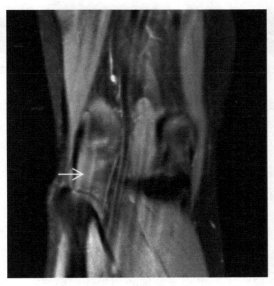

图 4-6-4　流动伪影

（1）产生原因：有两种形式，一是流动移动伪影，由二次编码的时间差造成，血流产生距离，在图像上表现为血流信号出现在血管外；二是鬼影，由搏动性血流引起，较亮或较暗，且与血管形态相似，如图 4-6-4 所示，它是由于血流运动速度超过扫描序列的相位编码变换的速度，鬼影总出现在相位编码方向，常表现为多个成串有序排列的圆形或环形影。

（2）处理方法：加入流动技术、对扫描层上下方采用预饱和技术、改变相位频率编码方向、梯度运动相位重聚技术（GMR）等。

二、受检者相关伪影

1. 自主性运动伪影（autonomous motion artifact）　见图 4-6-5。

（1）产生原因：受检者在扫描过程中的有主动意识的运动产生的图像伪影，这种运动是可以控制的，如患者头部躁动（图 4-6-5）、眼球运动、咀嚼吞咽活动等。主要出现在相位编码方向。

（2）处理方法：缩短扫描时间、叮嘱患者不要动或使用镇静剂、采用螺旋桨技术等。

2. 生理性运动伪影（physiological motion artifact）　见图 4-6-6。

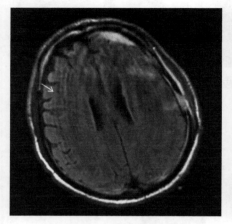 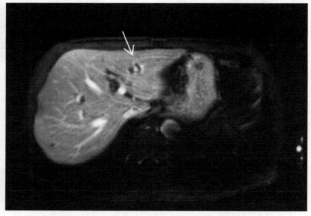

图 4-6-5　自主性运动伪影　　　　　　图 4-6-6　生理性运动伪影

（1）产生原因：受检者生理周期性运动，如呼吸、心跳、大血管搏动等，在扫描过程中不能控制或不能完全控制，如呼吸、心跳、大血管搏动等，如图 4-6-6 所示扫描肝脏时产生的呼吸伪影。

（2）处理方法：应用快速扫描序列，对患者行屏气训练，采用呼吸补偿技术，使用 VCG 或指脉式门控进行流动补偿等。

三、磁化率伪影

1. 金属伪影（metal artifact）　见图 4-6-7。

（1）产生原因：金属物质会影响主磁场的均匀性，局部磁场会使周围旋转的质子减少或丧失，图像上表现为低信号盲区、周围的结构变形或空间错位失真，局部脂肪抑制异常，如图 4-6-7 膝关节内金属植入物产生的金属伪影。

（2）处理方法：尽量去除金属物质、使用低场强扫描、使用其他序列扫描（EPI ＞ GRE ＞ SE）等。

2. 磁敏感伪影（magnetic susceptibility artifact）　见图 4-6-8。

（1）产生原因：由于不同的磁化组织界面将产生局部磁场梯度，在此界面上或没有或产生很小的信号。多数情况下，由于组织与空气之间界面的磁化率与局部磁场梯度相差很大引起表面组织信息丢失，则产生磁化率伪影，如图 4-6-8 所示。磁化率伪影常出现在梯度回波序列和 EPI 序列中。极端的例子是金属伪影。

（2）处理方法：排除外源性物质引入磁场、添加匀场框、减少回波时间、改变 TE、在自旋回波序列中加入重聚作用的 180° 脉冲补偿丢失信号等。

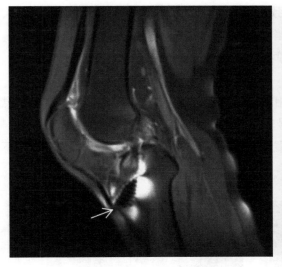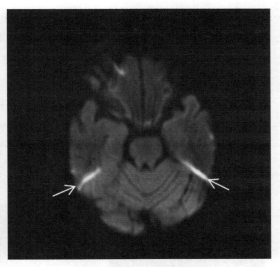

图 4-6-7　金属伪影　　　　　　　　　　　图 4-6-8　磁敏感伪影

四、化学位移伪影

化学位移伪影（chemical shift artifact）　见图 4-6-9。

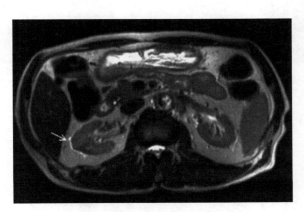

图 4-6-9　化学位移伪影

（1）产生原因：由于不同物质中氢原子的进动频率不同，导致影像失真产生的伪影。可分为两大类，一是频率编码方向的空间错位使脂肪和组织交界处出现的一条亮带（如图 4-6-9 中箭头所示）或暗带，也可两者兼有。这是由于脂肪质子和水质子共振频率的不同在频率编码方向的反应，主要发生在高场强中；二是脂肪和组织边界仅呈现一条黑线，这种伪影可出现在任何场强中。

（2）处理方法：使用脂肪抑制技术、增加带宽、延长 TE、改变频率编码方向等。

五、操作不当导致的伪影

1. 层间干扰（cross talk，又称层间交叉）　见图 4-6-10。

（1）产生原因：由于选层间距过小，导致层内组织受到层外额外的 RF 激发提前饱和，不产生信号，如图 4-6-10 中箭头所指的一条暗带。

（2）处理方法：避免交叉定位、增加层间距等。

2. ASSET 伪影　见图 4-6-11。

（1）产生原因：ASSET 校准时获得的相控阵线圈敏感度数据与成像脉冲序列的信息不太匹配，导致去除卷褶运算失败，图像信号较差，如图 4-6-11 所示。

（2）处理方法：calibration 定位中心放置患者身体中心、调整线圈中心，前后片上下左右对齐等。

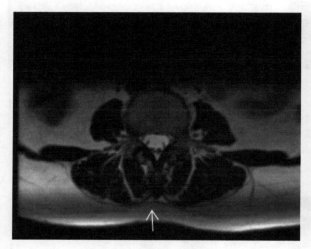 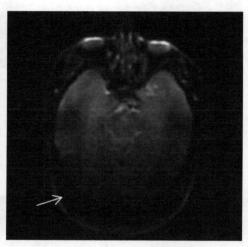

图 4-6-10　层间干扰　　　　　图 4-6-11　ASSET 伪影

3. 外周信号伪影（anne fact ）　见 4-6-12。

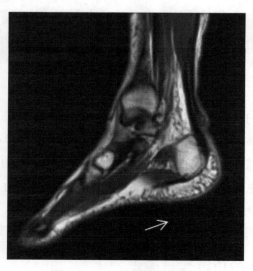

图 4-6-12　外周信号伪影

（1）产生原因：来源于 FOV 以外的信号，该信号处于非线性的梯度场中。在相位编码方向出现的条带影或点状影，往往在脊柱和关节扫描中出现。

（2）处理方法：正确选择线圈单元、正确放置 FOV 中心等。

六、其他问题造成的伪影

1. 射频干扰（radio-frequency interference） 见图 4-6-13。

（1）产生原因：是射频干扰信号进入 MRI 系统的接收器后出现在图像中的离散噪声线。由于信号忽强忽弱，其图像表现为拉链状，故又称拉链伪影。这种伪影只出现在相位编码方向。

（2）处理方法：检查屏蔽门是否发生泄漏。

2. 近线圈效应（surface coil effect） 见图 4-6-14。

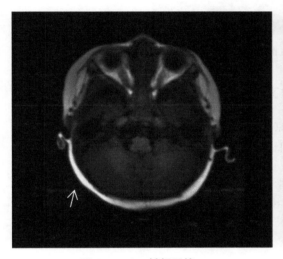 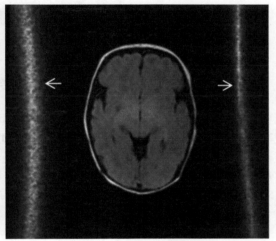

图 4-6-13 射频干扰　　　　　　　　　图 4-6-14 近线圈效应

（1）产生原因：表面线圈和相控阵线圈接受的磁共振信号在采集的整个容积区域内信号是不均匀的，由于线圈空间敏感度的不同，越靠近线圈的部位信号强度越强，越远离线圈的部位信号强度越弱，表现为图像的整体对比度不一致。

（2）处理方法：使用纠正方法，如 SCIC、PURE、HC、CLEAR 等。

3. 静电性伪影（electrostatic artifact） 见图 4-6-15。

（1）产生原因：由于受检者的尼龙衣裤、尼龙袜及有些毛毯产生静电，MR 信号产生的伪影。表现为图像内出现不同信号强度交替的间隔带，有时表现为图像信号很暗。

（2）处理方法：去除身上易产生静电的衣物等。

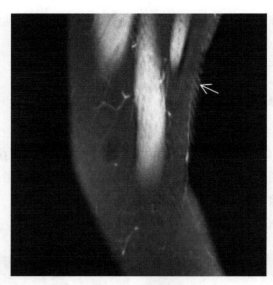

图 4-6-15　静电性伪影

参考文献

[1] 赵喜平 . 磁共振成像系统的原理及其应用 [M]. 北京：科学出版社，2004：102-139.

[2] 杨正汉，冯逢，王霄英 . 磁共振成像技术指南 [M]. 北京：人民军医出版社，2007：424-449.

[3] 曹厚德，詹松华 . 现代医学影像技术学 [M]. 上海：上海科学技术出版社，2016：46-48, 333-343.

[4] 沙琳，赵一平 . 磁共振伪影与假象 [M]. 北京：科学出版社，2019：49-250.

[5] 张英魁，黎丽，李金锋 . 实用磁共振成像原理与技术解读 [M]. 北京：北京大学医学出版社，2021：144-175.

第 5 章

影像检查操作规范

第一节　DR 摄影操作规范

一、数字 X 线摄影检查原则

1. 焦点的选择　在不影响 X 线管负荷的原则下，尽量采用小焦点，以提高 X 线图像的清晰度。小焦点一般用于四肢、鼻骨、头颅的局部摄影；大焦点一般用于胸部、腹部、脊椎等部位的摄影。

2. 源 - 像距离与物 - 像距离的选择　摄影时尽量使肢体贴近探测器，并且与探测器平行。摄影部位与探测器不能贴近时，根据 X 线机负荷相应增加源 - 像距离，同样可得到放大率小、清晰度高的效果。不能平行时，可运用几何学投影原理尽量避免影像变形。

3. 中心线及斜射线的应用　通常中心线应垂直于探测器，并对准摄影部位的中心。当摄影部位与探测器成角度时，中心线应垂直肢体和探测器夹角的分角面，利用斜射线进行摄影。倾斜中心线的摄影体位，应使倾斜方向平行于滤线栅条，以避免栅条切割 X 线。

4. 滤线设备的应用　按照摄影部位的大小和源 - 像距离选用合适的滤线器。体厚超过 15cm 或管电压超过 60kV 时，需加用滤线器，并按滤线器使用的注意事项进行操作。

5. X 线管、肢体、探测器的固定　X 线管对准摄影部位后，固定各个旋钮，防止 X 线管移动。为避免肢体移动，在使肢体处于较舒适的姿势后给予固定。受检者保持肢体不动。探测器应放置稳妥，体位摆好后迅速曝光。

6. 曝光条件的选择　摄影前需要了解受检者的病史及临床诊断，根据摄影部位的密度和厚度等具体情况，选择较合适的曝光条件。对于不能合作的患者应尽量使用高 kV、高 mA。

7. 呼气与吸气的应用　一般不受呼吸运动影响的部位（如四肢）不需屏气曝光；受呼吸运动影响的部位（如胸、腹部）需要屏气曝光，摄影前应训练受检者。

（1）平静呼吸下屏气：摄影心脏、上臂、肩、颈部及头颅等部位，呼吸动作会使胸廓肌肉牵拉以上部位发生颤动，故摄影时可平静呼吸下屏气。

（2）深吸气后屏气：用于肺部及膈上肋骨摄影，这样可使肺内含气量加大，对比鲜明，同时膈肌下降，肺野及肋骨暴露于膈上较广泛。

（3）深呼气后屏气：深吸气后再呼出屏气，可以增加血液内的氧气含量，延长屏气时间，达到完全制动的目的。常用于腹部或膈下肋骨位置的摄影，呼气后膈肌上升，腹部体厚变薄，影像较为清晰。

（4）缓慢连续呼吸：曝光时，嘱受检者做慢而浅的呼吸动作，目的是使某些重叠的组织因呼吸运动而模糊，而需要摄影的部位则可以清楚显示，适用于胸骨斜位摄影。

（5）平静呼吸不屏气：适用于下肢、手及前臂躯干等部位。

8. 长骨摄影　至少包括一个邻近关节，并使正、侧位关节显示在同一水平面上。进行骨病摄影时，适当加大照射野，尽量包括病变所累及的范围。

9. 脊柱摄影　利用棉垫等矫正物使受检者脊柱保持正常的生理曲度，并使 X 线与椎间隙平行，减少影像失真。当被检部位厚度相差悬殊时，利用 X 线管阳极效应或在体厚较薄的一侧放置楔形铝板进行补偿。

10. 照射野的校准　尽量缩小照射野，照射面积不应超过探测器面积，在不影响获得诊断信息的前提下，一般采用高电压、低电流、厚过滤，可减少 X 线辐射剂量。

二、 小儿 X 线摄影检查原则

1. 摄影技术要求

（1）采用数字化 X 线摄影（digital radiography，DR）：常规胸透的辐射剂量大，是 X 线片的 20 ～ 30 倍，对人体尤其是儿童会造成很大伤害。而 DR 摄影是瞬时间曝光，辐射剂量小，比常规胸部 X 线片减少 1/3 ～ 1/2，而且能提高图像的分辨力。

（2）控制照射野：儿童 X 线摄影一般不使用滤线栅或滤线器，根据不同的部位及病变范围，合理使用 X 线限束器，将照射野严格控制在临床实际需要的最小范围内。

（3）短时间曝光：儿童在 X 线摄影过程中，配合度比成人差，极可能移动肢体，因此应采用短时间曝光的摄影技术，提高摄影成功率，并减少辐射剂量。

（4）对照摄影：由于儿童骨关节发育特点，全身骨骼骨骺出现和愈合时间不一致，原则上应双侧对照摄影，以便鉴别诊断。

2. 防护要求　对儿童进行 X 线摄影检查时，必须注意到儿童对射线敏感、其身躯较小又不易控制体位等特点，采用相应有效的防护措施。

（1）使用儿童专用的防护用品，铅当量必须 ≥ 0.5mmPb。

（2）儿童处于生长发育期，必须注意非检查部位的防护，特别是性腺、晶状体和甲状腺这些敏感器官必须加强防护，尽量避开直接照射。

（3）对不合作的儿童和婴幼儿应做好肢体的固定，必要时需陪护人员合作帮助，做好陪护人员的防护工作，并且应尽可能缩短曝光时间。

3. 采用自然体位　婴幼儿由于不能对疼痛和不适做出明确的反应，对婴幼儿肢体摆放时应注意动作轻柔，尽量采用患儿自然体位，摄影时根据实际情况包括病变部位，原则是结合临床，最大限度地显示病变，达到诊断需求。

三、头颅常用 X 线摄影检查

1. 头颅后前位

（1）患者准备及体位：受检者俯卧于摄影床上，前额或鼻尖对准摄影床面，双肘弯曲，双手放在胸前或头两旁，头颅正中矢状面、听眦线均垂直于摄影床面。

（2）照射范围：包括颅骨外缘，上界至颅顶，下界包括下颌骨。中心线：对准枕外隆凸下 3cm 垂直射入。

（3）标准影像：鼻根位于中心，各颅骨、颅缝与颅板显示清晰；眼眶、内耳道、上颌窦、筛窦左右对称；颅骨边缘锐利，没有移动伪影。

2. 头颅侧位

（1）患者准备及体位：受检者俯卧于摄影床上，头侧转，被检侧紧贴摄影床面，颏部内收，同侧手臂紧贴身体，对侧屈肘支撑身体。头颅正中矢状面平行于摄影床面，瞳间线垂直于摄影床面。

（2）照射范围：包括颅骨外缘，上界至颅顶，下界包括下颌骨。中心线：经蝶鞍，即外耳孔前上 2cm 处垂直射入。

（3）标准影像：颅骨两侧重叠，蝶鞍清晰显示呈半月状，无双边影；下颌支后缘与颈椎不重叠；颅骨各骨边缘清晰显示，无移动伪影。

3. 头颅前后半轴位（汤氏位）

（1）患者准备及体位：受检者仰卧于摄影床上，颏部内收，双手放置于身体两侧，听眦线垂直于摄影床面。

（2）照射范围：包括上界至颅顶，下界包括下颌骨升支。中心线：对准眉间上方 10cm 处，向足侧 30° 角射入。

（3）标准影像：矢状缝位于影像正中，冠状缝、人字缝左右对称；枕骨鳞部显示清晰、双侧内耳道显示于岩骨中部，没有移动伪影。

4. 颅骨切线位

（1）患者准备及体位：根据受检者病变部位安置受检者体位，使检测区（凹陷或凸起部位）与头颅弧形边缘成凹进或凸出关系。在受检部位外侧放置金属记号。

（2）照射范围：将病区颅骨边缘置于探测器中心。中心线：垂直于摄影床射入，与病变颅骨边缘相切。

（3）标准影像：病区与颅骨凹进或凸出明显；其他部分颅骨与病区无重叠部分；颅骨无移动伪影。

5. 蝶鞍侧位

（1）患者准备及体位：受检者俯卧于摄影床上，头部转为正侧位，被检侧紧贴摄影床面，同侧手放置身旁，对侧屈肘支撑身体。头颅正中矢状面平行于摄影床面，瞳间线垂直于摄影床面。

（2）照射范围：包括蝶骨大翼与岩乳部。中心线：经蝶鞍，即外耳孔前上方各 2.5cm

处垂直射入。

（3）标准影像：蝶鞍、前床突和后床突、鞍背和斜坡显示清晰；蝶窦呈半圆状，无移动伪影。

6. 颞颌关节侧位（张口位、闭口位）

（1）患者准备及体位：受检者俯卧于摄影床上，头侧转，被检侧紧贴摄影床面，颏部内收，同侧手臂置于身旁，对侧屈肘，支撑身体。头颅正中矢状面平行于摄影床面，瞳间线垂直于摄影床面。拍摄张口位时，受检者口尽量张大；拍摄闭口位时，牙齿呈自然闭合状态。

（2）照射范围：上界至耳廓上缘，下界包括下颌骨升支，包含下颌骨角、鼻棘、颧骨等。中心线：经外耳孔上方7cm与前方1.5cm处向足侧25°～30°角射入。

（3）标准影像：颞下颌关节位于图像中心；被检侧髁状突、关节窝、关节间隙显示清晰，没有移动伪影；需同时拍摄张口位、闭口位。

7. 面骨45°后前位

（1）患者准备及体位：受检者俯卧于摄影床上，双肘弯曲放于胸前或胸旁，颏部紧贴摄影床面，头后仰，鼻尖离摄影床面1～2.5cm，听眦线与摄影床面呈45°角。

（2）照射范围：包括上界至颅顶，下缘包括下颌骨颏部。中心线：对准鼻尖垂直射入。

（3）标准影像：受检者头颅无偏转，双侧眼眶、上颌窦到鼻中隔等距；颧骨显示清晰，位于上颌窦的两侧，没有移动伪影。

8. 下颌骨后前位

（1）患者准备及体位：受检者俯卧于摄影床上，双肘弯曲，双手放置于头胸前，鼻尖与颏部紧贴摄影床面，头颅正中矢状面垂直于摄影床面。

（2）照射范围：包括上颌骨、下颌骨，两侧包括头颈部软组织。中心线：对准上唇与下颌联合下缘连线中点。

（3）标准影像：图像双侧对称，颏部、鼻中隔连线位于正中线上。双侧下颌角、颞下颌关节与中线等距；下颌骨颏部与颈椎重叠，颈椎影像较模糊，颏部骨质结构清晰可辨。下颌支为斜矢状投影，冠状突及髁状突颈部前后方向重叠；下颌骨骨质结构显示清晰，下颌神经管可辨认，图像具有良好的清晰度和对比度。

9. 下颌骨侧位

（1）患者准备及体位：受检者仰卧于摄影床上，对侧肩部用枕头垫高，双手放置于身体旁，受检者闭口，上下牙咬合，头部向被检侧旋转，头尽量后仰，被检侧下颌骨尽量与床面平行。

（2）照射范围：上界至上颌骨，下界包括整个下颌骨至颏部。中心线：对准对侧下颌骨下方5cm处，向头侧30°角射入。

（3）标准影像：感兴趣侧下颌骨不与对侧或颈椎重叠；下颌骨骨质及边缘、颏孔、下颌神经管显示清晰，没有移动伪影。

10. 茎突正位

（1）患者准备及体位：受检者仰卧于摄影床上，双手置于身体两旁，头部用一个13°

的角度板垫高，受检者口尽量张大，听鼻线垂直于摄影床面。

（2）照射范围：上界至上颌骨，包含下颌骨升支、乳突岩部，下界包括第 2 颈椎。中心线：对准鼻尖垂直射入。

（3）标准影像：双侧茎突清晰显示；茎突除与颞下颌关节有部分重叠外，不与其他组织重叠，没有移动伪影。

11. 茎突侧位

（1）患者准备及体位：受检者俯卧于摄影床上，头侧转并贴近摄影床面。受检侧手置于身旁，对侧支撑身体，下颌前伸，受检者口尽量张大，瞳间线垂直于摄影床面。

（2）照射范围：上界至上颌骨，包含下颌骨升支、乳突岩部，下界包括第 2 颈椎。中心线：自对侧下颌角后缘，向头侧倾斜 10° 角射入。

（3）标准影像：受检侧茎突清晰显示在下颌骨切迹与颈椎间；茎突除与颞下颌关节有部分重叠外，不与其他骨性组织重叠，没有移动伪影。

四、五官常用 X 线摄影检查

1. 视神经孔斜位

（1）患者准备及体位：人体俯斜卧，肘部弯曲，双手于胸旁。患侧外眦内侧置于探测器中心点。头向患侧偏转使正中矢状面与床面的垂直线呈 37° 角，听鼻线垂直于床面。

（2）照射范围：照射野 15cm×15cm。中心线：对准被检侧眼眶中心，垂直通过患侧外眦。

（3）标准影像：视神经管呈轴面观，呈类圆孔状，周围有线状高密度环；视神经孔显于眼眶外下 1/4 象限；眼眶内侧壁及骨缝连接能完整显示，眼眶上壁部分显示，眼眶外侧壁和下壁重叠显示；蝶窦位于视神经孔的内下方。骨纹理清晰显示。

2. 眼眶后前位

（1）患者准备及体位：患者俯卧，肘部弯曲，双手置于头颈两侧辅助体位稳定。头颅正中矢状面垂直并与探测器中线重合，双外耳孔与摄影床距离等距。下颌稍内收，前额和鼻部紧靠床面，将鼻根置于投照中心。听眦线垂直于床面。

（2）照射范围：照射野 24cm×18cm，额窦顶至双侧颧弓下缘。中心线：向足侧倾斜 20° 对准头顶经鼻根射出。

（3）标准影像：两侧眼眶呈圆形对称显示；岩骨上缘投影于上颌窦内上 1/3 处；眶上裂、眶下裂、鼻中隔、筛窦显示清晰；无体外异物及运动伪影。

3. 颧弓颌顶位

（1）患者准备及体位：患者仰卧并抬起下颌使颈部过伸，颅顶接触摄影床面，使听眦线平行于床面，正中矢状面垂直于投照中心。

（2）照射范围：照射野 18cm×24cm。中心线：经两侧颧弓间，下颌骨下 4cm 垂直射入。

（3）标准影像：双侧颧弓呈弧形，前后根部清晰可见并位于影像正中，可见颧骨和颞骨向外伸出，颧弓邻近软组织层次分明。

4. 内听道经眶位

（1）患者准备及体位：人体俯卧，头颅正中矢状面垂直探测器中线，双外耳孔距摄影床面等距。下颌稍内收，听眦线垂直探测器，双手置于头颈两侧辅助体位稳定。

（2）照射范围：照射野 15cm×15cm。中心线：经枕外隆凸通过鼻根处垂直射出。

（3）标准影像：矢状缝、鼻中隔与照射野正中轴重合；两眼眶、上颌窦、岩骨对称显示；两岩骨上缘位于眼眶内下 1/2 处，内耳道投影于眼眶内下 1/3 处；双侧内耳道以全貌显示于眼眶的中、内侧，岩锥岩部未与眼眶内侧壁重叠；内耳的骨迷路致密影投影于内耳道的外侧。额骨骨纹理清晰、穹窿内部、外板骨皮质锐利，软组织可见。

5. 劳氏位

（1）患者准备及体位：患者俯卧，头呈侧位，患侧贴近探测器，头部矢状面前部与摄影床面呈 15° 角。外耳孔置于探测器中心前方 2cm 处，使听眦线与床面中线垂直。对侧手握拳支撑下颌部。

（2）照射范围：照射野 15cm×15cm。中心线：向足侧倾斜 15° 经患侧外耳孔射出。

（3）标准影像：患侧颞颌关节位于重叠的内、外耳道前和稍下方；内外耳道、鼓窦相互重叠，位于颞下颌关节髁状突的后方；鼓室盖呈线状自下向后呈上下方向走行，乳突气房与上述结构相重叠；颞颌关节、鼓室盖、静脉窦板和乳突气房骨质结构清晰，对比度良好。

6. 许氏位

（1）患者准备及体位：患者俯卧呈标准头颅侧位，头部矢状位与摄影床平行，患侧贴近摄影床，外耳孔后 1cm 处置于床面中线。听眦线与床面中线垂直。

（2）照射范围：照射野 15cm×15cm。中心线：向足侧倾斜 25°～30°，对准对侧外耳孔后方 2cm 和上方 7cm 处射入。

（3）标准影像：显示野包括前下颌关节、后乙状窦前壁、上鼓室盖及鳞部、下岩尖及乳突尖端；颞颌关节位于中耳结构的前下部，与内、外耳孔重叠影相邻；鼓窦入口及鼓窦区显示清晰，乙状窦前壁显示充分；乳突蜂房间隔清晰，骨纹理显示清楚。

7. 伦氏位（Runstrom 位）　又称乳突 35° 角侧位。

（1）患者准备及体位：受检者俯卧于摄影床上，身体长轴与床面中线平行；被检侧耳廓前折；头部侧转，被检侧乳突贴近探测器中心，瞳间线与摄影床面垂直。

（2）照射范围：中心线向足侧倾斜 35°，经对侧外耳孔后 1cm、上约 12cm 处射入探测器中心。

（3）标准影像：乳突气房投影于后上方，听小骨显示于外耳道内；颞下颌关节影像位于影像的前下方，其后上方可见鼓室上隐窝、鼓窦、鼓窦入口及乳突气房影。

（4）注意事项：叮嘱患者保持不动，必要时固定头颅。

8. 梅氏位（Mayer 位）　又称乳突双 45° 角侧位、岩骨半轴位及岩乳部竖立展开位。

（1）患者准备及体位：患者仰卧在摄影床上，身体长轴与床面中线平行；被检侧耳廓前折或用胶布粘住；头枕于摄影床上，面部转向被检侧，使头颅矢状面与床面呈 45°；听眦线与摄影床面垂直，外耳孔置于照射野中心前、上各 2cm 处。

（2）照射范围：中心线自头侧向足侧倾斜 45°，对准对侧眼眶上方的额部射入探测器中心。

（3）标准影像：显示颞骨岩部的轴位影像，颞下颌关节影像、乳突气房影显示清晰；颞下颌关节影的后方可见外耳道与鼓室前上部的复合影，该处向后为鼓窦的投影。小脑侧岩部呈锐利切线显示；上鼓室、鼓窦入口，鼓窦组成的"3A 区"显示清楚；岩部呈轴位投影有放大，但无失真，显示完整。

（4）注意事项：①若有专用摄影角度架，可按摄影角度架的使用要求进行；②不使用滤线器摄影时，应严格控制照射野。

9. 斯氏位（Stenver 位）

（1）患者准备及体位：患者俯卧于摄影床上，肘关节屈曲，双手置于头部两侧，以稳定头部。头颅向被检侧倾斜，正中矢状面与床面呈 45°。被检侧的额、颧、鼻三点紧贴床面。听眶线垂直床面边缘。

（2）照射范围：包括颞骨岩部。中心线向头侧倾斜 12°，对准被检侧的枕骨隆突与外耳孔连线的中点，射入探测器中心。

（3）标准影像：岩骨呈平面显示于胶片正中，其内缘与枕骨基底分离；乳突尖端距下颌升支约 1.0cm，并与颅底投影线以下充分显示；内听道、岩骨尖部、弓状隆突及三半规管结构显示清晰。

10. 鼻骨侧位（nasal bone lateral position）

（1）患者准备及体位：患者俯卧，头颅成标准侧位肘部弯曲，用手支撑或放于面前，足部稍垫高使患者体位相对舒适；头部矢状面与探测器平行，瞳间线与探测器垂直。

（2）照射范围：包括全部鼻骨。中心线对准鼻根下方 2cm 处垂直射入探测器中心。

（3）标准影像：图像包括全部鼻骨；鼻骨呈侧位显示，位于投照视野中心；整个鼻骨清晰显示，图像包括鼻骨、鼻部软组织、额鼻缝。

（4）注意事项：平静呼吸中屏气曝光，照射野包括整个鼻骨。

11. 鼻旁窦柯氏位（paranasal sinus Caldwell method）　又称鼻窦后前 23° 角位。

（1）患者准备及体位：患者俯卧，两上肢放于头部两侧，鼻额紧贴床面；头部正中矢状面垂直床面并与床面中线重合；听眦线垂直床面，鼻根处置于探测器中心。

（2）照射范围：包括额窦、前组筛窦和眼眶。中心线向足侧倾斜 23° 角，经鼻根部射入。

（3）标准影像：两眼眶影像显示清晰，对称投影于影像的中部；额窦影像位于眼眶影的内上方，前组筛窦影像显示于两眼眶影之间；下鼻甲显示清晰，鼻腔中内纵形线影为鼻中隔。

（4）注意事项：柯氏位也是眼眶病变的检查体位之一。平静呼吸下屏气曝光。

12. 鼻旁窦华氏位（paranasal sinus waters method）　华氏位（或译为瓦氏位）又称鼻窦后前 37° 角位。

（1）患者准备及体位：患者俯卧，肘部弯曲，两手放于前胸支撑。足部稍垫高使患者体位行对舒适。颏部紧贴床面，头部正中矢状面垂直于床面；头稍后仰，使听眦线与床面呈 37° 角；两侧外耳孔与床面等距，鼻尖与探测器相距 0.5 ～ 1.5cm。

（2）照射范围：额窦顶至下颌骨，包括眼眶、筛窦、上颌窦。中心线对准鼻尖与上唇间连线中点，垂直射入探测器中心。

（3）标准影像：两侧眼眶外缘与两侧颅骨外侧缘等距，鼻中隔居中；两侧上颌窦对称显示呈倒三角形，位于眼眶之下、颞骨岩部上嵴之上。

（4）注意事项：采用平静呼吸下屏气曝光。

五、胸部和腹部常用 X 线摄影检查

1. 胸部后前位

（1）患者准备及体位：受检者面向摄影架站立，头稍后仰，前胸贴近探测器。两手背放于髋部，双肩放平，双肩、双臂、双肘紧贴探测器。下颌置于摄影架上缘，两腋中线与摄影架等距。深吸气后屏气曝光。

（2）照射范围：上界，双肩峰上约 3cm；下界，第 12 胸椎。中心线：第 6 胸椎水平。

（3）标准影像：两侧肩胛骨投影于肺野以外；两侧胸锁关节对称，肺尖充分显示；肺纹理可从肺门连续追踪至肺外带；肋骨、肺纹理、膈肌边缘清晰显示；气管、主支气管及心影重叠的肺纹理或病灶可清晰显示。

2. 胸部侧位

（1）患者准备及体位：患者侧立于摄影架前，两足分开，身体站稳，头部低下，下颌贴近前胸，两臂高举，交叉放于头上，使两肩尽量不与肺部重叠。被检侧胸部贴近探测器，胸部腋中线对准探测器中线。深吸气后屏气曝光。

（2）照射范围：上界，第 7 颈椎；下界，第 12 胸椎。中心线：腋中线第 6 胸椎水平（第 6 胸椎处侧胸壁中点）。

（3）标准影像：包括双侧肺尖、前后肋膈角及前后胸壁；两侧后肋、两侧膈肌重叠良好，肺尖部清晰显示；第 4 胸椎以下椎体清晰可见，无双边影；胸骨两侧缘重叠良好；从颈部到气管分叉部可连续追踪到气管影像。

3. 胸部前弓位

（1）患者准备及体位：受检者立于摄影架前约 30cm 处，两足分开与肩同宽，两手背放于髋部，肘部屈曲内旋，身体后仰，肩部紧靠探测器，下胸部向前凹，使胸部冠状面与探测器呈 45° 角。深吸气后屏气曝光。

（2）照射范围：上界，锁骨上 6 ～ 7cm；下界，第 12 胸椎。中心线：经胸骨角下缘水平向头侧呈 5° ～ 10° 角射入。

（3）标准影像：显示肺部前凸位影像，锁骨位于胸廓最上方，肺尖钝圆，清晰显示在锁骨下方；肋骨呈水平状，肋间隙变宽。常用来观察肺尖与锁骨上或肋骨重叠的病变。

4. 胸部右前斜位

（1）患者准备及体位：受检者面向摄影架站立，两足分开站稳，右肘弯曲内旋，右

手背放于髋部，左手上举抱头。胸壁右前方贴近探测器，使人体冠状面与探测器呈 45° ～ 55°。摄片时吞入钡剂，深吸气后屏气曝光。

（2）照射范围：上界，锁骨上 6cm；下界，第 12 胸椎。中心线：左侧腋后线经第 7 胸椎平面。

（3）标准影像：胸部呈斜位投影，心脏大血管投影于胸部左侧，不与胸椎重叠，胸椎投影于胸部右后 1/3 处；心脏、升主动脉弓影像清晰可见，能追踪到胸部周边肺纹理；肺尖显示清楚，食管的胸段钡剂充盈良好，位于心脏与脊柱之间。

5. 胸部左前斜位

（1）患者准备及体位：受检者面向摄影架站立，两足分开站稳，左肘弯曲内旋，左手背放于髋部，右手上举抱头。胸壁左前方贴近探测器，使人体冠状面与探测器呈 65° ～ 75°。

（2）照射范围：上界，锁骨上 6cm；下界，第 12 胸椎。中心线：右侧腋后线经第 7 胸椎平面。

（3）标准影像：胸部呈斜位投影，心脏大血管于胸椎右侧显示，胸椎投影于胸部左后方 1/3 偏前处；下腔静脉基本位于心影底部中央显示胸主动脉全部展现，边缘清晰；可追踪到胸部周边肺纹理，肺尖显示清楚。

6. 胸部半坐位

（1）患者准备及体位：患者于床上摆位后，探测器放置背后，身体正中矢状面与探测器长轴正中线重合，并垂直于探测器面。两手臂肘部尽量弯曲内旋。深吸气后屏气曝光。

（2）照射范围：上界，双肩峰上约 3cm；下界，第 12 胸椎。中心线：经胸骨角水平。

（3）标准影像：显示胸部正位影像，与胸部站立后前位影像相比较，半坐位影像显示纵隔增宽，心脏及前肋骨影像放大，肺野相对缩小。

7. 胸部侧卧后前位

（1）患者准备及体位：患者侧卧于摄影床或病床上，身体垫高，尽量使脊柱棘突连线与地面平行，下肢弯曲保持身体平稳。探测器横立于胸前，紧贴患者前胸，探测器长轴正中线尽量与身体正中矢状面重合并垂直。深吸气后屏气曝光。

（2）照射范围：上界，双肩峰上约 3cm；下界，第 12 胸椎。中心线：第 6 胸椎水平。

（3）标准影像：显示胸部正位影像，纵隔轻度向近床侧移位，近床侧肺野变窄；胸腔积液者在被检侧外部可见边缘锐利的液面；胸腔积气者在被检侧外部可见半月形透亮区，其内无肺纹理。

8. 胸部仰卧侧位

（1）患者准备及体位：患者仰卧于摄影床或病床上，背部用棉被垫高 5 ～ 7cm，两臂上举，下颌前伸。探测器侧立并紧贴患侧胸壁，探测器面长轴正中线与腋中线保持一致，并与身体正中矢状面平行。深吸气后屏气曝光。

（2）照射范围：上界，甲状软骨；下界，第 12 胸椎。中心线：经腋中线与第 5 胸椎平面焦点水平射入。

（3）标准影像：显示胸部侧位影像，膈肌位置较高，近前胸壁的肺组织显示清晰；胸腔积液时，液体沉积于背部，液面呈线状；胸腔积气时，气体聚集于胸骨后呈带状。

9. 膈上肋骨正位

（1）患者准备及体位：受检者站立于摄影架前，背部贴近摄影架面板，下颌稍仰，两足分开站稳；双肘屈曲，手背放于臀部，肘部尽量向前，身体正中矢状面垂直摄影架面板并对准探测器中线。深吸气后屏气曝光。

（2）照射范围：上界，第 7 颈椎；下界，剑突下 3cm。中心线：经第 7 胸椎平面。

（3）标准影像：第 1～6 前肋与第 1～9 后肋投影于图像中，且包括两侧肋膈角；纵隔后肋骨边缘也显示清晰；以上肋骨骨纹理显示清晰。

10. 膈下肋骨前后位

（1）患者准备及体位：受检者仰卧于摄影床上，身体正中矢状面垂直床面，并对探测器中线，双上肢置于身体两侧，稍外展。深呼气后屏气曝光。

（2）照射范围：上界，第 5 胸椎；下界，第 3 腰椎。中心线：剑突与脐连线中点，向头侧倾斜 10°～15°。

（3）标准影像：第 8～12 肋骨在膈下显示，并投影于腹腔内；第 8～12 肋骨骨纹理清晰可见。

11. 肋骨斜位（前后斜位 / 后前斜位）

（1）患者准备及体位：①前后斜位。受检者背对球管站立于摄影架前，两足分开，使身体站稳，双臂上举，屈肘抱头，肩膀向内收使肩胛骨拉向外方，避免肩胛骨与肋骨重叠，或将健侧手臂上举，被检侧肘部弯曲，放于髋部，手臂及肩部尽量内转。然后将身体向被检侧转 45°，使被检侧的腋背部靠近暗盒，探测器上缘须超过肩部。②后前斜位。受检者面对球管站立于摄影架前，两足分开，使身体站稳。双臂上举，屈肘抱头，肩膀向内收使肩胛骨拉向外方，避免肩胛骨与肋骨重叠，或将健侧手臂上举，被检侧肘部弯曲，放于髋部，手臂及肩部尽量内转。然后将身体向被检侧转 45°，使被检侧的胸腋部靠近探测器，探测器上缘须超出肩部。

（2）照射范围：①中心线，位于肋骨侧缘与脊柱之间垂直射入。②膈上肋骨斜位的上界，上缘超出肩部 6cm；下界，下缘超出剑突 3cm。③膈下肋骨斜位的上界，包括第 5 胸椎；下界，肋弓下 3cm。

（3）标准影像：投照区域应位于中心，膈上肋包括 1～9 肋或第 10 肋，膈下肋应包括第 8～12 肋。脊柱远离感兴趣区，图像对比良好可透过肺野和心影观察肋骨，或在膈下时透过致密的腹部器官观察肋骨，肋骨轮廓清晰、边缘锐利。

12. 肋骨斜切位

（1）患者准备及体位：受检者取立位或卧位，使被检局部胸壁与探测器垂直，并置于探测器中心。

（2）照射范围：取决于被检部肋骨的范围。中心线：与被检部肋骨相切射入探测器。

（3）标准影像：局部肋骨切线位影像清晰可见，被检部肋骨骨质及肋骨外软组织显示清楚。

13. 胸骨后前斜位

（1）患者准备及体位：受检者面向摄影床站立在床的一侧，然后俯身将胸骨紧贴摄影床面，身体矢状面与床面长轴垂直，冠状面与床面平行。

（2）照射范围：上界，包括胸锁关节上 2cm；下界，包括剑突。中心线：自脊柱右侧往左侧倾斜，通过胸骨到达探测器中心。中心线的倾斜角度和入射点距离胸椎棘突的距离与胸廓前后径有关，胸部瘦或薄的患者比胸部厚的患者转动角度要大一些。

（3）标准影像：胸骨位于图像正中，不与胸椎及心影重叠。胸骨边缘清晰，胸骨角清晰可见，肺纹理与肋骨模糊，肺与胸骨对比度良好。

14. 胸骨侧位

（1）患者准备及体位：受检者侧立于摄影架前，下颌部略抬起，两臂放于后背，两手相握，双肩尽量向后，胸部前挺，前胸壁位于探测器前中 1/3 处。

（2）照射范围：上界，胸锁关节上 2cm。下界，包括剑突。中心线：水平投射，经胸骨角距胸前壁后约 4cm 处垂直射入。

（3）标准影像：显示胸骨侧位影像，全部胸骨不与肺组织或肋骨影像重叠，胸骨柄、胸骨体、剑突骨质及前后缘骨皮质和骨纹理显示清晰，胸锁关节重叠，胸前壁软组织清晰可见。

15. 腹部仰卧前后位

（1）患者准备及体位：受检者仰卧于摄影床上，双臂放于身体两侧或上举，下肢伸直，身体正中矢状面与床面中线重合且垂直。

（2）照射范围：上界，平齐于剑突上 3cm；下界，包括耻骨联合下 3cm。中心线：通过剑突与耻骨联合上缘连线中点垂直射入探测器。

（3）标准影像：棘突显示与影像正中，肾轮廓、腹脂线及腰大肌显示清晰；应包含肾脏上端至膀胱整个泌尿系统；两侧髂骨左右对称，软组织显示清晰。

16. 腹部侧卧侧位

（1）患者准备及体位：受检者侧卧于摄影床上，被检侧靠近床面，冠状面与床面垂直，腹前壁和背后缘距胶片等距。两臂屈肘上举抱头，下肢稍屈固定身体，确保骨盆、肩膀无旋转。

（2）照射范围：上界，包括剑突；下界，包括耻骨联合。中心线：垂直床面方向，经腹部剑突至耻骨联合中点水平的腋中线垂直射入。

（3）标准影像：显示全腹部侧位影像，应包括双侧横膈，图像可见胃、肠袢以及出现的气液平面，髂骨翼对称，肋骨外缘至脊柱的距离相等，脊柱应笔直（除非存在脊柱侧弯）。

17. 腹部站立前后位

（1）患者准备及体位：受检者面向球管站立，两足分开，使身体站稳。背部紧贴摄影架，双手抱头，人体正中矢状面与摄影架探测器垂直，并与探测器中线重合。

（2）照射范围：上界包括双侧膈肌以上，下界尽量接近耻骨联合。中心线：水平方向，经剑突与脐连线中点射入探测器中心。

（3）标准影像：双侧膈肌、腹壁软组织及骨盆腔对称显示，椎体棘突位于影像正中；膈肌边缘锐利，可显示胃内液平和可能出现的游离气体及液平面；腹脂线显示清晰。

18. 膀胱区正位

（1）患者准备及体位：受检者仰卧于检查床上，正中矢状面与床面垂直，并对准台中线。两臂置于身体两侧或上举，下肢伸直。

（2）照射范围：上界，平齐髂嵴；下界，超过耻骨联合。中心线：于耻骨联合上5cm，球管向足侧呈10°～15°。

（3）标准影像：膀胱区前后位影像应包括输尿管远端、膀胱及男性尿道近端，应用恰当的技术显示膀胱（如膀胱造影），膀胱不得被耻骨重叠，是观察膀胱结石的常规体位。

19. 膀胱区后斜位（左后斜位 / 右后斜位）

（1）患者准备及体位：受检者仰卧于摄影床上，身体正面或前中线对台面中线，然后将身体向左倾斜，使躯干与台面呈45°～60°角，微屈下方腿以保持平衡，不要过分屈曲上方的腿，以免与膀胱重叠。膀胱右斜位除身体向右倾斜，与台面呈45°～60°角外，其他摄影技术与左斜位完全相同。

（2）照射范围：仅投照膀胱，上界平齐髂嵴；下界超过耻骨联合。中心垂直通过耻骨联合上4cm，向左或向右5cm处射入。

（3）标准影像：膀胱侧后面清晰可见，膀胱不得与屈曲腿重叠。

六、脊柱常用 X 线摄影检查

1. 寰枢椎张口位

（1）患者准备及体位：①受检者站立于摄影架前或仰卧于摄影床上，双上肢放在身旁，头颅正中矢状面垂直台面并与台面中线重合；②头后仰，使上颌门齿咬面至乳突尖的连线垂直于台面；③曝光时被检者口尽量张大并发"啊"声（不能持久张口者可在上下切牙之间放一干燥的软木塞或泡沫块）；④口腔装有活动义齿者，摄影时应取下，避免与颈椎影像重叠。

（2）照射范围：包括第1、2颈椎上下缘。中心线：两嘴角连线中点。

（3）标准影像：第1、2颈椎于上、下齿列之间显示，第2颈椎位于其正中；上、中切牙牙冠与枕骨底部相重，第2颈椎齿突不与枕骨重叠，单独清晰显示；齿突与第1颈椎两侧块间隙对称，寰枢关节呈切线状显示。

2. 颈椎正位

（1）患者准备及体位：①受检者站立于摄影架前或仰卧于摄影床上，身体正中矢状面对准照射野中线并垂直于探测器平面；②头稍后仰，使上颌门齿咬合面至乳突尖的连线垂直于探测器，两臂置于身旁；③曝光时嘱咐受检者屏气，头颅不动，仅下颌作快速均匀的张、闭口运动，并采用长时间（3～5秒）、低毫安进行曝光。

（2）照射范围：包括整个颈椎的上、下缘，上缘包括下颌骨下部和乳突，下缘包括第1胸椎及部分肋骨。中心线：对准甲状软骨上2cm，垂直射入探测器。

（3）标准影像：包括全部颈椎；颈3～7及胸1椎体投影于影像正中，棘突位于椎体正中；颈椎骨质、椎间隙与钩突关节显示清晰；下颌骨模糊不清，并与上部颈椎重叠。

3. 颈椎侧位

（1）患者准备及体位：①受检者侧立于摄影架前，两足分开，身体站稳，外耳孔与肩峰连线位于探测器中心；②头部后仰，下颌前伸，头颈部正中矢状面平行于摄影架面板，上颌门齿咬合面与乳突尖端连线与水平面平行；③双肩尽量下垂，必要时辅以外力向下牵引。

（2）照射范围：上界，包括外耳孔；下界，包括肩峰。中心线：甲状软骨平面，颈部前后连线中点。

（3）标准影像：显示全部颈椎；第 1～7 颈椎投影于影像正中，各椎体均无双边影；椎体骨质、各椎间隙及椎间小关节显示清晰；下颌骨、肩部不与椎体重叠。

4. 颈椎后前斜位

（1）患者准备及体位：①受检者取站立位或坐位，面向探测器，下颌前伸，略抬头，上肢尽量下垂。受检者肩部贴近探测器，躯体冠状面与胶片呈 60° 角，头部冠状面与胶片呈 45° 角，使上下颈椎倾斜角度略有偏转；如果受检者无法站立，则取俯卧位，俯卧于摄影床，下颌稍向下倾，使颈椎长轴与探测器平行，然后将对侧肩部及髋部抬起，膝部和肘部弯曲，支撑身体。被检者前额靠近台面，使颈部和躯干与台面呈 45° 角。②球管中心线向足侧倾斜 15° 角，于颈 3 椎体下缘射入探测器中心。③后前斜位观察同侧椎间孔，前后斜位观察对侧椎间孔，左、右标记应注明清楚。

（2）照射范围：上界，超过外耳孔 2cm；下界，包括第 1 胸椎，两侧含颈部软组织。中心线：向足侧倾斜 10°～15°，经甲状软骨水平面，颈部斜位中点。

（3）标准影像：①显示颈椎斜位影像，第 1～7 颈椎显示于图像正中；②近探测器侧椎间孔、椎弓根体显示清晰，椎间孔显示于椎体与棘突之间，椎弓根位于椎体正中；③椎体骨质、各椎间隙及椎间关节显示清晰，下颌骨不与椎体重叠；④后前斜位观察同侧椎间孔。

5. 颈椎过伸侧位

（1）患者准备及体位：受检者侧立于探测器前，双手自然下垂，头尽量后仰，颈椎前后缘位于探测器中间。

（2）照射范围：上界，超出枕外隆凸；下界，包括第 2 胸椎。中心线：第 4 颈椎。

（3）标准影像：①第 1～7 颈椎显示于图像正中；②下颌角不与椎体重叠，各椎间隙及椎间关节显示清晰、边缘锐利；③气管、颈部软组织与椎体层次可辨认，椎体骨小梁清晰显示。

6. 颈椎过屈位

（1）患者准备及体位：①受检者侧立于摄影架探测器前；②双手自然下垂，头尽量俯屈，颈椎前后缘包括在探测器中间。

（2）照射范围：上界，超出枕外隆凸；下界，包括第 2 胸椎。中心线：第 4 颈椎。

（3）标准影像：①第 1～7 颈椎序列以正常生理曲度显示于图像正中，下颌角不与椎体重叠；②各椎间隙及椎间关节显示清晰、边缘锐利，气管、颈部软组织与椎体层次可辨认；③椎体骨小梁清晰显示。

7. 胸椎正位

（1）患者准备及体位：受检者仰卧于摄影床上，背部贴紧床面，双臂自然放于身旁，双膝并拢，两足紧贴床面，使身体正中矢状面垂直床面并对准探测器中线；平静呼吸时屏气曝光。

（2）照射范围：上界，第7颈椎；下界，第1腰椎。中心线：对准第6胸椎（胸骨角与剑突连线中点）垂直射入。

（3）标准影像：包括全部胸椎；胸1～12椎体投影于影像正中，棘突位于椎体正中；两侧横突、椎弓根对称显示；胸椎骨质、椎间隙与椎间小关节显示清晰。

8. 胸椎侧位

（1）患者准备及体位：受检者侧卧于摄影床上，双臂上举抱头，双髋、双膝屈曲以支撑身体，椎体与床中线平行；重点观察膈上胸椎时，深吸气后屏气曝光，重点观察膈下胸椎时，深呼气后曝光。

（2）照射范围：上界，第7颈椎；下界，第1腰椎。中心线：对准第6胸椎垂直射入。

（3）标准影像：包括全部胸椎；第4～12胸椎椎体投影于影像正中，不与肱骨重叠；椎体骨质、各椎间隙及椎间小关节显示清晰；各椎体均无双边影，后肋相互重叠，影像清晰。

9. 腰椎正位（前后位）

（1）患者准备及体位：受检者仰卧于摄影床上，双髋、双膝弯曲，背部紧贴床面，双手自然放于身旁；平静呼吸时屏气曝光。

（2）照射范围：上界，第12胸椎；下界，腰骶关节。中心线：对准第3腰椎（脐孔上3cm）垂直射入。

（3）标准影像：包括全部腰椎；腰大肌、骶髂关节、腰骶关节显示清晰；腰1～5椎体投影于影像正中，棘突位于椎体正中；两侧横突、椎弓根对称显示；腰椎骨质、椎间隙与椎间小关节显示清晰。

10. 腰椎侧位

（1）患者准备及体位：受检者侧卧于摄影床上，双臂上举抱头，双髋、双膝弯曲并拢以支撑身体，使脊柱长轴与床面平行，背侧垂直床面；平静呼吸时屏气曝光。

（2）照射范围：上界，第12胸椎；下界，腰骶关节。中心线：对准第3腰椎（髂嵴上方3cm）垂直射入。

（3）标准影像：包括全部腰椎；胸1～5椎体投影于影像正中；椎体骨质、各椎间隙及椎间小关节显示清晰；各椎体均无双边影，横突、棘突显示清晰。

11. 腰椎（前后）斜位

（1）患者准备及体位：受检者仰卧于摄影床上，身体倾斜，被检者背部紧靠床面，对侧抬高，使冠状面与床面呈45°角，被检侧下肢弯曲，对侧伸直，双臂上举抱头；平静呼吸时屏气曝光。

（2）照射范围：上界，第12胸椎；下界，腰骶关节。中心线：对准脐孔上方3cm处与对侧腰部外缘连线中点处垂直射入。

（3）标准影像：腰椎与骶髂关节呈斜位显示于影像正中；被检侧椎间隙呈切线状投射于椎体后 1/3 处；远侧横突、椎弓，近侧横突、椎弓，远上下关节突、近下关节突组成的"小狗影"显示在椎体中。

12. 腰椎过伸侧位

（1）患者准备及体位：受检者侧立于在摄影架前，弯背向后伸展，腰部尽量向前凸，平静呼吸时屏气曝光。

（2）照射范围：上界，第 12 胸椎；下界，腰骶关节。中心线：对准第 3 腰椎（髂嵴上方 3cm）垂直射入。

（3）标准影像：第 1～5 腰椎显示在影像正中，腰大肌、骶髂关节、髂骨关节显示清晰；各椎间隙显示清晰，第 3 腰椎椎体各缘呈切线状显示，无双边影；棘突序列显示于影像正中，两侧横突及椎弓根左右对称，边缘锐利；椎体骨小梁显示清晰。

13. 腰椎过屈侧位

（1）患者准备及体位：受检者侧坐于摄影架前，弯背向前，腰部尽量向后凸，平静呼吸时屏气曝光。

（2）照射范围：上界，第 12 胸椎；下界，腰骶关节。中心线：对准第 3 腰椎（髂嵴上方 3cm）垂直射入。

（3）标准影像：第 1～5 腰椎显示在影像正中，腰大肌、骶髂关节、髂骨关节显示清晰；各椎间隙显示清晰，第 3 腰椎椎体各缘呈切线状显示，无双边影；棘突序列显示于影像正中，两侧横突及椎弓根左右对称，边缘锐利；椎体骨小梁显示清晰。

14. 腰骶关节前后位（正位）

（1）患者准备及体位：受检者仰卧于摄影床上，双膝稍并拢，两臂自然放于身旁，平静呼吸时屏气曝光。

（2）照射范围：上界，第 4 腰椎；下界，骶椎。中心线：向头侧倾斜 5°～15° 角，对准两侧髂前上棘连线中点处射入。

（3）标准影像：腰骶关节的关节间隙呈切线位显示；第 5 腰椎、骶椎影像骨小梁显示清晰。

15. 腰骶关节侧位

（1）患者准备及体位：受检者侧卧于摄影床上，双手上举抱头，双膝弯曲，背部与床面垂直。

（2）照射范围：上界，第 4 腰椎；下界，骶椎及双侧骶髂关节。中心线：对准正中冠状面与髂前上棘交叉处垂直射入。

（3）标准影像：腰骶关节的关节间隙呈切线位显示；第 5 腰椎、骶椎骨小梁显示清晰。

16. 骶椎正位

（1）患者准备及体位：受检者仰卧于摄影床上，人体正中矢状面垂直床面，并与床面中线重合，双下肢伸直，两足趾并拢，并在膝下垫支撑物。

（2）照射范围：上界，包括第 4 腰椎；下界，包括尾椎。中心线：向头侧倾斜

15°～20°，对准耻骨联合上缘 3.0cm 处射入探测器。

（3）标准影像：图像包括全部骶椎及腰骶关节，骶中嵴位于图像正中；骶椎孔及骶髂关节左右对称；耻骨联合部不与骶椎重叠；无肠内容物与骶椎重叠，骶椎骨纹理清晰可见。

17. 尾椎正位

（1）患者准备及体位：受检者仰卧于摄影床上，人体正中矢状面垂直于床面，并与床面中线重合，双下肢伸直，两足趾并拢，在膝下垫支撑物。

（2）照射范围：上界，髂骨嵴；下界，超出耻骨联合。中心线：向足侧倾斜 10°，对准两侧髂前上棘连线中点射入探测器。

（3）标准影像：图像包括全部尾椎，并在图像正中显示；耻骨联合部不与尾椎重叠；无肠内容物与尾椎重叠，骨纹理清晰可见。

18. 骶尾椎侧位

（1）患者准备及体位：受检者侧卧于摄影床上，双下肢屈曲，膝部上移，骶尾部后平面垂直于床面，腰部垫以棉垫使骶、尾骨正中矢状面与床面平行，并置于探测器范围内。

（2）照射范围：上界，包括第 5 腰椎；下界，包括全部尾椎。中心线：对准髂后下棘前方 8.0cm 处，垂直射入探测器中心。

（3）标准影像：骶尾椎及腰骶关节位于图像正中，边界明确，其椎体各节易于分辨；骶椎两侧无名线重叠为单一致密线；腰骶关节及骶尾关节间隙清晰可见。

19. 全脊柱站立正位

（1）患者准备及体位：受检者呈标准解剖学姿势直立于脚踏板中心，背靠于摄影架前，体部不超出摄影架左右边缘，尽量保持骨盆在同一水平，保持下肢不动。

（2）照射范围：上界，超过第 1 颈椎；下界，包括耻骨联合下缘。

（3）标准影像：无异物影像（评估摄影前准备）；第 1 颈椎至骶尾骨完整显示于影像正中（评估检查范围）；显示脊柱全长的正位影像（评估体位）；脊柱各椎体清晰显示，周围软组织清楚显示。

20. 全脊柱站立侧位

（1）患者准备及体位：受检者侧立于脚踏板中心，双臂向前屈曲，双手握拳平下颌平面，侧面靠于摄影架，体部前后不超出摄影架左右边缘，双足分开站稳。

（2）照射范围：上界，超过第 1 颈椎；下界，包括耻骨联合下缘。中心线：X 线管阳极端向头端，经第 10～11 胸椎水平射入。

（3）标准影像：无异物影像（评估摄影前准备）；第 1 颈椎至骶尾骨完整显示于影像正中（评估检查范围）；显示脊柱全长的侧位影像（评估体位）；脊柱各椎体清晰显示，周围软组织清楚显示。

七、上肢骨关节 X 线摄影检查

1. 肩关节正位

（1）患者准备及体位：受检者站立于摄影架前，被检侧肩胛骨喙突置于探测器中线上；

被检侧上肢向下伸直并外展，掌心向上，对侧肩关节离开探测器向前倾斜 15°，使被检侧肩部贴近台探测器。

（2）照射范围：包括被检侧整个肩关节骨质及周围软组织。中心线：经喙突垂直射入。

（3）标准影像：肩关节位于图像正中或稍偏外显示，肱骨长轴平行于照射野长轴；肩关节盂前后重合，呈切线位显示，不与肱骨头重叠，关节间隙显示清晰；肱骨小结位于肱骨头外 1/3 处；肱骨头、肩峰及锁骨骨质显示清晰，周围软组织层次可辨。

2. 肩关节穿胸位

（1）患者准备及体位：受检者侧立于摄影架前，被检侧上臂外缘贴近摄影架面板；被检侧上肢及肩部尽量下垂，掌心向前，对侧上肢高举抱头，被检侧肱骨外科颈对准探测器中心。

（2）照射范围：上界，肩上 1.2～2cm；下界，肱骨上中段。中心线：对侧腋窝皱襞（腋下）。

（3）标准影像：为肱骨近端侧位像，投影于胸骨与胸椎之间，有肺纹理与肋骨影像相重叠；图像包括肩部和肱骨中上端，显示被检侧肩关节骨质、关节面及周围软组织，肱骨长轴平行于探测器长轴；显示受检侧肱骨上端和肩关节的轴位影像，骨小梁、周围软组织清晰显示。

3. 锁骨后前位

（1）患者准备及体位：受检者俯卧于摄影床上，头部转向对侧，被检侧锁骨紧贴探测器。手臂内转，肩部下垂，使肩部与胸锁关节相平，锁骨中心置于照射野中心。

（2）照射范围：上界，肩部上 1.5～2cm；下界，肱骨中段，中心线：锁骨中点。

（3）标准影像：显示锁骨正位影像，肩锁关节及胸锁关节影像显示清晰。

4. 肩锁关节后前位

（1）患者准备及体位：受检者俯卧摄影床，双臂下垂，两侧肩锁关节对准探测器横轴中线，身体正中面或脊柱对准探测器纵轴的中线。患者两手下垂，肩部下垂，锁骨成水平状。

（2）照射范围：上界，肩部上 1.5～2cm；下界，肩胛骨下角。中心线：第 3 胸椎体。

（3）标准影像：肩胛骨、锁骨及肩锁关节后前位影像。

5. 肱骨正位

（1）患者准备及体位：受检者仰卧于摄影床上，手臂伸直稍外展，掌心向上，对侧肩部稍垫高，使被检侧上臂尽量贴近探测器。

（2）照射范围：上界，肩关节；下界，肘关节。中心线：肱骨中点。

（3）标准影像：肱骨长轴平行照射野长轴，且不与胸部软组织重叠；肱骨大结节呈切线位显示，小结节与肱骨重叠；肱骨骨皮质清晰显示，软组织显示良好。

6. 肱骨侧位

（1）患者准备及体位：受检者仰卧于摄影床上，对侧肩部稍垫高，使被检侧上臂尽量贴近探测器；被检侧上臂与躯干稍分开，肘关节弯曲成 90°，成侧位姿势置于胸前，肱骨长轴与探测器长轴平行一致。

（2）照射范围：上界，肩关节；下界，肘关节。中心线：肱骨中点。

（3）标准影像：肱骨长轴平行照射野长轴；肱骨头与肩胛骨、肩峰少量重叠；肘关节呈屈曲位，肱尺关节呈侧位显示；肱骨骨皮质清晰显示，软组织显示良好。

7. 肘关节正位

（1）患者准备及体位：受检者面向摄影床就坐，受检者患臂前伸，掌心向上，尺骨鹰嘴突置于探测器中心，肘部背侧紧靠探测器，肩部放低，尽量与肘关节相平。

（2）照射范围：上界，肱骨下段；下界，尺桡骨上段。中心线：经肱骨内、外上髁连线中点向下约 2cm 处垂直射入。

（3）标准影像：肘关节间隙位于影像正中；肘关节面呈切线位显示，影像锐利；鹰嘴窝位于肱骨内、外髁正中稍偏尺侧；肘关节各骨小梁和周围软组织显示清晰。

8. 肘关节侧位

（1）患者准备及体位：受检者面向摄影床侧坐，屈肘呈 90° ～ 120° ，肘关节内侧贴近摄影床面；手掌面对受检者，拇指在上，尺侧朝下，成侧位姿势，肩部下移，尽量接近肘部高度。

（2）照射范围：上界，肱骨下段；下界，尺桡骨上段。中心线：肘关节间隙，经鹰嘴后表面内侧约 4cm 处垂直射入。

（3）标准影像：肱骨远端与尺骨、桡骨近端呈 90° ；肱骨内、外上髁重叠显示，呈圆形显示；肘关节各骨小梁和周围软组织显示清晰。

9. 前臂正位

（1）患者准备及体位：受检者侧坐于摄影床一侧，前臂伸直，掌心向上，背侧贴近探测器，前臂长轴与探测器长轴平行。前臂中点置于探测器中心。

（2）照射范围：上缘包括肘关节，下缘包括腕关节。中心线：对准前臂中心并且垂直射入探测器。

（3）标准影像：尺桡骨及邻近关节呈正位影像，软组织显示良好。

10. 前臂侧位

（1）患者准备及体位：受检者面向摄影床就坐，屈肘约呈 90° ，前臂呈侧位，尺侧贴近摄影床面，肩部下移，尽量接近肘部高度。

（2）照射范围：上界，肘关节上 1.5 ～ 2cm；下界，腕关节。中心线：前臂中心。

（3）标准影像：影像显示尺骨、桡骨、腕关节和（或）肘关节侧位影像；布局合理，图像包括腕关节和（或）肘关节，至少应包括一个关节，尺桡骨呈侧位影像；清晰显示骨小梁和周围软组织。

11. 腕关节后前正位

（1）患者准备及体位：受检者侧坐于摄影床的一侧，被检侧手呈半握拳，掌面向下贴近探测器，尺桡骨茎突连线中点置于探测器中心。

（2）照射范围：包含腕关节。中心线：对准尺桡骨茎突连线中点并垂直探测器射入。如若同时摄取双侧腕关节，中心线对准双腕中点。

（3）标准影像：腕关节各骨显示于影像正中；尺桡骨远端及各腕骨呈正位影像；腕关节骨质、关节间隙及周围软组织显示清晰。

12. 腕关节侧位

（1）患者准备及体位：受检者侧坐于摄影床的一侧，被检侧的手指和前臂侧放，第 5 掌骨和前臂尺侧贴近摄影床面，尺骨茎突置于探测器中心。

（2）照射范围：包含腕关节。中心线：对准桡骨茎突并垂直射入探测器。

（3）标准影像：腕关节各骨呈侧位显示；尺桡骨远端重叠良好；腕关节骨质、关节间隙及周围软组织显示清晰。

13. 腕关节外展位

（1）患者准备及体位：受检者面向摄影床就坐，掌心向下，手掌尽量向尺侧偏移，腕部可用沙袋垫高 20°。尺桡骨茎突连线中点置于探测器中心。

（2）照射范围：包含腕关节。中心线：对准尺骨和桡骨茎突连线中心并垂直射入探测器。

（3）标准影像：显示为舟骨长轴展开影像，与其他骨的临界面清晰可见。影像包含掌指骨近端与尺桡骨远端，舟骨呈标准正位显示。骨小梁及周围软组织清晰显示。

14. 拇指正位

（1）患者准备及体位：受检者侧坐于摄影床的一侧，手及前臂极度内转使掌心向上，拇指背侧贴近摄影床面，其余四指伸直，拇指掌指关节置于探测器中心。也可用对侧手将其控制住，避免与拇指重叠。

（2）照射范围：包含拇指。中心线：对准拇指的指掌关节。垂直射入探测器中心。

（3）标准影像：拇指及第 1 掌指骨位于图像中央，呈正位影像。骨小梁清晰显示，周围软组织清晰显示。

15. 拇指侧位

（1）患者准备及体位：受检者侧坐于摄影床的一侧，拇指外侧贴近探测器，其余四指尽量外展伸出摄影范围内，亦可弯曲呈半握拳状，以支持拇指防止抖动，拇指的指掌关节置于探测器中心。

（2）照射范围：包含拇指。中心线：对准拇指的指掌关节，垂直射入探测器中心。

（3）标准影像：拇指指骨及第 1 掌骨位于图像中央，拇指呈侧位影像，清晰显示拇指骨质及软组织影像。

16. 手部后前正位

（1）患者准备及体位：受检者侧坐于摄影床的一侧，掌心向下贴近摄影床面，五指自然分开，第 3 掌骨头置于探测器中心。

（2）照射范围：包含整个手掌。中心线：对准第 3 掌骨头垂直射入探测器中心，如若同时摄取双手，中心线经两手之间的中点射入探测器。

（3）标准影像：全部掌骨、指骨及腕关节清晰可见，第 3 掌骨关节位于影像正中；各指骨分离状显示，骨小梁清晰可见，软组织层次分明；拇指斜位显示。

17. 手部后前斜位

（1）患者准备及体位：受检者侧坐于摄影床的一侧，被检侧的掌心向下，第 5 掌骨紧贴探测器；五指均匀分开稍弯曲，指尖触及摄影床面，使掌心面与探测器约呈 45°，第 3 掌骨头置于探测器中心。

（2）照射范围：包含整个手掌。中心线：对准第 3 掌骨头，垂直射入探测器中心。

（3）标准影像：手呈侧位影像，第 2 ～ 5 掌骨指骨相互重叠；拇指正位显示。

八、下肢骨关节 X 线摄影检查

1. 髋关节正位

（1）患者准备及体位：受检者仰卧于摄影床上，被检侧髋关节置于床面中线；双下肢伸直且稍向内旋（15° ～ 20°），足尖向上，使两趾接触；被检侧股骨颈（即髂前上棘与耻骨联合上缘连线中点向外下做垂线 5cm 处，或髂前上棘内侧 3 ～ 5cm 再向远端 8 ～ 10cm 处）对准探测器中心。

（2）照射范围：上界，部分髂骨翼；下界，股骨近端 1/3。中心线：对准被检侧股骨颈垂直射入探测器（如同时摄取双侧髋关节前后位影像时，摄影要点同骨盆正位）。

（3）标准影像：股骨头位于图像正中或图像上 1/3，股骨长轴平行照射野长轴；髋臼前缘与后缘分离无重叠；髋关节骨质、关节间隙及周围软组织清晰辨认。

2. 髋关节侧位

（1）患者准备及体位：受检者侧卧于摄影床上，被检侧髋关节向下伸直呈侧位，骨盆及大腿外侧紧贴床面，股骨长轴平行照射野长轴，对侧膝部、髋部向前上屈曲置于前方。

（2）照射范围：上界，髂棘上 1 ～ 2cm；下界，股骨上 1/3。中心线：中心线向头侧倾斜 30° ～ 45°，经股骨颈射入。

（3）标准影像：髋关节和股骨颈位于影像正中，股骨长轴平行照射野长轴；髋关节呈侧位，髋臼位于坐骨支和耻骨支之间；股骨颈远端与大转子重叠；髋关节骨质、关节间隙及周围软组织清晰辨认。

3. 髋关节前后斜位

（1）患者准备及体位：受检者仰卧于摄影床上，然后向被检侧旋转 45°，对侧髋关节屈曲外展，可由支架支撑固定此体位；被检侧髋关节外展 45°、屈曲 45°，膝关节弯曲并调整使得被检侧大腿外侧紧贴床面，股骨长轴与床面长轴约呈 45°；被检侧腹股沟中点置于床面正中线上，股骨大转子置于探测器中心。

（2）照射范围：上界，部分髂骨；下界，股骨上 1/3。中心线：经被检侧腹股沟中点垂直射入探测器。

（3）标准影像：显示髋关节、髋臼斜位影像，股骨头、股骨颈、股骨近 1/3 段侧位影像；股骨颈处于显示野中心；骨质及关节间隙显示清晰（透过骨盆可看见髋臼及股骨头的骨皮质轮廓，股骨近端和骨盆骨皮质及骨小梁清晰可见）。

4. 髋关节后前斜位　包括髂骨斜位与闭孔斜位，一般此两位都进行照射以进行对比。

（1）髂骨斜位

1）患者准备及体位：受检者俯卧于摄影床上，然后躯干在对侧旋转 45°，被检侧抬高 45°，用支架支撑固定此体位；调整使被检侧髋臼及股骨头位于探测器中心。

2）照射范围：上界，髂棘；下界，股骨上 1/3。中心线：对准被检侧股骨头，向头侧偏转 12° 射入探测器。

3）标准影像：显示野范围包括髂骨翼、髋关节、坐骨、股骨上 1/3，髋臼处于照射野中心；髂骨翼清晰可见；髋臼前支和后髂坐柱清晰显示，坐骨大小切迹可见；闭孔不可见或非常小；髋臼和股骨头区的骨皮质及骨小梁显示清晰。

（2）闭孔斜位

1）患者准备及体位：受检者仰卧于摄影床上，然后躯干向对侧旋转 45°，被检侧抬高 45°，用支架支撑固定此体位；调整使被检侧髋臼及股骨头位于探测器中心。

2）照射范围：上界，髂棘；下界，股骨上 1/3。中心线：对准被检侧股骨头，向脚侧偏转 12° 射入探测器。

3）标准影像：显示野范围包括髂骨侧面、髋关节、坐骨、耻骨、股骨上 1/3，髋臼处于照射野中心；髋臼后支和前髂坐柱清晰显示；闭孔非常大且清晰显示；髋臼和股骨头区的骨皮质及骨小梁清晰显示。

5. 双侧髋关节与股骨颈侧位

（1）患者准备及体位：受检者仰卧于摄影床上，人体正中线与床面正中线重合，正中矢状面与床面垂直；双侧髋关节与膝关节屈曲并外旋约呈 60°（即双侧股骨与床面约呈 30°），两足底相对、并拢，可使用支架支撑以固定此体位；两髂前上棘与床面等距（确保骨盆没有旋转），臀部紧贴床面；双侧股骨头连线中点对准探测器中心。

（2）照射范围：上界，髂棘；下界，股骨上 1/3。中心线：经双侧股骨头连线中点垂直射入探测器。

（3）标准影像：显示野范围包括髂棘、髋关节、股骨近端及其部分软组织；骨盆纵轴平行照射野纵轴，骨盆两侧对称，即双侧髂骨翼、闭孔、股骨颈及大小转子均对称显示，骨盆中心（耻骨联合上方约 2.5cm 处）在照射野中心；髋臼呈正位，股骨头、颈呈侧位，股骨颈与大转子有所重叠，小转子位于股骨内侧或下侧；股骨头关节面与髋臼关节面最大接触，即两者关节面完全对合；股骨干长轴与髋臼关节面基本垂直；髋关节诸骨骨纹理清晰显示，软组织显示良好。

6. 股骨正位

（1）患者准备及体位：受检者仰卧于摄影床上，下肢伸直足稍内旋，使两足趾内旋接触。股骨长轴与探测器中线一致。

（2）照射范围：股骨及感兴趣区的相邻关节。上界：髋关节；下界：膝关节。中心线：股骨中点。

（3）标准影像：股骨长轴平行照射野长轴；股骨呈正位影像，股骨头、股骨颈无明显变形；髋/膝关节呈正位影像，关节间隙显示清晰；股骨骨质及周围软组织显示良好。

7. 股骨侧位

（1）患者准备及体位：受检者侧卧于摄影床上，被检侧贴近床面。被检侧下肢伸直，膝关节稍弯曲，探测器置于股骨外侧缘的下方，股骨长轴与探测器长轴一致。

（2）照射范围：股骨及感兴趣区的相邻关节。上界：髋关节，下界：膝关节。中心线：股骨中点。

（3）标准影像：股骨长轴平行照射野长轴；股骨呈侧位影像，股骨近端和髋关节与对侧肢体无重叠；股骨头呈半圆形或内外侧髁重叠；髋臼前后缘不重叠或髋股关节呈切线位；股骨骨质及周围软组织显示良好。

8. 膝关节正位

（1）患者准备及体位：受检者仰卧或坐于摄影床上，下肢伸直，髌骨下缘对准探测器中心。小腿长轴与探测器长轴一致。

（2）照射范围：股骨远段至胫腓骨近段及周围软组织。上界：股骨下端；下界：胫腓骨上端。中心线：髌骨下缘中点。

（3）标准影像：膝关节位于影像正中，关节面呈切线位，无双边影；腓骨头内侧与胫骨仅少量重叠（约为腓骨小头 1/3）；膝关节诸骨骨质、关节间隙及周围软组织显示清晰。

9. 膝关节侧位

（1）患者准备及体位：受检者侧卧于摄影床上，被检侧膝部外侧贴近床面，被检侧膝关节屈曲呈 120° ～135°。髌骨下缘置于探测器中心，髌骨面与探测器垂直。

（2）照射范围：股骨远段至胫腓骨近段及周围软组织。上界：股骨下端；下界：胫腓骨上端。中心线：向头侧倾斜 5°～7° 角经髌骨下缘与腘窝连线中前 1/3 交界点射入。

（3）标准影像：膝关节间隙位于影像正中，呈切线位，无骨质与关节面重叠；股骨内、外髁重叠良好，呈单边弧形显示；髌骨呈切线位，后缘与股骨前缘分开，无双边影；膝关节诸骨骨质、关节间隙及周围软组织显示清晰。

10. 髌骨轴位

（1）患者准备及体位：受检者俯卧于摄影床上，被检侧膝部极度屈曲，内旋，足尖向上，使膝部矢状面与探测器平行。用手或布带拉住小腿，保持下肢稳定，髌骨置于探测器中心。

（2）照射范围：上界，股骨下缘；下界，髌骨后缘。中心线：髌骨关节面。

（3）标准影像：清晰显示髌骨轴位，常用于观察髌骨是否有纵向骨折及髌骨关节面情况。

11. 胫腓骨正位

（1）患者准备及体位：受检者仰卧或坐于摄影床上，被检侧下肢伸直且稍内旋，足尖向上，被检侧小腿中点置于照射野中心。

（2）照射范围：胫腓骨及感兴趣区的相邻关节。中心线：经胫腓骨中点垂直射入探测器中。影像上缘包括膝关节，下缘包括踝关节，如病变局限于一端时也可只包括邻近的一个关节。

（3）标准影像：胫腓骨长轴平行照射野长轴；胫腓骨呈正位影像，上 / 下胫腓关节稍有重叠；膝 / 踝关节呈正位影像，关节间隙显示清晰；胫腓骨骨质及周围软组织显示良好。

12. 胫腓骨侧位

（1）患者准备及体位：受检者侧卧位于摄影床上，被检侧膝关节稍屈曲，小腿外缘贴近摄影床面，小腿长轴与探测器长轴一致。

（2）照射范围：胫腓骨及感兴趣区的相邻关节。中心线：对准小腿中点垂直射入探测器中心。照射野和探测器上缘包括膝关节，下缘包括踝关节。

（3）标准影像：胫腓骨长轴平行照射野长轴；胫腓骨呈侧位影像，腓骨上段与胫骨少量重叠，其下段与胫骨中后部重叠；膝 / 踝关节呈侧位影像，关节间隙无关节面重叠；胫腓骨骨质及周围软组织显示良好。

13. 踝关节正位

（1）患者准备及体位：受检者仰卧或坐于摄影床上，健侧膝部弯曲；被检侧下肢伸直且稍内旋，足跟紧贴探测器，足矢状面与探测器垂直。

（2）照射范围：包括胫腓骨下段、踝关节、部分跗骨及踝部软组织。中心线：对准内、外踝连线上方 1cm 垂直射入探测器中心。照射野和探测器包括整个踝关节。

（3）标准影像：踝关节切线位显示于影像正中，呈"⌒"状；跗骨间关节相互重叠，跗跖关节部分显示；踝关节骨质、关节间隙及周围软组织显示良好。

14. 踝关节侧位

（1）患者准备及体位：受检者坐位或侧卧位于摄影床上，被检侧下肢屈膝，外侧紧贴探测器，足跟放平，足矢状面与探测器平行，踝关节成侧位。

（2）照射范围：包括胫腓骨下段、踝关节、部分跗骨及踝部软组织。中心线：对准内踝上方 1cm 处垂直射入探测器。照射野和探测器包括整个踝关节。

（3）标准影像：踝关节位于影像正中，呈侧位显示；腓骨远端与胫骨中后部重叠；距骨滑车面内外缘重叠良好，无双边影；踝关节骨质、关节间隙及周围软组织显示良好。

15. 跟骨侧位

（1）患者准备及体位：受检者侧卧位于摄影床上，被检侧下肢外侧缘贴近摄影床面，膝部弯曲；被检侧足部外踝紧贴摄影床面，足底平面垂直摄影床面；跟骨置于照射野中心。

（2）照射范围：包括整个跟骨。中心线：对准内踝下 2cm 垂直射入探测器中心。照射野和探测器包括整个跟骨。

（3）标准影像：跟骨呈侧位显示；跟骰关节位于最前端，无双边影；跟骨骨质、跟距和跟骰关节间隙及周围软组织显示良好。

16. 跟骨轴位

（1）患者准备及体位：受检者仰卧或坐于摄影床上，对侧膝部弯曲；被检侧下肢伸直，足尖向上，足背极度背屈（可用布条牵拉足前部），踝关节置于探测器中心。

（2）照射范围：包括整个跟骨。中心线：向头侧倾斜 35° ～ 45° 角，经跟骨中心射入探测器中心。照射野和探测器包括整个跟骨。

（3）标准影像：跟骨呈侧位显示；跟骰关节位于最前端，无双边影；跟骨骨质、跟距和跟骰关节间隙及周围软组织显示良好。

17. 足正位

（1）患者准备及体位：受检者坐位或卧位于摄影床上，被检侧膝关节弯曲，足底贴近摄影床面。对侧腿自然伸直，保持身体平稳。

（2）照射范围：上缘包括足趾，下缘包括足跟。中心线：经第 3 跖骨基底部垂直射入探测器中心，照射野和探测器上缘包括足趾，下缘包括足跟。

（3）标准影像：足部长轴平行于照射野长轴；第 3 跖骨基底部位于影像正中，第 1、2 跖骨基底部分离；足部骨质、舟距和跟骰关节间隙及周围软组织显示良好。

18. 足内斜位

（1）患者准备及体位：受检者坐位或卧位于摄影床上，被检侧膝部弯曲，足底内侧紧贴探测器，外侧抬高，使足底与探测器呈 30° ～ 50° 角，对侧腿自然伸直，保持身体平稳。

（2）照射范围：上缘包括足趾，下缘包括足跟。中心线：经第 3 跖骨基底部垂直射入探测器中心，前缘包括足趾，后缘包括足跟。

（3）标准影像：足部长轴平行于照射野长轴；骰骨呈正位显示，第 3 ～ 5 跖骨无重叠；足部骨质、跟骰及其相邻关节间隙、周围软组织显示良好。

19. 足侧位

（1）患者准备及体位：患者直立于专用木盒上。探测器竖立横放，其下方的一半插于木盒当中的空隙内。两足站于探测器两侧，被检侧尽量靠紧探测器的前面。

（2）照射范围：中心线经足中部垂直射入探测器中心。照射野和探测器上缘包括足趾，下缘包括足跟。

（3）标准影像：显示足部各骨的侧位影像。跟骨、距骨、足舟骨骨质清晰。足底和足背软组织影像显示良好。

九、乳腺 X 线摄影检查

1. 患者准备

（1）受检者阅读检查须知，了解乳腺 X 线检查的过程及注意事项。

（2）记录受检者末次月经时间，告知检查最佳时间是月经第 7 ～ 10 天。

（3）检查前除去上衣及佩饰，充分暴露乳腺及腋窝，需要保持乳腺及腋窝区域的清洁，皮肤上不能有外敷的药物及污渍。

2. 乳腺 X 线摄影常规体位

（1）乳腺头尾位（craniocaudal，CC）：受检者面对摄影架站立，面部转向非检侧，被检侧手臂下垂并外旋，对侧手臂握住手柄。调节探测器托盘，使乳腺尽可能置于摄影平台中央，技师可向前拉伸减少乳房皮肤褶皱，压迫器紧压乳腺。

1）范围：包括全乳腺内外侧皮肤。

2）中心线：自被检侧乳腺的上方向下方投射。

3）标准影像：左右两侧乳房对称显示；必须包含乳房内侧，尽可能包含乳房外侧，可显示部分胸大肌；乳头位于切线位，不与腺体重叠；无皮肤皱褶；无体外异物及运动伪影。

4）注意事项：①告知受检者乳腺压迫的重要性并取得配合，乳腺压迫适度，使其扩展、变薄；②为了显示内侧乳腺组织，应将对侧乳腺放在摄影台的拐角上；③为了使乳腺上部组织显示，要托起乳腺将可动的下部组织向固定的上部组织移动；④避免受检者颌面部、肩部及头发暴露于照射野中。

（2）乳腺内外斜位（mediolateral olbigue，MLO）：受检者面对摄影架站立，被检侧手臂抬高握住手柄。转动支架使摄影平台与胸大肌平行，高度达到患者腋窝的上缘，摄影平台外上角置于被检侧腋窝内，压迫器紧压被检侧乳腺和同侧腋前皱襞（包括胸大肌外上部分）。

1）范围：包括受检侧腋下软组织及乳腺下皮肤。

2）中心线：自被检侧乳腺的内上向外下投射。

3）标准影像：左右两侧乳房对称显示；胸大肌延伸至后乳头线水平；清晰显示乳腺后方的脂肪组织（特别示乳腺组织的内下角）；包括乳房下部的胸腹壁组织；无皮肤褶皱；无体外异物及运动伪影。

4）注意事项：①摆位时注意台面与胸大肌平行，应用可移动组织向固定组织运动的原理，采用向上向外的操作手法，不使乳腺下垂，充分伸展乳腺，分离组织；②叮嘱受检者抬头以免下颌影像造成干扰，非检侧乳腺对检查有影响时，让受检者用手向外侧推压；③告知受检者乳腺压迫的重要性并取得配合，压迫使乳腺充分扩展、伸开，但不要使患者感觉过度疼痛。

3. 乳腺 X 线摄影辅助体位

（1）乳腺点压放大摄影：有助于对常规乳腺图像中重叠或可疑微小病变的进一步观察，点压摄影通常结合放大摄影来提高乳腺细节的分辨力。压迫点的确定：对于可以触及的肿物，在肿物局部选择适当的体位和适当的形状、尺寸压迫器直接压迫；对于不可触及的肿物，通过观察常规乳腺图像上病变与乳头、皮肤的具体位置，用手模拟加压，决定压迫点。

（2）乳腺侧位摄影（包括内外侧位和外内侧位）

1）内外侧位（mediallatero，ML）：X 线管臂旋转 90°，被检侧手臂抬高展开腋窝，摄影台拐角放在胸大肌后面腋窝凹陷的上方，外侧乳腺紧贴摄影台，被检侧上臂放在摄影台侧面，拉住扶手；采用向上向下的操作手法，向前向内牵拉乳腺组织和胸大肌，压迫板经胸骨压迫，乳头呈切线位。

中心：自乳腺内侧射入，外侧射出。

2）外内侧位（lateromedial，LM）：X 线管臂旋转 90°，摄影台拐角平胸骨切迹；摄影平台的顶部在胸骨上切迹水平，受检者胸骨紧贴摄影平台边缘，下颌前伸置于摄影台侧缘；检侧手臂抬高肘部弯曲拉住扶手；采用向上向外的操作手法，向前向内牵拉乳腺组织和胸大肌，压迫板经乳腺外侧压迫，乳头呈切线位。

中心：自乳腺外侧射入，内侧射出。

注意事项：①需要充分伸展乳腺，分离组织，拨平乳腺下皮肤皱襞，使其不影响此部位乳腺的充分显示；②受检者需抬高下颌，避免显示下颌影像，对侧的手将对侧的乳腺拨离照射范围。

（3）乳腺尾头位摄影（from below，FB）：是对乳腺上部病变使用的摄影方法；对于驼背的受检者，能最大限度地显示出乳腺组织；尾头位与常规头尾位（CC位）受检者的体位相同，X线投射位置相反，摄影台在上，X线机头在下。

中心线：自乳腺下方射入，上方射出。

（4）乳腺乳沟位摄影（cleavage，CV）：摄影体位与常规头尾位（CC位）相同，双侧乳腺放置在摄影平台上，向前拉伸双侧乳腺的所有内侧组织，以便于乳腺内侧后方病变的显示。

中心线：X线从头侧射向尾侧，中心为双乳腺内侧乳沟区。

注意事项：如果探测器位于乳沟开放位置下方，必须使用手动曝光技术；如能将被检侧乳腺放置在探测器上方，乳沟轻微偏离中心，则可以使用自动曝光技术。

（5）乳腺过度头尾位（exaggerated craniocaudal，XCCL）：是常规头尾位（CC位）的补充摄影，能显示乳腺外侧深部的病变，或有假体者推移假体往后，分段显示假体前方的乳腺组织。摄影体位基本与CC位相同，使乳腺外侧置于摄影台上。

（6）乳腺腋尾位（axillary tail，AT）：可以显示乳腺外侧和腋窝的病变，摄影体位与常规MLO位基本相同，调整机架，使摄影平面与腋尾平行，向外牵拉腋尾与胸壁分离，紧贴摄影台，进行压迫。

（7）乳腺切线位摄影（tangential，TAN）：可以显示常规乳腺图像中与腺体组织重叠而模糊不清的钙化、肿块等。通过旋转摄影台和转动受检者，使中心线与需要进一步查看的肿块呈切线位。

（8）假体植入后的乳腺X线摄影（implant displaced，ID）：除常规头尾位和内外斜位外，还要进行将假体从照射野排除的MLO位和CC位摄影。

十、造影检查

1. 食管造影

（1）适应证：①吞咽不适及吞咽困难；②门静脉高压症；③食管异物及炎症；④食管肿瘤；⑤观察食管周围病变与食管的关系。

（2）禁忌证：无绝对禁忌证，但静脉曲张大出血后做造影检查时应慎重。

（3）造影前准备：一般不需对受检者做任何准备。

（4）对比剂：应根据不同目的和要求，以及受检者吞咽困难的程度调成不同浓度的硫酸钡混悬液，常规配制浓度为180%～220%，每次用量100～150g。有食管气管瘘者应选用碘油或碘水。

（5）造影方法：食管造影前都应行常规胸部透视，以了解胸部一般情况，然后在透视下转动受检者，观察食管通路中有无异常阴影。颈段食管取正、侧位检查，胸腹段食管则用左及右前斜位进行观察。

受检者立于诊断床前，口服钡剂。钡剂通过食管的同时，转动患者，从不同体位进行透视，于病变暴露最清楚的位置摄取点片或常规摄取左前斜位片及右前斜位片。

2. 上消化道造影

（1）适应证：①先天性胃肠道异常者；②对任何有上腹部症状如上消化道出血、疼痛、恶心、呕吐等欲明确原因者；③上腹部肿块，欲确定与胃肠道的关系；④胃、十二指肠手术后的复查。

（2）禁忌证：①上消化道穿孔；②急性胃肠道出血，一般于出血停止后 2 周，大便隐血试验阴性后方可进行；③肠梗阻。

（3）造影前准备：①检查前 6～12 小时禁饮食；②胃有潴留者先抽出胃液；③检查前 2～3 天不服用重金属药物，如铋、钙、铁、碘等。

（4）对比剂：为硫酸钡制剂，浓度用 200%～220% 的混悬液。

（5）造影方法

1）造影前先做胸腹透视，观察有无消化道穿孔、肠梗阻及阳性结石。然后口服钡剂，进行胃及十二指肠透视，主要观察胃及十二指肠形态及黏膜，暴露病变后及时摄片。

2）摄取胃黏膜像时，受检者仰卧于检查床上，口服对比剂 80～100ml，在多种体位下转动受检者数次，使对比剂均匀涂布于黏膜上，然后进行摄片，即可显示全胃的黏膜像。

3）摄取胃充盈像时，受检者服钡剂 200～250ml，取立位以充盈胃窦及体部。正位片显示胃大弯及胃小弯两侧边缘。左前及右前斜位显示胃体及胃窦侧前壁及侧后壁。在站立侧位片上，则暴露胃前后壁。胃底部充盈像，应在仰卧位时摄正位片及左侧卧位时摄侧位片方能显示。

（6）注意事项：十二指肠的检查，一般在胃检查结束后进行。为避免与胃窦重叠，多采取站立右前斜位观察。在检查胃的过程中，若十二指肠球充盈，应对其进行检查。若胃检查结束后，十二指肠球仍不充盈，可借助于蠕动波达幽门前区时局部加压把钡剂挤进球部，然后按球部、球后、降部、水平部和十二指肠空肠曲的顺序逐段检查。待大部分钡剂排出则可摄取黏膜像。

3. 小肠造影　小肠包括十二指肠、空肠和回肠。十二指肠属上消化道检查范围，小肠检查主要指空肠和回肠。

（1）适应证：疑有空肠、回肠及回盲部病变者均可进行检查，对于肠梗阻患者适用于小肠插管检查。

（2）禁忌证：①消化道穿孔、大出血及肠坏死；②十二指肠球部溃疡患者禁做插管检查。

（3）造影前准备：造影前禁饮食 6～12 小时。

（4）对比剂：硫酸钡制剂，钡水重量比为 1∶1，加少量阿拉伯胶制成混悬液。疑有小肠梗阻者可用泛影酸钠或泛影葡胺。

（5）造影方法

1）钡剂造影：在常规胃肠钡剂检查过程中，食管、胃、十二指肠的检查进行完毕以后，每隔半小时即可对小肠的解剖和功能情况进行检查，直到钡剂完全通过小肠为止。

2）小肠插管造影：检查前半小时给受检者少量镇静剂。将带有金属头的十二指肠引流管插入胃内，受检者仰卧或右侧卧位，透视下将导管头端经幽门送至十二指肠空肠曲。把

1000ml 钡剂放入灌肠桶内，加温至 37℃，然后经十二指肠引流管徐徐注入空肠。与此同时，观察各段小肠情况，发现病变即摄取点片。无病变的小肠，一般 15～30 分钟钡剂到达回盲部。

4. 逆行胰胆管造影术

（1）适应证：①顽固性黄疸，经其他检查诊断不明者；②胰腺良恶性肿瘤、囊肿及慢性胰腺炎；③胆管结石、肿瘤、蛔虫及良性狭窄；④肝癌；⑤胃和十二指肠外在性压迫或侵犯需查明原因者。

（2）禁忌证：①急性胰腺炎或慢性胰腺炎急性发作；②病毒性肝炎；③急性胆系感染；④胃、十二指肠内镜禁忌证；⑤全身情况差，不能耐受检查。

（3）造影前准备：①上消化道内镜检查必须空腹，在 ERCP 术前应禁饮、禁食、禁烟 6～8 小时；②对于需要行十二指肠乳头切开的患者，应提前一周停用抗血小板药以及抗凝药物，术前检测血小板和凝血指标；③由于操作过程中要注射碘对比剂，因而术前还需做碘对比过敏试验即皮试，皮试阳性串者不可行 ERCP。

（4）对比剂：无菌水溶性碘溶液，常用 60% 泛影葡胺。

（5）造影方法

1）检查前 30 分钟皮下注射阿托品 0.5mg，咽部喷 2% 利多卡因。

2）被检者左侧卧位，将内镜自口腔沿咽后壁顺势缓慢插入。内镜送入十二指肠降段后，按顺时针方向旋转镜身 90°～120°，寻找十二指肠乳头。乳头一般位于约 80cm 的深度，大多位于十二指肠降段中部后左侧壁，呈淡红色椭圆形隆起。

3）调整镜头使乳头位于视野中心，然后静脉注射山莨菪碱（654-2）10mg，减少十二指肠的蠕动和分泌，以利于插管。看清乳头开口插入导管，在透视观察下确定导管位置。插入导管的深度为 5～10mm，过深常使一个管腔显示，过浅易滑出。

4）插管成功后，经导管尾端连接 20ml 注射器，轻缓地注入经加温（36～37℃）的 60% 泛影葡胺。一般情况下，充盈胰管需 2～5ml，充盈胆管则需 10～20ml。注药时可调整受检者体位，借对比剂的重力作用使胰胆管充盈。注射速度以每分钟注入 1ml 为好，压力和剂量不应太大。一般先做胰管造影，然后再做胆管造影。为使胰管全部充盈，可先取左侧卧位，后改为俯卧位及仰卧位；取头低臀高位，使上段胆管及左右肝管分支充盈；胆总管下段用仰卧位或立位有利于充盈。胰胆管充盈后，即摄充盈像，满意后拔出内镜。然后再摄片观察与内镜重叠的部分，特别是壶腹部。若怀疑有梗阻，需摄 15 分钟、30 分钟及 60 分钟片，观察对比剂排空情况。

5. 上消化道气钡双重对比造影　气钡双重对比造影是指在消化道造影过程中同时引入气体和硫酸钡，可以清楚地显示消化管的轮廓、黏膜皱襞的细微结构，能够提供胃肠道疾病的检出率。

（1）适应证：①胃肠道起源于黏膜的病变（良恶性肿瘤、溃疡、炎症）；②起源于黏膜下的病变（主要是间质性良恶性肿瘤）；③单对比造影发现可疑病变而难以定性者；④临床怀疑有肿瘤而常规造影又无阳性发现者；⑤胃镜检查发现早期肿瘤病变者。

（2）禁忌证：①低张药物禁忌证；②胃肠道穿孔，急性胃肠道出血；③患者体质衰弱，难以接受检查者，一般不宜检查，如病情需要，可在严密观察下进行。

（3）造影前准备：①禁饮禁食 6 ～ 12 小时；②空腹潴留液多者，应用胃管将液体抽出或取右侧卧位引流；③检查前 2 ～ 3 天不服用重金属药物，如铋、钙、铁、碘等。

（4）对比剂：应选择颗粒具有高度杂异性（大小不均、形态各异）的胃肠道专用双重对比造影用硫酸钡。

（5）造影方法：对于没有禁忌证的患者于检查前 3 ～ 5 分钟给予低张药物，一般肌内注射山莨菪碱（654-2），用量 10 ～ 20mg。检查前常规做胸腹部透视，除外胃肠道穿孔及肠梗阻等并发症。患者口服产气粉 3 ～ 5g，用 10ml 温开水吞服。约可产气 300ml，使胃腔有适当的充胀。随即口服双对比造影专用硫酸钡混悬液 150ml 左右，最后含一满口（40 ～ 50ml）钡剂于口中，站立于检查床前。嘱受检者将口含钡剂一次咽下后分别于左右前斜位透视观察食管充盈像及双对比像并摄片。将检查床转至水平位，请受检者在床上由左向右翻滚转动 2 ～ 3 周，然后正位仰卧，使钡剂在胃表面形成良好涂布。按照全面无遗漏的原则，在透视下改变受检者体位，使钡液在腔内流动，使器官的各部分依次分别成为双对比区，并适时摄片。

常规检查应包括以下体位：①立位右前斜位及左前斜位，观察食管。②仰卧正位，观察胃体胃窦双对比像。③仰卧右前斜位，观察胃幽门前区双对比像。④仰卧左前斜位，观察胃体上部及胃底双对比像。⑤仰卧右后斜位，观察贲门正面像。⑥俯卧右后斜位，观察胃窦前壁双对比像，必要时可使床面倾斜至头低足高，并借助棉垫垫压，效果更好。⑦俯卧左后斜位，观察胃体与胃窦充盈像和十二指肠充盈像。⑧仰卧右前斜位，观察十二指肠双对比像。⑨立位，观察胃窦及球充盈加压像。受检者恢复立位，使胃体下部、胃窦部与十二指肠充盈钡剂。然后依次压迫球部、胃幽门前区及胃窦等处，如近身检查操作时，检查者可用传统手法"推"与"压"同时进行，效果更好。⑩立位胃充盈像：受检者取立位后，再加服浓度较低（60% ～ 80%）的钡液 150ml。此时胃体、胃窦及十二指肠呈充盈像，胃底部呈立位双对比像，部分小肠也可显示，应在透视下转动体位，以充分显示胃角切迹及十二指肠曲。以上步骤约 15 次曝光，一般选择 12 幅图像。

6. 结肠双对比造影

（1）适应证：①结肠良恶性肿瘤、炎症及结核；②肠扭转、肠套叠的诊断及早期肠套叠的灌肠整复；③观察盆腔病变与结肠的关系。

（2）禁忌证：除结肠破裂外，无绝对禁忌证。

（3）造影前准备：主要是清除结肠内容物。①检查前 3 日内应少渣或无渣饮食。②检查前 1 天晚 8 时服缓泻剂，一般 20% 甘露醇 250ml 或番泻叶 5 ～ 10g 冲泡服用；③钡灌肠前 2 小时给受检者做清洁灌肠，清除结肠内粪便；④禁用刺激肠蠕动的药物；⑤备好灌肠用具及对比剂，老年人及幼儿被检者宜用双腔气囊管（Foley 管）。

（4）对比剂：硫酸钡制剂，一般配成钡水比 1：4 的溶液。

（5）造影方法：肌内注射 654-2。受检者侧卧，肛管用甘油滑润后插管，随后转为仰卧位，透视下经肛管缓慢注入 37℃的钡剂至结肠脾曲时停止注钡。分段摄片，若重点观察直肠，在钡剂充盈直肠后停止注钡，摄取直肠正、侧位片，随后继续注入钡剂，逆行至结肠脾曲后，患者转右侧卧位注入气体，钡头到达升结肠近端时停止注气。结肠充盈后摄充盈像，嘱受检者排便后再摄结肠黏膜像。

（6）摄片位置：采取分段摄片。一般在俯卧头低位倾斜 20° ～ 30° 观察直肠，部分乙状结肠，盲肠，升、降结肠的下段；仰卧足侧向下倾斜 60° ～ 90° ，观察升、降结肠上段；仰卧位观察横结肠和部分乙状结肠；右前斜位可显示结肠肝曲；左前斜位显示结肠脾曲。可根据病变的具体情况采取体位及倾斜角度进行摄影。

7. 静脉肾盂造影

（1）适应证：①肾、输尿管疾患，如结核、肿瘤、畸形和积水；②证实尿路结石的部位，了解有无阴性结石；③原因不明的血尿和脓尿；④尿道狭窄不能插入导管或做膀胱镜检查者；⑤了解腹膜后包块与泌尿系的关系或用于肾血管性高血压的筛选检查。

（2）禁忌证：①碘过敏，全身器官衰竭，急性传染病或高热；②急性泌尿系炎症及严重血尿、肾绞痛，妊娠期及产褥期；③骨髓性白血病有严重蛋白尿时，脱水可能使过多的蛋白沉积在肾小管而导致梗阻；④甲状腺功能亢进。

（3）造影前准备：造影前 2 ～ 3 天不吃易产气和多渣食物，禁服铋剂、碘剂、含钙或重金属的药物等；检查前日晚服轻泻剂蓖麻油 20 ～ 30ml，清除肠内积气和粪便；检查前 12 小时内禁食、禁水；造影前患者排尿，使膀胱空虚；造影前摄尿路平片做对照。

（4）对比剂：常用的对比剂有离子型（60% ～ 70% 泛影葡胺）或非离子型（碘海醇、优维显、碘必乐等），成人用量一般 20ml；儿童因不能压迫输尿管，剂量可酌情增加。

（5）造影方法：①患者仰卧于摄影床正中，摄腹部平片后，置两个椭圆形压迫器于脐两旁，对应于输尿管经过处，用连以血压计的气袋覆盖其上，然后束紧压迫带，气袋压力最高不得超过患者的动脉压。腹部不宜加压时，骨盆抬高 10° ～ 15° 。②经肘前静脉快速注入对比剂，1 分钟内注完。③注射完毕后 5 ～ 7 分钟摄第一幅肾区图像，观察肾盂、肾盏显影情况。15 分钟摄第二幅肾区图像，30 分钟摄第三幅全尿路图像。如一侧肾盂、肾盏显影不佳，应延长摄影时间。④如双侧肾盂肾盏显影满意，除去腹压带，并摄全尿路图像。

改良法 IVP：采用双倍剂量的对比剂，不加压迫，取头低足高位（15°～ 20° ）摄影。患者无压迫之苦，且能达到诊断要求。对比剂成人剂量每次 40ml，儿童用量酌减。本法既可减轻患者痛苦又节约造影时间。对于年老体弱、腹部有包块、肾盂积水、腹主动脉瘤及腹部手术后不久的患者尤为适宜，对儿童也较易接受且效果良好。

8. 逆行肾盂造影

（1）适应证：①不适用做肾盂造影者，如心、肝、肾功能异常；②静脉法不显影或显影不满意的肾、输尿管疾患，如严重的肾结核、肾积水及先天性多囊肾等；③了解肾、输尿管与邻近器官的关系，观察有无受累。

（2）禁忌证：①尿道狭窄或前列腺增大不能做膀胱镜检查者；②急性下尿路感染及出血；③严重的心血管疾患。

（3）造影前准备：同 IVP，但不禁水，一般无须做碘过敏试验。

（4）对比剂：30% 非离子型对比剂。

（5）造影方法：操作步骤如下。①由泌尿科医师在膀胱镜观察下，将导管插入输尿管。透视下观察导管位置，导管头一般在肾盂下方 1 个椎体为宜。②透视下缓慢注入对比剂，每侧肾盂注入 7 ～ 10ml，在 15 秒内注完。③待肾盂、肾盏充盈满意立即摄影。如需观察肾盂、肾盏的排空，可在注入对比剂后 2 分钟再摄影，必要时可加摄侧位和斜位图像。④若观察肾盂、输尿管交界处，须先把导管抽至输尿管上 1/3 处，然后注入对比剂并摄影。每次摄片可根据显影情况酌情增减对比剂量。

对肾盂积水的病例，造影目的仅在于了解梗阻病变的位置和性质，切忌在扩大的肾盂内再注入大量对比剂，否则会因突然增加肾脏内的压力，可能导致完全梗阻或并发感染。当输尿管狭窄导管不能通过时，即在该处注入少量较浓的对比剂，行侧、斜位透视及摄影。

9. 尿道造影（多用于检查男性尿道）

（1）适应证：①尿道狭窄、结石、肿瘤、瘘管及尿道周围脓肿；②前列腺肥大、肿瘤及炎症；③先天性尿道畸形，如后尿道瓣膜、双尿道及尿道憩室；④尿道外伤后了解尿道的损伤部位及范围。

（2）禁忌证：急性尿道炎、阴茎头局部炎症及尿道外伤出血等。

（3）造影前准备：排尿，检查前嘱受检者自行排尿。有过敏史者做碘过敏试验。备好导尿管、对比剂及消毒用具等。

（4）对比剂：多采用稀释为 10% 左右的复方泛影葡胺或碘海醇。为减少对比剂对尿道的刺激，造影前可在尿道内注入少量麻醉药物。

（5）造影方法：逆行尿道造影，自尿道外口注入对比剂，利用外括约肌的作用，使前尿道充盈，用于检查尿道旁憩室或脓腔。由于对比剂易进入膀胱，故对后尿道和膀胱颈部病变难以满意显示。在透视下用导管徐徐注入对比剂。在剩余 5ml 时，于继续推注中摄片；或转动受检者选好体位，于注射的同时摄片。若摄取后尿道及膀胱颈部片，嘱受检者做排尿动作，使外括约肌松弛，则后尿道显影清晰，最后再摄全尿道及膀胱底部斜位片。排泄性尿造影借膀胱内对比剂（或通过导管注入）在受检者排尿时摄片，使整个尿道显影。此法可弥补逆行造影的不足，但须得到受检者的配合。

10. 膀胱造影

（1）适应证：①膀胱器质性病变，如肿瘤、结石、炎症、憩室及先天性畸形；②膀胱功能性病变，如神经源性膀胱、尿失禁及输尿管反流；③膀胱外在性压迫，如前置胎盘、盆腔内肿瘤、前列腺疾病、输尿管囊肿等。

（2）禁忌证：①尿道严重狭窄；②膀胱大出血；③膀胱及尿道急性感染等。

（3）造影前准备：清洁灌肠，清除肠内积粪减少胀大之肠管压迫而造成膀胱变形，并摄膀胱平片。让受检者尽力排空尿液或腹部加压使残余尿排尽，排尿困难者应插管导尿。

（4）对比剂：10% ～ 15% 复方泛影葡胺或碘海醇，加温至体温温度。

（5）造影方法

1）静脉造影法：利用静脉尿路造影充盈膀胱若不够满意，而大剂量静脉造影则可充盈良好，此法适用于尿道狭窄而不能行尿道插管者。

2）逆行造影法：此方法最常用。受检者仰卧于摄影床上，消毒后将导管插入膀胱。导管进入膀胱内即有尿液流出，压迫膀胱区并放尽尿液。透视下缓慢注入对比剂，至受检者膀胱区有胀感时为止。膀胱充盈满意后，转动体位全面观察，然后摄前后位片及左、右斜位片。必要时可加摄侧位或俯卧位片。所摄影像满意后，让受检者排出对比剂并再摄 1 片，以观察膀胱内对比剂滞留情况。

3）双重对比造影法：先注入碘对比剂 30 ～ 50ml，转动受检者体位，使对比剂弥散涂布于膀胱壁上，然后再注入空气 250 ～ 300ml，受检者有尿意感时，即摄前后位、后前位及斜位片。

11. 子宫输卵管造影

（1）适应证：①诊断不孕症，检查输卵管是否通畅，并可确定阻塞部位，可使轻度阻塞的输卵管扩张畅通；②子宫病变，如炎症、结核及肿瘤；③子宫输卵管畸形，子宫位置或形态异常；④各种绝育措施后观察输卵管情况；⑤输卵管积水与较小的卵巢囊肿相鉴别。

（2）禁忌证：①生殖器官急性炎症；②子宫出血、经前期和月经期；③妊娠期、分娩后 6 个月内和刮宫术后 1 个月之内；④子宫恶性肿瘤；⑤碘过敏者。

（3）造影前准备：做碘过敏试验；阴道检查取分泌物作涂片，确定有无感染；月经停止后 7 ～ 10 天进行，不宜在排卵期施行；造影前 1 天晚上服轻泻剂，或行清洁灌肠，清除肠内积粪和积气；术前排空大小便，清洁外阴部及尿道；对于神经紧张患者可给予镇静剂。

（4）对比剂：用 40% 碘化油，因吸收较慢常引起异物反应，形成肉芽肿或组织粘连，进入血管可形成游栓，近年来 76% 泛影葡胺或碘海醇应用比较多，用量 10ml。缺点为刺激性较大，可致严重腹痛，且流动快，不便摄片。

（5）造影方法：患者仰卧于摄影床上，先透视观察盆腔情况，然后两膝弯曲，分开阴道消毒。用双齿钳夹住子宫颈上唇，再用探子测量子宫腔深度，以免穿破子宫。再将导管插入子宫颈内，用橡皮塞顶住，使注射对比剂时不致外溢。对比剂须加温至体温，以免注入后引起子宫输卵管痉挛造成闭塞假象。注射器抽对比剂时，其中不可残留空气，否则可形成假性充盈缺损，致误诊为子宫肿瘤。在透视控制下缓慢地将对比剂注入，压力不应过大，否则容易引起刺激胀痛，甚至可发生子宫黏膜破裂或阻塞的输卵管破裂等现象。一般在子宫输卵管充盈后即停止注射，摄取第一张影像；碘化油造影 24 小时后或泛影葡胺 10 ～ 20 分钟后再摄取第二张影像，观察腹腔内有无游离碘化油，以确定输卵管是否畅通。若透视下见子宫充盈后输卵管仍不显影时，可能因痉挛引起，所以摄片后须稍等片刻再行透视，需要时也应摄片。

十一、特殊摄影检查

1. 双能量减影技术

（1）原理：诊断性 X 线摄片所使用的是低能 X 线束，在穿行人体的过程中，主要发生光电效应和康普顿效应。光电吸收效应的强度与人体组织的原子量有关，像骨骼、钙、碘对比剂等高密度物质主要是发生光电效应；康普顿散射效应则与组织密度有关，而与原子量无关，主要产生于软组织。光电效应在不同能量的 X 线束的衰减轻度变化中反应明显，而康普顿效应的强度在很大范围内与入射 X 线的能量无关。双能量减影摄片利用骨与软组织能量衰减方式不同，用计算机对两者的衰减数据做有选择的去除，从而获得了分别体现各自化学成分的组织特性图像，即单纯的软组织像和单纯的骨像。

DR 双能量减影技术是对人体进行两次不同能量的曝光，电压分别为 60 ～ 80kVp、110 ～ 150kVp，利用平板探测器的量子俘获效率和能量分离效率高、动态范围大、数字图像处理速度快的优势，在极短时间内屏气状态下快速得到两幅图像，将其进行图像减影，同时生成软组织密度像、骨密度像和普通胸片共 3 幅图像。

（2）应用：双能量减影的主要优势体现在以下几点。①提高检出钙化的敏感性和准确性：目前随着对肺部小结节病灶的关注，有钙化的结节在双能减影的骨像上有影像，而在软组织像上信号有所消失；②提高肺结节的检出率：由于去除了胸廓的影响，检出率较胸部 X 线片有所提高；③提高少量气胸及肋骨隐匿性骨折检出率：减影后骨像能充分观察到骨皮质和骨小梁是否完整，连续和有无缺损等。同时能有效去除肋骨、锁骨、肩胛骨阴影的遮挡，提高了少量气胸的检出率；④对气管、支气管的解剖变异，肺血管疾病的诊断上也能发挥作用。

2. 组织均衡技术

（1）原理：DR 组织均衡技术是将 DR 图像分解成不同密度区域的图像进行数字化处理，然后再将分别处理的图像进行加权整合，得到一幅层次丰富的图像，使整个视野内不同密度的组织均能得到良好显示。DR 成像具有较大的曝光条件取值范围和较高的量子检测力，获得的图像层次丰富。但人眼所能分辨的影像灰阶有限，在同一曝光区域，若要观察低密度组织，则势必丢失高密度组织间的灰度差异；反之，若要观察高密度组织，则必然损失低密度组织间的灰度差异。对于密度差和（或）厚度差较大的成像区域，常规的 DR 摄影会出现曝光不足或曝光过度的现象。DR 组织均衡技术可以针对上述现象，利用后处理软件将厚度大、密度高的区域与薄组织、低密度区域分割开，分别赋予各自的灰阶值使得厚薄和高低密度组织的部位均形成对比良好的图像，然后叠加在一起经计算机特殊重组处理得到新的数据，产生一幅组织均衡图像，使高密度组织与低密度组织在一幅图像上同时显示出来。最后得到的图像层次丰富，在增加图像信息量的同时，不损失图像的对比度。

（2）应用：DR 组织均衡技术临床上主要用于成像区域密度差较大的部位，如颈胸段椎体、胸腰段椎体、股骨颈侧位和跟骨轴位摄影等，可用于改善图像黑白不均的问题，得到满意的图像效果。

3. 数字断层融合技术

（1）原理：在预设的融合体层曝光程序控制下，X 线管组件在 X 线管长轴方向上始终对准平板探测器中心以设定的照射角范围做直线运动，并顺序依次曝光，平板探测器固定或同步反向移动，快速采集数据。移动和叠加采集的图像，通过调整层厚层间距和重叠百分比，任何设定高度的一个物体的断层图像均可以被重建出来。

（2）应用：断层融合能一次性获得人体连续的多层数字图像，避免了普通放射学检查由于组织结构重叠所导致的低敏感性和低特异性等缺点，并且有较好的深度定位能力。在胸部、乳腺、骨骼及小关节等影像检查中具有独特效果。

4. 图像拼接技术

（1）原理：图像拼接技术是 DR 在自动控制程序模式下，一次性采集不同位置的多幅图像，然后由计算机进行拼接，合成为大幅面 X 线图像。拼接用图像的采集方式有两种。

1）探测器移动、X 线管倾斜法：图像采集过程中，探测器沿受检者身体长轴移动 2～5 次，X 线管位置固定根据探测器位置倾斜一定角度连续曝光 2～5 次。计算机随即将 2～5 次曝光所采集到的多组数据进行重建做"自动无缝拼接"，形成一幅整体图像。该方法的主要特点是为减小 X 线锥形光束产生的图像畸变，X 线管组件在多次曝光时，分别设定了不同的倾斜角，即 X 线管组件与探测器采用的非平行摄影技术，能在图像的拼合过程中有效消除视差造成的图像失真及匹配错位现象。图像合时采用精确配准技术，其特点如下：①准确配准两幅图像的拼接位置，解决了重叠部分的几何畸变；②正确配准图像拼接处像素密度分布，使整幅图像表现出连续均匀的对比度；③自动量化分析数据；④具备组织均衡、降噪、最优窗宽和窗位、对比度与亮度一致性、骨科整形计算测量软件等处理功能，保证了高质量的图像输出。

2）X 线管和探测器平行移动法：X 线管组件垂直上下移动，DR 探测器跟随着 X 线管组件实现同步移动，分次脉冲曝光采集后自动拼接的方法。具体采集过程为：首先确定第一幅 X 线摄影区域位置，曝光后，X 线管组件和探测器沿受检者身体长轴移动到第二幅区域位置，进行第二次曝光，直到完成多次曝光，计算机随即将每次曝光所采集到的多组数据进行图像重建和"自动无缝拼接"，形成一幅整体图像。该方法的主要特点是：①中心线与探测器在曝光时始终保持垂直，为减小 X 线锥形光束产生的图像畸变，X 线管组件采用长条形视野，摄影长度控制在 5～10cm，从而减小了斜射线的投影；②根据摄影面积确定摄影次数，可选最大摄影长度为 198cm；③X 线管组件和探测器同步平移分次曝光，每次图像有轻度重叠，以便计算机定位和图像配准；④具备组织均衡处理、降噪、最优窗宽、对比度和亮度一致性等功能，保证了高质量的图像输出。

（2）应用：图像拼接技术的临床意义是一次检查能完成大幅面、无重叠、无拼缝、最小几何变形、密度均匀的数字化 X 线图像。例如，骨科、矫形科等需要对人体的大范围结构做整体性显示，精准测量全脊柱、全肢体的解剖结构改变，特别是对脊柱侧弯及前后凸术。

第二节　CT 检查操作规范

一、CT 检查安全管理制度

1. 建立危重患者检查的"绿色通道"，确保急、危、重患者得到及时、准确、有效的检查。"绿色通道"患者应尽快检查完毕并离开科室。

2. 对危重患者检查，临床科室应提前电话通知，并要求患者在病情得到稳定后才可以进行检查，且要求全程必须有临床医师陪同。

3. 危重患者检查前护士应评估病情，查看患者神志、皮肤、口唇、肢体情况。

4. 凡属危重患者或检查中可能出现意外的患者，临床医师和护士必须携带急救药品陪同检查，到场监护。由科室医、技、护共同配合完成检查工作。

5. 对于携带各种管道（导尿管、胃管及其他引流管）的患者，应妥善固定好再开始做检查，以免发生脱管等不良事件。携带有胸腔闭式引流管、脑室引流管的患者应暂时夹闭管道并放置安全后方可进行检查，检查完毕后立即打开。

6. 对于不能配合检查的患者（如婴幼儿、躁动患者等），做好安全防护再开始做检查，主要为防止坠床，保证患者安全，必要时需要家属陪同和（或）实施药物镇静后再检查。

7. 对于有开放人工气道者，检查前护士应及时有效清除呼吸道分泌物，并妥善固定好通气管道，保持呼吸道通畅，充分吸氧。此外护士应持续观察患者 SpO_2、意识、面色、皮肤、末梢循环等情况，在保证患者没有缺氧指征的情况下进行检查。

8. 检查过程中及结束后应注意密切观察患者的病情变化，一旦发生各种危及生命的病情变化和过敏反应，应及时报告和处理，以保证患者安全。

二、头颈部 CT 扫描

1. 头部

（1）检查前准备：要求患者摘除所有金属等高密度物品（活动义齿、助听器、发卡等）。嘱受检者在扫描过程中保持体位不动。

（2）体位：头先进，仰卧位，听眶线与检查床面垂直，正中矢状面与检查床面中线重合。

（3）扫描范围：自颅底至颅顶。

（4）平扫：采用轴扫或螺旋扫描方式，管电压 120kV，管电流量 200 ～ 450mAs，层厚 5 ～ 7mm，层间距 5 ～ 7mm。

（5）重建算法及窗宽窗位：脑组织和骨算法；脑组织窗窗宽 75 ～ 100Hu，窗位 30 ～ 50Hu；骨窗窗宽 1500 ～ 2500Hu，窗位 400 ～ 700Hu。

（6）常规增强：扫描参数与平扫相同，采用高压注射器经静脉团注碘对比剂，流速为 2.0 ～ 3.0ml/s，成人用量 50 ～ 70ml。根据病变的性质设置头部增强的延迟扫描时间。常规动脉期为 25 ～ 30 秒，静脉期 50 ～ 65 秒；感染、囊肿延迟 3 分钟，转移瘤、脑膜瘤延迟 5 分钟。

（7）常规三维图像重组：用薄层横断面数据进行 MPR，可获得脑组织的冠状位、矢状位、斜面图像。运用表面遮盖法（shade surface displayment，SSD）或 VR 法可显示颅骨的骨折线、病变与周围解剖结构的关系。

（8）注意事项

1）对于头部 CT 检查，头部位置摆正与制动非常重要。

2）对于不能配合的受检者（如婴幼儿、躁动不安或意识障碍者），在 CT 扫描前应请临床医师给予镇静并要求受检者家属陪同。

3）婴幼儿行 CT 增强扫描时，碘对比剂应根据患者体重适量减少，原则上不超过 2ml/kg，注射流速应≤ 2 ml/s。

2. 鞍区

（1）体位：头先进，仰卧位，头部置于头架内或枕头上，受检者体位同头部扫描，扫描基线可用听眶线或听眦线。

（2）扫描范围：自颅底至鞍顶。

（3）平扫：采用螺旋扫描方式，管电压 100 ～ 120kV，管电流量 200 ～ 250mAs，层厚≤ 3mm，层间距≤ 3mm。

（4）常规增强：扫描参数与平扫相同，对比剂注射方案参考头部。

3. 鼻窦、鼻咽

（1）体位：头先进，仰卧位，听眶线与床面垂直，正中矢状面与床面中线重合。扫描基线为听眶线。

（2）扫描范围：①鼻窦，硬腭至额窦顶部；②鼻咽，颅底至软腭。

（3）平扫：采用螺旋扫描方式。

（4）重建算法及窗宽窗位：软组织算法及骨算法；软组织窗窗宽 300 ～ 400Hu，窗位 40 ～ 60Hu；骨窗窗宽 2000 ～ 2500Hu，窗位 150 ～ 250Hu。

（5）层厚设置：扫描层厚 2 ～ 3mm，重建薄层≤ 1mm。

（6）常规增强：采用螺旋扫描方式，注射碘对比剂 60 ～ 80ml，注射速率 2.5 ～ 3.0ml/s；一般注射对比剂后 40 ～ 50 秒开始扫描；婴幼儿酌情减量减速。

4. 内耳

（1）体位：头先进，仰卧位，头部置于头架内，两外耳孔与床面等距，取标准的头颅前后位。

（2）扫描范围：颞骨岩部顶至乳突尖。

（3）平扫：采用螺旋扫描方式，使用空间分辨力最高的协议进行扫描。

（4）重建算法及窗宽窗位：骨算法及软组织算法；骨窗窗宽 3500 ～ 4500Hu，窗位 500 ～ 700Hu；软组织窗窗宽 80 ～ 100Hu，窗位 35 ～ 45Hu。

（5）层厚设置：扫描层厚 2 ～ 3mm，重建最薄层（≤ 1mm）。

（6）常规增强：采用螺旋扫描方式，注射碘对比剂 60 ～ 80ml，注射速率 2.5 ～ 3.0ml/s；一般注射对比剂后 40 ～ 50 秒开始扫描；婴幼儿酌情减量减速。

（7）常规三维图像重组：采用骨窗无间隔重建最薄图像，层厚＜ 1mm，层间距≤层厚；并分开左右进行放大重建；斜冠状位重组。

5. 眼眶

（1）检查前准备：检查前去除眼镜、活动性义齿和耳部饰品等，嘱咐患者扫描过程中闭上双眼，不能闭眼者让其凝视不动，尽量保持眼球固定。

（2）体位：头先进，仰卧位，两外耳孔与床面等距，正中矢状面与床面中线重合，扫描基线平行于听眶下线。

（3）扫描范围：自眶下缘至眶上缘，包括全眼眶和病灶。

（4）平扫：采用螺旋扫描方式，管电压 100 ～ 120kV，自动 mAs（150 ～ 200mAs），层厚≤ 3mm，层间距≤ 3mm。

（5）重建算法及窗窗位：软组织算法及骨算法，软组织窗窗宽 250 ～ 400Hu，窗位 40 ～ 60Hu；骨窗窗宽 3000 ～ 4000Hu，窗位 500 ～ 700Hu。

（6）常规增强：采用高压注射器经静脉团注碘对比剂，流速为 2.0 ～ 3.0 ml/s，成人用量 60 ～ 80ml。普通增强检查延迟 35 ～ 45 秒；血管性病变采用动静脉双期增强扫描，动脉期延迟 25 秒，静脉期延迟 70 秒。婴幼儿酌情减量减速。

（7）常规三维图像重组：采用基于薄层双侧对称的多平面重组（MPR）图像；常规重组横断位和冠状位图像。必要时平行于视神经行双眼眶的斜矢状面重组。眼球内异物定位时，通常需采用横断位、冠状位和矢状位结合定位。外伤或骨性病变以骨算法图像为主，其他病变以软组织算法图像为主。

（8）注意事项

1）同头部 CT 扫描。

2）建议使用矩阵≥ 512×512。

3）算法应包括骨算法（窗宽 3000 ～ 4000Hu，窗位 500 ～ 700Hu）和软组织算法（窗宽 250 ～ 400Hu，窗位 40-60Hu）。

4）如要检查眼球和视神经的细小病变，采用最薄层厚（≤ 1.5mm），层间距小于层厚。

5）儿童应参照低剂量要求确定扫描方案。

6. 口咽 / 上颌

（1）体位：头先进，仰卧位，听眶线与床面垂直，正中矢状面与床面中线重合。扫描基线为听眶线。

（2）扫描范围：眶上缘至会厌上缘（或舌骨）。

（3）平扫：采用螺旋扫描方式。

（4）重建算法及窗宽窗位：软组织算法；软组织窗窗宽 250 ～ 350Hu，窗位 30 ～ 50Hu；病变侵犯骨组织时，加骨窗像，窗宽 2000 ～ 2500Hu，窗位 150 ～ 250Hu。

（5）层厚设置：扫描层厚 2 ～ 3mm，重建薄层≤ 1mm。

（6）常规增强：采用螺旋扫描方式，注射碘对比剂 60 ～ 80ml，注射速率 2.5 ～ 3.0ml/s；一般注射对比剂后 40 ～ 50 秒开始扫描；婴幼儿酌情减量减速。

（7）常规三维图像重组：同时重建软组织窗、骨窗图像；冠状位、矢状位重组。对外伤及肿瘤侵犯骨组织的患者，增加容积重组（VR）。

7. 喉部

（1）体位：头先进，仰卧位，头稍后仰，使颈部与床面平行，同时两肩放松，两上臂置于身体两侧，两外耳孔与床面等距。

（2）扫描范围：喉部扫描范围从第 4 颈椎向下扫描，或直接对准喉结扫描，扫描时嘱受检者连续发字母"E"音。

（3）平扫：采用螺旋扫描方式。

（4）常规增强：对比剂注射后 35 秒左右扫描，范围与平扫一致。

8. 甲状腺

（1）体位：头先进，仰卧位，头稍后仰，使颈部与床面平行，同时两肩放松，两上臂置于身体两侧，两外耳孔与床面等距。

（2）扫描范围：从第 5 颈椎下缘至第 1 胸椎。

（3）平扫：采用螺旋扫描方式。

（4）重建算法及窗宽窗位：软组织算法；软组织窗宽 200～300Hu，窗位 30～50Hu，有必要时加骨窗重建，窗宽 3500～4000Hu，窗位 500～700Hu。

（5）层厚设置：扫描层厚≤5mm，重建最薄层（≤1mm）。

（6）常规增强：采用螺旋扫描方式，注射碘对比剂 60～80ml，注射速率 2.0～3.0ml/s；一般注射对比剂后 35～40 秒扫描动脉期，55～65 秒扫描静脉期；婴幼儿酌情减量减速。

9. 颈部软组织

（1）体位：头先进，仰卧位，头稍后仰，使颈部与床面平行，同时两肩放松，两上臂置于身体两侧，两外耳孔与床面等距。

（2）扫描范围：从枕骨大孔至第 1 胸椎。

（3）平扫：采用螺旋扫描方式。

（4）重建算法及窗宽窗位：软组织算法；软组织窗窗宽 200～300Hu，窗位 30～50Hu；有必要时加骨窗重建，窗宽 3500～4000Hu，窗位 500～700Hu。

（5）层厚设置：扫描层厚≤5mm，重建最薄层（≤1mm）。

（6）常规增强：采用螺旋扫描方式，注射碘对比剂 60～80ml，注射速率 2.0～3.0ml/s；一般注射对比剂后 35～40 秒扫描动脉期，55～65 秒扫描静脉期；婴幼儿酌情减量减速。

（7）常规三维图像重组：重建软组织图像；冠状位、矢状位重组。对外伤及肿瘤侵犯骨组织的患者，增加骨算法骨窗重建及冠状位矢状位重组，增加容积重组（VR）。对吞食异物的患者可以结合仿真内镜（VE）及最大密度投影（MIP）进行观察。

10. 头部血管增强扫描

（1）体位：头先进，仰卧位，用压束带固定好头部和下颌，保持头部不动，避免眨眼动作，双手自然放置身体两侧。

（2）扫描范围：颈椎 3～颈椎 4 水平至颅顶。

（3）重建算法及窗宽窗位：脑组织窗和骨算法；脑组织窗窗宽 75～100Hu，窗位 30～50Hu；骨窗窗宽 1500～2500Hu，窗位 400～700Hu。

（4）层厚设置：扫描层厚≤5mm，重建薄层≤1mm。

（5）常规增强：使用 300～370mg/ml 的碘对比剂，依据患者体重以 1.0～2.0ml/kg 的比例注射对比剂，速率 4.0～5.0ml/s，总量 50～80ml，随后用 80～100ml 生理盐水按同样速率冲洗。

1）头部动脉血管

①智能追踪法：选取头部 CTA 扫描最低层面作为监测层，ROI 置于颈动脉上，CT 值阈值为 100 ～ 120Hu，到达阈值自动或手动触发扫描。

②小剂量测试法：取头部 CTA 扫描最低层面作为监测层面，注射 15 ～ 20ml 对比剂，20ml 生理盐水，流速 4.0 ～ 5.0ml/s。从注射对比剂开始延迟 8 ～ 10 秒后，对监测层面连续多次扫描，获得颈内动脉的时间 - 密度曲线，峰值时间为头颅 CTA 扫描启动时间。

2）头部静脉血管：头部 CTA 扫描结束后，延迟 8 ～ 20 秒扫描静脉期。

常规三维图像重组：用血管薄层横断图像进行常规冠状、矢状位的 MPR 重建；MIP 冠状位、矢状位及横断位重建；颅内血管 VR 重建。

11. 颈部血管增强扫描

（1）检查前准备：去除扫描区域表面所有金属物与饰物，如耳环、义齿套等。嘱咐患者扫描时保持体位不动，不配合的患者可适当给予镇静。

（2）体位：头先进，仰卧位，头置于头托架内，下颌上抬，头尽量后仰，嘱咐患者头颈不动，避免眨眼吞咽动作，双手自然放置身体两侧。

（3）扫描范围：自主动脉弓下方平面至颅底。

（4）重建算法及窗宽窗位：软组织算法；软组织窗窗宽 250 ～ 350Hu，窗位 30 ～ 50Hu。

（5）层厚设置：扫描层厚≤ 5 mm，重建最薄层（≤ 1mm）。

（6）常规增强：使用 300 ～ 370mg/ml 的对比剂，依据患者体重以 1.0 ～ 2.0ml/kg 的比例注射对比剂，速率 4.0 ～ 5.0ml/s，总量 50 ～ 80ml，随后生理盐水 80 ～ 100ml 按照同样速率冲洗。

1）颈部动脉血管

常使用智能追踪法：选取主动脉弓水平作为监测层，ROI 置于主动脉弓上，CT 值阈值为 100 ～ 120Hu，到达阈值自动或手动触发扫描。

2）颈部静脉血管：颈部 CTA 扫描结束后，延迟 8 ～ 20 秒扫描静脉期。

常规三维图像重组：用血管薄层横断图像进行常规冠状、矢状位的 MPR 重建；MIP 冠状面、矢状面及横断面重建；颈部血管单根 CPR 分析；颈部血管 VR 重建。

（7）注意事项：①对于颈部血管植入支架术后的患者，可使用锐利算法重建薄层图像，可更好地显示支架，观察支架内是否出现再狭窄；②有人工血管术后的患者，需包全整个人工血管，明确人工血管的起始位置和连接位置；③颈部肿瘤的患者需扫静脉期，明确肿瘤的范围、血供、强化程度及其与周围组织之间的关系等；④在重建 CPR 图像时，转角度要避免出现"镜像"现象。

三、肺、心脏及大血管 CT 扫描

1. 肺及纵隔

（1）检查前准备：叮嘱患者扫描时根据语音提示深吸气和屏住呼吸，必要时进行呼吸训练。

（2）体位：仰卧位，双上肢伸直上举抱头。身体置于床面正中，侧面定位像对准人体正中冠状面。如果受检者为镇静后的婴幼儿，可将上臂自然放于体侧。驼背或不宜仰卧者、对少量胸腔积液和胸膜肥厚进行鉴别诊断者可采用俯卧位。

（3）扫描范围：胸部（肺、纵隔）的扫描范围自胸廓入口至肾上腺下缘。

（4）平扫：采用螺旋扫描方式。

（5）重建算法及窗宽窗位：软组织算法及高分辨肺窗算法；肺窗窗宽 1600 ～ 2000Hu，窗位 –800 ～ –600Hu；纵隔窗窗宽 300 ～ 400Hu，窗位 30 ～ 40Hu。

（6）层厚设置：扫描层厚 ≤ 5mm，重建薄层 ≤ 1.5mm。

（7）常规增强：依据患者体重以 1.0 ～ 2.0ml/kg 的比例注射对比剂，速率 2.0 ～ 3.0ml/s，注射完后延迟一定时间再进行扫描，扫描延迟时间如下：动脉期，20 ～ 30 秒；实质期，45 ～ 55 秒。

（8）常规三维图像重组：用薄层的肺窗（高分辨）及纵隔窗进行冠状、矢状位的 MPR 重建，重建层厚为 5 ～ 7mm，层间距为 5 ～ 7mm。肋骨扫描须追加 VR 重建。

2. 心脏

（1）检查前准备：询问患者病史情况，了解是否进行过心脏相关手术，确保患者无检查禁忌证；新生儿及不能配合的受检者口服或从肛门给予 10% 水合氯醛 0.4 ～ 0.5ml/kg 镇静；安装心电图电极并连接心电装置；除婴幼儿外，需要对受检者进行呼吸培训；若受检者在镇静状态不能屏气，可以通过捆扎胸部束带抑制胸式呼吸再进行扫描；由于受检者中婴幼儿多见，辐射损伤带来的风险增加，可在头颅、颈部、腹腔、盆腔分别用铅衣进行辐射防护。

（2）体位：仰卧位，双上肢伸直上举抱头，身体置于床面正中，侧面定位线对准人体正中冠状面。如果受检者为镇静后的婴幼儿，可将上臂自然放于体侧。

（3）扫描范围：主动脉弓上方平面至横膈平面。

（4）重建算法及窗宽窗位：软组织算法；软组织窗窗宽 300 ～ 400Hu，窗位 30 ～ 40Hu。

（5）层厚设置：扫描层厚 ≤ 5mm，重建薄层 ≤ 1mm。

（6）常规增强：通常采用含碘 350mg/ml 的非离子型对比剂，婴幼儿可根据疾病和体重，将对比剂稀释为含碘量 150 ～ 250mg/ml 或降低注射流率。根据扫描方式成人用量为 30.0 ～ 80.0ml，婴幼儿用量为 1.5 ～ 2.0ml/kg。5 岁及以下受试者注射流率为 1.0 ～ 2.0ml/s，5 岁以上为 2.0 ～ 3.0 ml/s。为避免头臂静脉内高浓度对比剂对周围结构显示的干扰，尽量选择右侧上肢静脉或右侧下肢静脉注射对比剂；随后用 80 ～ 100ml 生理盐水按同样速度冲洗。

（7）小剂量测试法：注射对比剂，进行 ROI 同层动态扫描，测量 ROI 的时间 - 密度曲线，对于复杂先天性心脏病的受检者，需要在肺动脉层面测量肺动脉和主动脉两个 ROI，两者均强化即为扫描延迟时间。

（8）监测触发：设定肺动脉层面作为连续曝光层面，并选择对比剂观察 ROI（肺动脉和主动脉两个 ROI），注射对比剂后，实时观察 ROI 内 CT 值上升情况，当 CT 值均达 100 ～ 150Hu 后，手动触发，延迟 3 ～ 5 秒屏气扫描。

（9）延迟扫描：对心内结构存在复杂畸形者（如心内膜垫缺损、单心室等）加扫第二期，扫描延迟时间为注射对比剂后 35 ～ 45 秒，即第一期扫描后的 8 ～ 15 秒。

（10）常规三维图像重组：主要有 VR、MPR、MIP 几种，不同方式的重建观察侧重点不同。VR 系统观察整个心脏和大血管的关系以及空间位置，显示直观立体。MIP 观察局部的解剖结构和变异，层厚通常选择 5 ～ 10mm。MPR 要求的截面位置较多，一般包括水平长轴位、垂直长轴位、短轴位、左心室流入道位、左心室流出道位、右心室流出道位、二尖瓣截面、主动脉瓣位等。

3. 冠状动脉

（1）检查前准备：询问患者病史情况，了解是否进行过心脏相关手术，确保患者无检查禁忌证。安装心电图电极并连接心电装置。训练患者呼吸及屏气，观察并记录患者屏气时的心率情况。控制心率：对于 64 排 CT，要求将心率控制在 70 次 / 分以下；对于后 64 排 CT，根据设备性能要求心率低于 90 次 / 分。对心律失常如频发期前收缩和房颤者，视心率快慢及临床医师和患者的意愿而决定是否进行扫描。使用硝酸甘油：CT 扫描前 5 分钟舌下含服硝酸甘油片剂 0.5mg，或扫描前 1 分钟使用舌下硝酸甘油喷剂。但是，硝酸甘油的使用改变了患者冠状动脉正常生理状态，是否影响了诊断的准确性，目前尚有争议。硝酸甘油的使用具体请参考药品说明书。

（2）体位：仰卧位，两臂上举抱头，身体置于床面正中，侧面定位线对准人体正中冠状面。

（3）扫描范围：冠状动脉钙化（CAC）扫描及常规冠状动脉 CTA 扫描范围从气管隆突到心脏膈面，左右各大于心缘两侧 1 ～ 2cm，包括整个心脏。冠状动脉旁路移植术后复查，扫描范围从锁骨到心脏膈面，包括整个胸骨、心脏大血管。

（4）重建算法及窗宽窗位：软组织算法；平扫窗宽 250 ～ 350Hu，窗位 35 ～ 45Hu；增强窗宽 600 ～ 800Hu，窗位 300 ～ 400Hu。

（5）层厚设置：平扫层厚 ≤ 2.5mm；冠状动脉 CTA 设置机器可达到最薄层厚（≤ 1mm）。

（6）常规增强：推荐使用 50 ～ 100ml 对比剂，根据患者体重及使用的对比剂浓度，推荐碘流率如表 5-2-1 所示。

表 5-2-1　根据患者体重推荐的不同浓度对比剂的注射流率（ml/s）

对比剂浓度（mgI/ml）	体重（kg）				
	< 50	50 ～ 60	60 ～ 70	70 ～ 80	> 80
300	4.7	5.3	6.0	6.7	7.3
320	4.4	5.0	5.6	6.2	6.9
350	4.0	4.6	5.1	5.7	6.3
370	3.8	4.3	4.8	5.4	5.9
400	3.5	4.0	4.5	5.0	5.5

注：本表中数值为在使用 120kV 管电压情况下推荐的注射流率（ml/s），如果使用迭代重建的同时使用低一级别的管电压（例如 100kV），注射流率可以降低 30%。不同体重对应的碘流率值分别为 1.4、1.6、1.8、2.0、2.2gI/s

（7）双期相注射法：Ⅰ期相注射对比剂，注射流率参考表 5-2-1；Ⅱ期相注射 80～100ml 生理盐水。

（8）三期相注射法：Ⅰ期相注射对比剂；Ⅱ期相注射对比剂＋生理盐水共 30ml，比例为 30%：70%。多数高压注射器不能注射混合液，选用流率的方法为注射对比剂（2～3ml/s）10ml 左右；Ⅲ期注射 20～30ml 生理盐水。

（9）触发监测：对比剂注射后 8～10 秒开始监测，监测层面置于主动脉根部，触发阈值设定范围为 100～150Hu，达到此阈值后机器自动触发，并延迟（患者吸气和屏气口令后）3～6 秒后开始扫描。

（10）常规图像三维重组：进行 MIP、MPR、CPR 和 VR 处理。

（11）注意事项

1）多部国际、国内指南和专家共识均已经明确，CCTA 技术需要使用包括 64 排（非 64 层）以上的 CT 设备。

2）频发期前收缩或房颤的患者，并非检查禁忌证，但是扫描失败或部分图像难以评估的可能性加大，检查前需告知患者，并征得患者签字同意。

3）对于心脏内占位（如左心房黏液瘤与血栓鉴别）或者心房颤动患者（左心房耳部动脉期充盈不良）动脉期成像后建议行延迟扫描（延迟时间＞30 秒）。

4. 胸主动脉

（1）体位：仰卧位，双上肢伸直上举抱头，身体置于检查床正中间。

（2）扫描范围：肺尖至肺底。

（3）重建算法及窗宽窗位：肺窗高分辨算法及软组织算法；肺窗窗宽 1600～2000Hu，窗位 –800～–600Hu；软组织窗窗宽 300～400Hu，窗位 30～40Hu。

（4）层厚设置：扫描层厚≤5mm，层间距≤5mm，重建薄层≤1mm。

（5）增强扫描：使用 300～370mg/ml 的对比剂，碘对比剂注射量按体重 1.0～2.0ml/kg，注射速率 3.5～4.5ml/s，配合使用生理盐水。采用智能跟踪技术，监测层面设为气管分叉下 1cm 水平，ROI 设置在降主动脉，CT 值阈值为 100～150Hu，到达阈值后自动触发扫描。

5. 肺动脉

（1）体位：仰卧位，双上肢伸直上举抱头，身体置于检查床正中间。

（2）扫描范围：肺尖至肺底，能够进行足够的亚段血管分析。

（3）重建算法及窗宽窗位：软组织算法；窗宽 200～300Hu，窗位 30～50Hu。

（4）层厚设置：扫描层厚≤5mm，重建薄层≤1mm。

（5）常规增强：使用 300～370mg/ml 的对比剂，依据患者体重以 1.0～2.0ml/kg 的比例注射对比剂，速率 4.0～5.0ml/s，总量 50～80ml。

（6）小剂量团注法：取肺动脉主干水平作为监测层面，监测注射 15～20ml 对比剂，生理盐水 20ml，流速 4.0～5.0ml/s，时间间隔 1～2 秒连续多次扫描，可预设扫描 15～20 次或手动暂停监测扫描，获得时间 - 密度曲线，根据时间 - 密度曲线得到肺动脉干

CT 值达到峰值的时间。肺动脉扫描注射对比剂 20 ～ 40ml，生理盐水 80 ～ 100ml，肺动脉延迟时间 = 峰值时间 +0.5 ～ 2 秒（增加对比剂会延长峰值时间）。

（7）智能追踪法：取肺动脉干水平作为监测层，ROI 置于肺动脉干处，阈值为 80Hu，达到阈值触发，以最短延迟时间扫描。

（8）时间法：根据经验设定延迟时间，从注药开始计算延迟时间，一般延迟 7 ～ 13 秒启动扫描。

（9）双流法：取肺动脉主干水平作为监测层面，ROI 置于肺动脉干上，第一期注射 25 ～ 30ml 混合液（对比剂与生理盐水按一定比例 15% ～ 25% 混合），流速 4.0 ～ 5.0ml/s，监测层阈值设为 80 ～ 100Hu，混合液作为头部到达肺动脉时触发扫描，混合液后面第二期注射相同流速的 100% 浓度对比剂 22 ～ 27ml，作为肺动脉成像的体部，再注射生理盐水 80 ～ 100ml，作为尾部冲淡上腔静脉对肺动脉的干扰。对比剂总量 = 混合液 × 混合比例 + 第二期对比剂。

（10）常规三维重组：采用血管薄层横断图像进行 MPR 冠状位及矢状位，可以更清晰地显示各级肺动脉走行，管腔内栓子大小、分布及范围。MIP 冠状位、矢状位及横断位，能够显示血管壁的钙化及其分布范围，能更直观、立体地显示肺动脉的解剖、走行，尤其对于外周肺动脉的显示有一定优势。VR 可以更直观、立体地观察血管结构，追踪血管的起源、走行。

（11）注意事项

1）扫描方向尽量由足向头方向扫描，减少上腔静脉影响。

2）应尽量使用 80 ～ 100ml 生理盐水推注冲洗，防止上腔静脉污染，保持肺动脉和肺静脉有较好的对比度。

3）对于呼吸急促不能配合呼吸的患者，可绑腹带，减少呼吸运动伪影的干扰，影响亚段分支的显示。

6. 肺静脉

（1）体位：仰卧位，双上肢伸直上举抱头，身体置于检查床正中间。

（2）扫描范围：从气管隆突上 2cm 到心底，包括整个心脏。

（3）重建算法及窗宽窗位：软组织算法；平扫窗宽 250 ～ 350Hu，窗位 35 ～ 45Hu；增强窗宽 600 ～ 800Hu，窗位 300 ～ 400Hu。

（4）层厚设置：扫描层厚 ≤ 5mm，重建薄层 ≤ 1.25mm。

（5）常规增强：使用 300 ～ 370mg/ml 的对比剂，依据患者体重 1.0 ～ 2.0ml/kg 的比例注射对比剂，速率 4.0 ～ 6.5ml/s，总量 50 ～ 65ml，生理盐水 80 ～ 100ml。肺静脉 CT 扫描使用心电门控方式，如果患者心律不齐或屏气不良，可选择螺旋扫描，调整合适的螺距和旋转时间，使用最快方式扫描。

（6）心电门控扫描方式

1）心电前瞻门控扫描：与冠状动脉 CTA 门控扫描类似，心电触发序列扫描需采用前 RR 间隔的平均值，对受检者下一个 RR 间隔做出可靠的预测。

2）心电回顾门控扫描：采用螺旋扫描方式，心电信号和原始数据被同时记录下来，根据心电图信号采用回顾式图像重建。

（7）触发方式

1）智能追踪法：监测层面为气管隆突下约 4cm 处肺静脉层面，ROI 置于左心房肺静脉开口处，阈值设为 100 ～ 180Hu，CT 值达到阈值后，自动或手动触发扫描。

2）小剂量团注法：取肺静脉水平作为监测层面，注射 15 ～ 20ml 对比剂，生理盐水 80 ～ 100ml，流速 4.0 ～ 6.5ml/s，从注射对比剂开始延迟 8 ～ 12 秒后，开始对肺静脉层面时间间隔 1 ～ 2 秒连续多次扫描，可预设扫描 15 ～ 20 次或手动暂停监测扫描，获得时间 - 密度曲线，根据时间 - 密度曲线获得到肺静脉 CT 值峰值的时间。

3）经验法：从注射对比剂开始，延迟 25 ～ 30 秒启动扫描。

（8）注意事项：①应尽量避免过多药量，保持肺动脉和肺静脉有较好地对比度。②经验法一般用于循环时间相对稳定患者。

四、腹部及腹部血管 CT 扫描

1. 肝脏、胆囊及脾脏

（1）检查前准备：检查前少渣饮食，1 周内禁服含金属的药物或行消化道钡剂造影。检查当日禁食 4 小时以上，不禁水。检查前 15 ～ 20 分钟口服温水 500 ～ 1000ml，检查前即刻上床再服 200 ～ 300ml（使胃及十二指肠壶腹部充盈，形成良好对比）。进行屏气训练。

（2）体位：仰卧位，两臂上举，身体位于检查床正中间。

（3）扫描范围：从膈顶扫描至脾下极。

（4）平扫：采用螺旋扫描方式。

（5）重建算法及窗宽窗位：软组织算法；窗宽 200 ～ 250Hu，窗位 30 ～ 50Hu。

（6）层厚设置：扫描层厚≤ 5mm，重建薄层≤ 1mm；胆管、胰腺扫描层厚 2 ～ 3mm，重建薄层≤ 1mm。

（7）常规增强：静脉内团注碘对比剂，对比剂含碘浓度 320 ～ 370mg/ml，流速 2.5 ～ 3.5ml/s，用量 60 ～ 80ml（1 ～ 2ml/kg，最多不超过 100ml），随后 100ml 生理盐水按相同注射速度冲洗；动脉期延迟 25 ～ 30 秒，门静脉期延迟 50 ～ 60 秒，实质期延迟 120 ～ 180 秒。

（8）常规三维图像重组：软组织窗薄层进行冠状位、矢状位 MPR，重建层厚 5mm，层间隔≤层厚。

2. 小肠 CT 造影

（1）检查前准备：体内有胶囊内镜，不建议行该项检查；检查前 1 天及当天少渣饮食，喝药水前排大便；检查前 45 ～ 60 分钟开始分 3 ～ 4 次口服 2.5% 甘露醇溶液 1500 ～ 1800ml（视者耐受情况尽量多服，使肠道充盈），检查前 5 ～ 10 分钟肌内注射 2 支 654-2（20mg），完成上述准备至检查前不再排大便。完全肠梗阻患者不宜服用甘露醇溶液。

（2）体位：俯卧位，双手向前伸至头顶。

（3）扫描范围：膈顶至耻骨联合下缘。

（4）重建算法及窗宽窗位：软组织算法；软组织窗窗宽 200 ～ 400Hu，窗位 30 ～ 50Hu。

（5）层厚设置：扫描层厚 ≤ 5mm，重建薄层 ≤ 1mm。

（6）常规增强：采用静脉内团注对比剂的方法，注射流速 3.0 ～ 4.0ml/s，对比剂用量 60 ～ 80ml，随后以 80 ～ 100ml 生理盐水按同样速率冲洗。采用团注追踪法（bolus-tracking）：在膈顶选取监测层面并扫描，在降主动脉设置一个 ROI 检测区，设定 CT 值阈值（推荐 100 ～ 150Hu），ROI 内 CT 值达到该阈值时启动扫描，行动脉期和静脉期双期扫描（动脉期延迟 25 ～ 30 秒，门静脉期延迟 50 ～ 60 秒）。

3. 肾上腺

（1）体位：仰卧位，两臂上举，身体置于检查床正中间。

（2）扫描范围：肾上腺上缘至肾门，缩小 FOV，从而放大扫描。

（3）重建算法及窗宽窗位：软组织算法；肾上腺软组织窗窗宽 250 ～ 300Hu，窗位 30 ～ 50Hu。

（4）层厚设置：扫描层厚 2 ～ 3mm，重建薄层 ≤ 1mm。

（5）常规增强：采用静脉内团注对比剂的方法，注射流速 2.5 ～ 3.5ml/s，对比剂用量 60 ～ 80ml，随后用 80 ～ 100ml 生理盐水按同样速率冲洗。行动脉期（25 ～ 30 秒）和静脉期（50 ～ 60 秒）双期扫描。

（6）常规三维图像重组：沿肾上腺走行进行双侧斜矢状位重建，重建层厚 ≤ 3mm。

4. 肾脏

（1）体位：仰卧位，两臂上举，身体置于检查床正中间。

（2）扫描范围：肾上极至肾下极。

（3）重建算法及窗宽窗位：软组织算法；窗宽 200 ～ 250Hu，窗位 30 ～ 50Hu。

（4）层厚设置：扫描层厚 ≤ 5mm，重建薄层 ≤ 1mm。

（5）常规增强：采用静脉内团注对比剂的方法，注射流速 2.5 ～ 3.5 ml/s，对比剂用量 60 ～ 80ml，随后用 80 ～ 100ml 生理盐水按同样速率冲洗。扫描期相和延迟时间：肾脏通常行皮质期、髓质期和分泌期扫描，皮质期延迟 25 ～ 30 秒，髓质期延迟 90 ～ 110 秒，分泌期延迟 3 ～ 5 分钟。

5. 盆腔

（1）体位：仰卧位，两臂上举，身体置于检查床正中间。

（2）扫描范围：从髂前上棘扫描至耻骨联合下缘。

（3）重建算法及窗宽窗位：软组织算法；软组织窗窗宽 200 ～ 400Hu，窗位 30 ～ 50Hu。

（4）层厚设置：扫描层厚 ≤ 5mm，重建薄层 ≤ 1mm。

（5）常规增强：常规采用静脉内团注对比剂的方法，注射流速 3.0 ～ 4.0ml/s，对比剂用量 60 ～ 80ml，随后用 80 ～ 100ml 生理盐水按同样速率冲洗。行动脉期（30 ～ 35 秒）

和静脉期（60～75秒）双期扫描。怀疑膀胱肿瘤者行排泄期延迟扫描，延迟时间3～5分钟。

（6）注意事项：膀胱检查前，患者应多喝温开水、憋尿，待膀胱充盈再做检查。

6. 腹主动脉、腹腔干及肠系膜上动脉

（1）体位：仰卧位，两臂上举，身体置于检查床正中间。

（2）扫描范围：腹腔入口（腹主动脉从膈顶）至耻骨联合。

（3）重建算法及窗宽窗位：软组织算法；软组织窗窗宽200～300Hu，窗位30～50Hu。

（4）层厚设置：扫描层厚≤5mm，重建薄层≤1mm。

（5）常规增强：使用300～370mg/ml的对比剂，依据患者体重以1.0～2.0ml/kg的比例注射对比剂，速率3.5～4.5ml/s；随后用80～100ml生理盐水按同样速度冲洗，采用自动触发扫描方式，阈值100～200Hu，ROI置于气管分叉下1cm水平的降主动脉处（腹主动脉检查ROI置于肝门水平）。

（6）常规三维图像重组：用血管薄层横断图像进行冠状、矢状位的MPR重建、MIP重建，以及VR重建。

（7）注意事项：排除肠系膜静脉栓塞患者，应扫描静脉期。

7. 肾动脉

（1）体位：仰卧位，双上肢伸直上举。

（2）扫描范围：肾上极至肾下极。

（3）常规增强：使用300～370mg/ml的对比剂，依据患者体重1.0～2.0ml/kg的比例注射对比剂，速率3.5～4.5ml/s，总量70～100ml，随后用80～100ml生理盐水按同样速度冲洗。智能追踪法：ROI置于肾门平面的腹主动脉上，CT值阈值为120～180Hu，CT值达到阈值后，自动或手动触发扫描。

8. 门静脉

（1）体位：仰卧位，双上肢伸直上举。

（2）扫描范围：从膈顶扫描至脾下极。

（3）常规增强：使用300～370mg/ml的对比剂，依据患者体重以1.0～2.0ml/kg的比例注射对比剂，3.0～4.0ml/s，总量70～100ml；随后用80～100ml生理盐水按同样速度冲洗；从注射对比剂开始，延迟50～60秒扫描。

（4）注意事项：①影响门静脉强化程度的因素有多种，除技术性因素，如对比剂浓度、注射对比剂总量、延迟时间等，生理因素尤为重要，如患者的年龄、BMI指数、心排血量、基础代谢率等也会影响门静脉成像效果；②肝炎、肝硬化患者门静脉增强达到CT值峰值的时间较正常人有所延迟。

五、四肢及关节 CT 扫描

1. 肩关节

（1）检查前准备：除去患者检查部位金属物，如项链、文胸等。

（2）体位：头先进，仰卧位，双上臂自然平伸置于身体两侧，掌心向上。

（3）扫描范围：从肩峰上 2cm 到肩胛下角。

（4）平扫：采用螺旋扫描方式。

（5）重建算法及窗宽窗位：标准算法及骨算法；软组织窗窗宽 200 ～ 400Hu，窗位 40 ～ 50Hu；骨窗窗宽 1200 ～ 2000Hu，窗位 350 ～ 550Hu。

（6）层厚设置：扫描层厚 2 ～ 3mm，重建薄层 ≤ 1mm。

（7）常规增强：选择健侧的肘正中静脉打药。成人对比剂用量通常在 60 ～ 80ml，流速 2.0 ～ 3.0ml/s；儿童 0.5 ～ 1ml/kg，流速 1.0 ～ 1.5ml/s。分两期扫描，动脉期延迟 25 ～ 30 秒，静脉期 60 ～ 70 秒。

（8）常规三维图像重组：行斜冠状、矢状位的 MPR 重建，层厚为 2 ～ 3mm，VR 重建。

（9）注意事项：检查前叮嘱患者平静呼吸。

2. 肱骨／上臂

（1）体位：头先进，仰卧位，患侧上肢上举，手心向上，上臂向床面正中靠拢。若上肢无法上举，则放于身体两侧。

（2）扫描范围：包括肱骨及邻近关节。

（3）平扫：采用螺旋扫描方式。

（4）重建算法及窗宽窗位：标准算法及骨算法；软组织窗窗宽 200 ～ 400Hu，窗位 40 ～ 50Hu；骨窗窗宽 1200 ～ 2000Hu，窗位 350 ～ 550Hu。

（5）层厚设置：扫描层厚 2 ～ 3mm，重建薄层 ≤ 1mm。

（6）常规增强：选择健侧的肘正中静脉打药。成人对比剂用量通常在 60 ～ 80ml，流速 2.0 ～ 3.0ml/s；儿童 0.5 ～ 1ml/kg，流速 1.0 ～ 1.5ml/s。分两期扫描，动脉期延迟 25 ～ 30 秒；静脉期 60 ～ 70 秒。

3. 肘关节

（1）体位：头先进，仰卧位，患侧上肢上举，手心向上，上臂向床面正中靠拢。若上肢无法上举，放于身体两侧。

（2）扫描范围：包括肘关节（从肱骨远端至尺桡骨近端）。

（3）平扫：采用螺旋扫描方式。

（4）重建算法及窗宽窗位：标准算法及骨算法；软组织窗窗宽 200 ～ 400Hu，窗位 40 ～ 50Hu；骨窗窗宽 1200 ～ 2000Hu，窗位 350 ～ 550Hu。

（5）层厚设置：扫描层厚 2 ～ 3mm，层间距 2 ～ 3mm，重建薄层 ≤ 1mm。

（6）常规增强：选择健侧的肘正中静脉打药。成人对比剂用量通常在 60 ～ 80ml，流速 2.0 ～ 3.0ml/s；儿童 0.5 ～ 1ml/kg，流速 1.0 ～ 1.5ml/s。分两期扫描，动脉期延迟 25 ～ 30 秒，静脉期 60 ～ 70 秒。

4. 尺桡骨／前臂

（1）体位：头先进，仰卧位，患侧上肢上举，手心向上，上臂向床面正中靠拢。若上肢无法上举，则放于身体侧。

（2）扫描范围：包括尺桡骨及邻近关节。

（3）平扫：采用螺旋扫描方式。

（4）重建算法及窗宽窗位：标准算法及骨算法；软组织窗窗宽 200 ～ 400Hu，窗位 40 ～ 50Hu；骨窗窗宽 1200 ～ 2000Hu，窗位 350 ～ 550Hu。

（5）层厚设置：扫描层厚 2 ～ 3mm，重建薄层 ≤ 1mm。

（6）常规增强：选择健侧的肘正中静脉打药。成人对比剂用量通常在 60 ～ 80ml，流速 2.0 ～ 3.0ml/s，儿童 0.5 ～ 1ml/kg，流速 1.0 ～ 1.5ml/s。分两期扫描，动脉期延迟 25 ～ 30 秒，静脉期 60 ～ 70 秒。

5. 腕关节

（1）体位：头先进，俯卧位。双臂上举平伸，手指并拢，手心向下，两中指末端连线与检查床中轴线垂直。

（2）扫描范围：腕关节上缘至掌骨，包括腕关节。

（3）平扫：采用螺旋扫描方式。

（4）重建算法及窗宽窗位：标准算法及骨算法；软组织窗窗宽 200 ～ 400Hu，窗位 40 ～ 50Hu；骨窗窗宽 1200 ～ 2000Hu，窗位 350 ～ 550Hu。

（5）层厚设置：扫描层厚 2 ～ 3mm，重建薄层 ≤ 1mm。

（6）常规增强：选择健侧的肘正中静脉打药。成人对比剂用量通常在 60 ～ 80ml，流速 2.0 ～ 3.0ml/s，儿童 0.5 ～ 1ml/kg，流速 1.0 ～ 1.5ml/s。分两期扫描，动脉期延迟 25 ～ 30 秒，静脉期 60 ～ 70 秒。

6. 掌、指骨

（1）体位：头先进，俯卧位。双臂上举平伸，手指并拢，手心向下，两中指末端连线与检查床中轴线垂直。

（2）扫描范围：腕关节上缘至指骨末端。

（3）平扫：采用螺旋扫描方式。

（4）重建算法及窗宽窗位：标准算法及骨算法；软组织窗窗宽 200 ～ 400Hu，窗位 40 ～ 50Hu；骨窗窗宽 1200 ～ 2000Hu，窗位 350 ～ 550Hu。

（5）层厚设置：扫描层厚 2 ～ 3mm，重建薄层 ≤ 1mm。

（6）常规增强：选择健侧的肘正中静脉打药。成人对比剂用量通常在 60 ～ 80ml，流速 2.0 ～ 3.0ml/s；儿童 0.5 ～ 1ml/kg，流速 1.0 ～ 1.5ml/s。分两期扫描，动脉期延迟 25 ～ 30 秒，静脉期 60 ～ 70 秒。

7. 上肢血管扫描

（1）检查前准备：要求患者摘除检查部位含有金属的物品（手镯、戒指、饰品等），若衣物上有金属拉链，则更换或脱除衣服。扫描单侧上肢动静脉的患者，选择健侧的肘正中静脉，避免对比剂产生的伪影和静脉血管对动脉血管的影响。如需检查双上臂，可选择足部设置静脉通道。

（2）体位：头先进，仰卧位，上臂上举，无法上举双臂的患者则上臂自然放于身体两侧，双手手心向上，并嘱咐患者平静呼吸，全身保持静止状态。

（3）扫描范围：需包括病变组织和一个相邻关节。

（4）重建算法及窗宽窗位：标准算法及骨算法；软组织窗窗宽 200～400 Hu，窗位 40～50 Hu；骨窗窗宽 1200～2000Hu，窗位 350～550Hu。

（5）层厚设置：扫描层厚≤ 5 mm，重建薄层≤ 1.5mm。

（6）常规增强：使用 300～370mg/ml 的对比剂，依据患者体重以 1.0～2.0ml/kg 的比例注射对比剂，速率 3.0～4.0ml/s，对比剂总量 60～80ml，生理盐水 80～100ml。

1）上肢动脉血管

使用智能追踪法：选择主动脉弓水平层面作为监测层，ROI 置于降主动脉上，阈值 100～150Hu，CT 值达到阈值后，自动或手动触发扫描。

2）上肢静脉血管

①直接法：选取双上肢前臂静脉，以 2.5～3.5ml/s 流速注射 150～200ml 混合液（生理盐水与对比剂按体积比 1∶4 配制，混合均匀），对比剂碘浓度 300mg/ml，延迟时间为 35～45 秒启动扫描，扫描方向为足头向。

②间接法：选取健侧前臂静脉，以 3.0～4.0ml/s 流速注射对比剂 120～150ml，对比剂碘浓度 350～370mg/ml，生理盐水 80～100ml，延迟 60～90 秒启动扫描，扫描方向为头足向。

（7）常规三维图像重组：标准算法，重建层厚≤ 5mm，层间隔≤层厚，MPR、MIP、VR 重建。

（8）注意事项：①扫描单侧上肢动静脉的患者，摆位时身体可往受检侧的反方向靠拢，即受检侧上臂往检查床的正中间靠拢，避免检查侧上臂超出扫描范围。②扫描时，扫描方向需沿目标血管的血流方向进行扫描。

8. 骨盆

（1）检查前准备：要求患者摘除骨盆上含金属物品（内、外固定除外），若衣物上有金属拉链，则更换或脱除裤子。确保患者无检查禁忌证。

（2）体位：仰卧位，双足尖向内侧旋转并拢，双上臂上举，身体躺平直。

（3）扫描范围：髂前上棘上缘至趾骨联合处下方。

（4）平扫：采用螺旋扫描方式。

（5）常规增强：使用浓度 300～370mg/ml 的对比剂，依据患者体重以 1ml/kg 的比例注射，速率 2.0～3.0ml/s，注射完后延迟一定时间再进行扫描，扫描延迟时间如下：动脉期延迟 30～35 秒，静脉期 60～70 秒。

9. 髋关节

（1）体位：仰卧位，双足尖向内侧旋转并拢，双上臂上举，身体躺平直。

（2）扫描范围：髋臼上方 2cm 至股骨小转子下缘。

（3）平扫：采用螺旋扫描方式。

（4）重建算法及窗宽窗位：标准算法及骨算法；软组织窗窗宽 200～400Hu，窗位

40 ～ 50Hu；骨窗窗宽 1200 ～ 2000Hu，窗位 350 ～ 550Hu。

（5）层厚设置：扫描层厚≤ 3mm，重建薄层≤ 1.5mm。

（6）常规增强：使用浓度 300 ～ 370mg/ml 的对比剂，依据患者体重以 1.0 ～ 2.0ml/kg 的比例注射，速率 2.0 ～ 3.0ml/s，注射完后延迟一定时间再进行扫描，扫描延迟时间如下：动脉期延迟 30 ～ 35 秒，静脉期 60 ～ 70 秒。

10. 骶髂关节

（1）体位：仰卧位，使腰骶椎椎体尽可能置于检查床中间，双手置于头顶或胸前。

（2）扫描范围：第 5 腰椎至尾椎。

（3）平扫：采用螺旋扫描方式。

（4）重建算法及窗宽窗位：软组织算法及骨算法；软组织窗窗宽 200 ～ 400Hu，窗位 35 ～ 55Hu；骨窗窗宽 1200 ～ 2000Hu，窗位 350 ～ 550Hu。

（5）层厚设置：扫描层厚≤ 3mm，重建薄层≤ 1.5mm。

（6）常规增强：常规不进行增强扫描。

（7）常规三维图像重组：斜冠状位重建，层厚及层间距需≤ 3mm，重建方向平行于骶椎椎管长轴；斜横断位重建，层厚及层间距需≤ 3mm，重建方向垂直于骶椎长轴。

（8）注意事项：为评估尿酸盐沉积可采用双能量（双源）CT 扫描评价尿酸盐累及情况。

11. 股骨 / 大腿

（1）体位：足先进，仰卧位，双上臂上举，身体躺平直，双下肢伸直并拢，足尖向上，双足跟连线与检查床中轴线垂直。

（2）扫描范围：股骨头上缘至股骨远端与胫腓骨连接处。

（3）平扫：采用螺旋扫描方式。

（4）重建算法及窗宽窗位：标准算法及骨算法；软组织窗窗宽 200 ～ 400Hu，窗位 30 ～ 50Hu；骨窗窗宽 1000 ～ 1600Hu，窗位 250 ～ 500Hu。

（5）层厚设置：扫描层厚 5 ～ 7mm，重建薄层≤ 1. 5mm。

（6）常规增强：使用浓度 300 ～ 370mg/ml 的对比剂，依据患者体重以 1.0 ～ 2.0ml/kg 的比例注射，速率 2.0 ～ 3.0ml/s，注射完后延迟一定时间再进行扫描，扫描延迟时间如下：动脉期延迟 30 ～ 35 秒，静脉期 60 ～ 70 秒。

12. 膝关节

（1）体位：足先进，仰卧位，双手置于身体上方，双下肢伸直并拢，足尖向上，双足跟连线与检查床中轴线垂直。

（2）扫描范围：包括膝关节。

（3）平扫：采用螺旋扫描方式。

（4）重建算法及窗宽窗位：标准算法及骨算法；软组织窗窗宽 200 ～ 400Hu，窗位 30 ～ 50Hu；骨窗窗宽 1000 ～ 1600Hu，窗位 250 ～ 500Hu。

（5）层厚设置：扫描层厚 3 ～ 5mm，重建薄层≤ 1mm。

（6）常规增强：使用浓度 300 ～ 370mg/ml 的对比剂，依据患者体重以 1.0 ～ 2.0ml/kg 的比例注射，速率 2.0 ～ 3.0ml/s，注射后延迟 50 ～ 60 秒扫描。

13. 胫腓骨

（1）体位：足先进，仰卧位，双手置于身体上方。

（2）扫描范围：上至膝关节，下至踝关节。

（3）平扫：采用螺旋扫描方式。

（4）重建算法及窗宽窗位：标准算法及骨算法；软组织窗窗宽 200 ～ 400Hu，窗位 30 ～ 50Hu；骨窗窗宽 1000 ～ 1600Hu，窗位 250 ～ 500Hu。

（5）层厚设置：扫描层厚 5 ～ 7mm，重建薄层≤ 1.5mm。

（6）常规增强：使用浓度 300 ～ 370mg/ml 的对比剂，依据患者体重以 1.0 ～ 2.0ml/kg 的比例注射，速率 2.0 ～ 3.0ml/s，注射后延迟 50 ～ 60 秒扫描。

14. 踝

（1）体位：足先进，仰卧位，双手置于身体上方。

（2）扫描范围：包括踝关节。

（3）平扫：采用螺旋扫描方式。

（4）重建算法及窗宽窗位：标准算法及骨算法；软组织窗窗宽 200 ～ 400Hu，窗位 40 ～ 50Hu；骨窗窗宽 1200 ～ 2000Hu，窗位 350 ～ 550Hu。

（5）层厚设置：扫描层厚 2 ～ 3mm，重建薄层≤ 1mm。

（6）常规增强：使用浓度 300 ～ 370mg/ml 的对比剂，依据患者体重以 1.0 ～ 2.0ml/kg 的比例注射，速率 2.0 ～ 3.0ml/s，注射后延迟 60 ～ 70 秒扫描。

15. 足部

（1）体位：足先进，仰卧位，双手置于身体上方。

（2）扫描范围：包括双足。

（3）平扫：采用螺旋扫描方式。

（4）重建算法及窗宽窗位：标准算法及骨算法；软组织窗窗宽 200 ～ 400Hu，窗位 40 ～ 50Hu；骨窗窗宽 1200 ～ 2000Hu，窗位 350 ～ 550Hu。

（5）层厚设置：扫描层厚 2 ～ 3mm，重建薄层≤ 1mm。

（6）常规增强：使用浓度 300 ～ 370mg/ml 的对比剂，依据患者体重以 1.0 ～ 2.0ml/kg 的比例注射，速率 2.0 ～ 3.0ml/s，注射后延迟 60 ～ 70 秒扫描。

16. 下肢血管扫描

（1）检查前准备：要求患者摘除检查部位前后含有金属的物品（皮带、饰品等），若裤子上有金属拉链，则更换裤子。

（2）体位：足先进，仰卧位，双臂上举，双下肢伸直，双膝并拢，双足稍内旋，使胫腓骨分开，可使用绷带固定双下肢。对不能配合的患者，可给予镇静。

（3）扫描范围：从髂动脉分叉上方到足背。

（4）重建算法及窗宽窗位：标准算法及骨算法；软组织窗窗宽 200 ～ 400Hu，窗位 40 ～

50Hu；骨窗窗宽 1000 ～ 1500Hu，窗位 300 ～ 400Hu。

（5）层厚设置：扫描层厚≤ 5mm，重建层厚 0.50 ～ 1.25mm。

（6）常规增强：使用 300 ～ 370mg/ml 的对比剂，依据患者体重以 1.0 ～ 2.0ml/kg 的比例注射对比剂，速率 3.0 ～ 4.0ml/s，对比剂总量 80 ～ 100ml，生理盐水 80 ～ 100ml。或先以 3.0 ～ 4.0ml/s 的流速注射对比剂 50 ～ 60ml，再以 2.0 ～ 3.0ml/s 的流速注射对比剂 30 ～ 40ml，再注射生理盐水。可延长注射对比剂时间，使对比剂到达下肢血管时能保持高浓度和较长时间。

1）下肢动脉血管：一般使用智能追踪法。选取双肾水平以下作为监测层，ROI 置于腹主动脉上，CT 值阈值为 100 ～ 150Hu，CT 值达到阈值后，延迟时间 7 ～ 14 秒扫描。

2）下肢静脉血管

①直接法：选取双侧足背静脉，以 2.5 ～ 3.5ml/s 流速注射 150 ～ 200.0ml 混合液（生理盐水与对比剂按体积比 1 ∶ 4 配制，混合均匀），延迟时间为 35 ～ 45 秒启动扫描。

②间接法：选取单侧上肢前臂静脉，以 3.0 ～ 4.0ml/s 流速注射对比剂 120 ～ 150ml，生理盐水 80 ～ 100ml，延迟 150 ～ 180 秒启动扫描。

（7）注意事项：①下肢 CTA 扫描曝光时间不宜过短，控制触发后延迟时间 + 扫描时间＞ 35 ～ 45 秒。②下肢 CTV 扫描使用直接法扫描时，可用橡胶带绑扎双侧踝部阻断浅静脉直接回流，需在盆腔段行增强扫描。

六、脊柱扫描

1. 颈椎

（1）检查前准备：要求患者摘除所有含金属的体外物品（活动性义齿、助听器、发夹、耳环、项链等）。

（2）体位：仰卧位，头部略垫高，使椎体尽可能与床面平行，双手置于身体两侧，双肩尽量向下。

（3）扫描范围：枕骨大孔至第 1 胸椎。

（4）平扫：采用螺旋扫描方式。

（5）重建算法及窗宽窗位：软组织算法及骨算法；软组织窗窗宽 200 ～ 400Hu，窗位 30 ～ 50Hu；骨窗窗宽 1200 ～ 2000Hu，窗位 350 ～ 550Hu。

（6）层厚设置：扫描层厚 3 ～ 5mm，重建薄层≤ 1mm。

（7）常规增强：常规不做增强，如需增强至少应扫描动脉期和静脉期。

（8）常规三维图像重组：使用 MPR 重建冠矢状位，层厚及层间距≤ 3mm。椎间盘重建平行于椎间隙，层厚及层间距需≤ 3mm。利用 VR 图像重建颈椎骨三维结构。

（9）注意事项：①对于躁动等检查中不能配合的患者，必要时在临床医师指导下给予适量镇静剂，注意严密观察。②对于骨折患者，特别注意过床、进床、出床操作时患者的安全问题，避免对患者造成二次伤害。③对于有金属内、外固定患者，可以适当增加扫描条件或采用仪器支持的去伪影算法来降低金属伪影，以保证图像质量。

2. 胸椎

（1）体位：仰卧位，使胸椎椎体尽可能于检查床中间，双手置于头顶。

（2）扫描范围：第 7 颈椎～第 1 腰椎。

（3）平扫：采用螺旋扫描方式。

（4）重建算法及窗宽窗位：软组织算法及骨算法；软组织窗窗宽 200 ～ 400Hu，窗位 30 ～ 50Hu；骨窗窗宽 1200 ～ 2000Hu，窗位 300 ～ 600Hu。

（5）层厚设置：扫描层厚 3 ～ 5mm，重建薄层≤ 3mm。

（6）常规增强：常规不进行增强扫描，如需增强至少应扫描动脉期和静脉期。

3. 腰椎

（1）体位：仰卧位，使腰椎椎体尽可能于检查床中间，双手置于头顶。

（2）扫描范围：胸 12 ～骶 1 椎体。

（3）平扫：采用螺旋扫描方式。

（4）重建算法及窗宽窗位：软组织算法及骨算法，软组织窗窗宽 200 ～ 400Hu，窗位 30 ～ 50Hu；骨窗窗宽 1200 ～ 2000Hu，窗位 300 ～ 600Hu。

（5）层厚设置：扫描层厚 3 ～ 5mm，重建薄层≤ 1mm，每个椎间盘扫描图像不少于 3 张。

（6）常规增强：常规不进行增强扫描，如需增强至少应扫描动脉期和静脉期。

4. 骶尾椎

（1）体位：仰卧位，使腰骶椎椎体尽可能于检查床中间，双手置于头顶或胸前。

（2）扫描范围：第 5 腰椎至尾椎。

（3）平扫：采用螺旋扫描方式。

（4）重建算法及窗宽窗位：软组织算法及骨算法；软组织窗窗宽 200 ～ 400Hu，窗位 30 ～ 50Hu；骨窗窗宽 1200 ～ 2000Hu，窗位 300 ～ 600Hu。

（5）层厚设置：扫描层厚 3 ～ 5mm，重建薄层≤ 1mm，每个椎间盘扫描图像不少于 3 张。

（6）常规增强：常规不进行增强扫描，如需增强至少应扫描动脉期和静脉期。

（7）常规三维图像重组：斜冠状位重建，层厚及层间距需≤ 3mm，重建方向平行于骶尾椎长轴；斜横断位重建，层厚及层间距需≤ 3mm，重建方向垂直于骶尾椎长轴。

（8）注意事项：为评估尿酸盐沉积可采用双能量（双源）CT 扫描评价尿酸盐累及情况。

5. 全脊柱

（1）体位：仰卧位，使身体尽可能置于检查床中间，双手置于身体两侧扫完颈椎后，双手置于头顶，扫描胸椎和腰椎。

（2）扫描范围：枕骨大孔至尾椎。

（3）平扫：采用螺旋扫描方式。

（4）常规增强：常规不进行增强扫描，如需增强至少应扫描动脉期和静脉期。

七、特殊扫描

胸痛三联征扫描（肺动脉、冠状动脉、胸主动脉）

（1）检查前准备：询问患者或家属病史情况，确保患者无检查禁忌证。安装心电图电极并连接心电装置。训练患者呼吸及屏气，观察并记录患者屏气时的心率情况。控制心率：对于 64 排 CT，要求将心率控制在 70 次 / 分以下；对于后 64 排 CT，根据设备性能要求心率低于 90 次 / 分。对心律失常如频发期前收缩和房颤者，视心室率快慢以及临床医师和患者的意愿而决定是否进行扫描。

（2）体位：仰卧位，双臂上举抱头，身体置于床面正中，侧面定位线对准人体正中冠状面。

（3）扫描范围：胸廓入口至心脏膈面下 1cm（包括整个胸主动脉及心脏）。

（4）重建算法及窗宽窗位：软组织窗算法；窗宽 250 ～ 800Hu，窗位 100 ～ 400Hu。

（5）层厚设置：扫描层厚 ≤ 5mm，重建薄层 ≤ 1mm。

（6）常规增强：小剂量注射碘对比剂 10 ～ 20ml，注射速率 4.5 ～ 6.0ml/s，获取肺动脉、冠状动脉、主动脉到达峰值时间，分别行肺动脉、冠状动脉、主动脉的扫描。推荐使用 80 ～ 100ml 对比剂，对比剂注射可选用双期相注射或三期相注射。

1）双期相注射：Ⅰ期注射对比剂，Ⅱ期注射 80 ～ 100ml 生理盐水。

2）三期相注射：Ⅰ期注射对比剂，Ⅱ期相注射对比剂 + 生理盐水共 30ml，比例为 30%：70%。多数高压注射器不能注射混合液，选用流率的方法为注射对比剂（2.0 ～ 3.0ml/s）10ml 左右；Ⅲ期注射 30 ～ 80 ml 生理盐水。

对比剂注射后 8 ～ 10 秒开始监测，触发层面为升主动脉，触发阈值为 100 ～ 150Hu，达到此阈值后机器自动触发，并延迟（患者吸气和屏气口令后）3 ～ 6 秒后开始扫描。

（7）注意事项：胸痛三联征患者多为突然发病，病情危急，若不能正确诊断治疗，易延误最佳治疗时机而威胁生命。故在保证诊断条件的情况下，应放宽要求尽快完成检查。

第三节　MRI 扫描操作规范

一、MRI 检查禁忌证及安全准备

1. 禁忌证

（1）心脏置入式电子设备：心脏起搏器、可置入式心律转复除颤器（ICD）、置入式心血管监测仪（ICM）、置入式循环记录仪（ILR）等目前临床上应用的绝大多数心脏植入式电子设备都不能与 MRI 兼容，除外起搏器为新型 MRI 兼容性产品的情况。2011 年美国上市了通过食品药品监督管理局认证的 MR 兼容型心脏起搏器（脉冲发生器）和导联及 MR 兼容型 ILR；2015 年 MR 兼容型 ICD 上市。不遵循产品说明随意使用设备可能会造成严重不良后果。潜在风险包括：①装有心脏起搏器和 ICD 的患者进行 MRI 检查时，设备内置程序可能发生意想不到的变化，如起搏器输出被抑制、不能起搏、瞬时异步起搏、快速心脏起搏、感应性心颤等；②起搏器或 ICD 系统附近组织（特别是靠近导联端处的心脏组织）

被灼伤；③电池过早耗尽；④装置完全失灵等。

（2）人工耳蜗：人工耳蜗是一种电子装置，由体外言语处理器将声音转换为一定编码形式的电信号，通过植入体内的电极系统直接兴奋听神经来恢复、提高及重建聋人的听觉功能。MRI 扫描可能会使人工耳蜗磁极发生翻转，需要通过有创手术方法进行复位，建议充分评估 MRI 检查的风险 - 获益比后再行扫描。

（3）妊娠 3 个月内：目前尚缺乏充足证据阐明 MRI 检查对于孕早期（12 周以前，胎儿各系统器官的重要形成时期）妇女的影响。基于伦理学的要求，国家并未批准进行孕早期 MRI 检查。谨慎的观点是孕早期妇女应酌情避免进行 MRI 检查。

（4）眼内植入物：磁性眼内植入物，有可能在强磁场中发生移位，这类患者不宜进行 MRI 检查。

（5）磁性金属药物灌注泵、神经刺激器、心室辅助装置等：由于含有大量磁性金属，不宜进行 MRI 检查。

2. 置入物　有下列情况者，需在做好风险评估、成像效果预估的前提下，权衡利弊后慎重考虑是否行 MRI 检查。

（1）人工心脏瓣膜、冠状动脉与外周血管支架：人工心脏金属瓣膜和瓣膜成形环、血管金属支架、血管夹、螺旋圈、滤器、封堵物等弱磁性置入物，一般建议在相关术后 6 ～ 8 周（新生内膜对支架的固定）进行 MRI 检查是安全的。

（2）骨科置入物：骨关节固定钢钉钢板、骨螺丝、人工关节、金属弹片等，大多呈非铁磁性或少量弱磁性，由于在术中已被牢固地固定在骨骼、韧带或肌腱上，通常不会移动。但置入物可能会引入图像伪影，影响周围组织的观察，也有发生热灼伤的风险。应视金属置入物距扫描区域（磁场中心）的距离，在确保人身安全的前提下慎重选择，建议采用 1.5T（含）以下场强设备。

（3）颅内动脉瘤夹：动脉瘤夹常用于颅内动脉瘤和动静脉畸形的治疗，由不同磁敏感性的多种物质构成，形状各异。动脉瘤夹中铁磁物质含量达到多少会导致 MRI 检查时发生危险，目前尚无定论。强铁磁性材料的动脉瘤夹禁止用于 MRI 检查；非铁磁性或弱铁磁性材料的动脉瘤夹可用于 1.5T（含）以下的 MRI 检查。

（4）输液泵和留置导管：输液泵通常置入胸部皮下，由穿刺座和静脉导管系统组成，材料主要有合金、硅橡胶和塑料等，呈非铁磁性和弱磁性，因此进行 MRI 检查是安全的。

（5）牙科置入物：许多牙科置入物（如种植牙、固定的义齿和烤瓷牙等）含有金属和合金，有些甚至呈现铁磁性。由于种植牙已牢固地固定在牙槽骨上或黏合在相应的连接物上，具有很高的强度，通常在 3.0T（含）以下场强的 MRI 设备中不会发生移动和变形，但在牙科置入物所在的部位可能会出现一些伪影。

（6）宫内节育器及乳腺置入物：金属宫内节育器一般由铜制成。目前尚未发现宫内节育器在 3.0 T（含）以下 MRI 检查中引起明显不良反应，但可能产生伪影，影响图像质量。乳腺整形手术和隆胸所用的置入物大多为非铁磁性物质，这些患者行 MRI 检查是安全的，但少数整形用的配件可能带有金属，应予以注意。

（7）外科和介入所用器材：目前已有专门用于 MRI 引导下介入手术的各类非铁磁性穿刺针、活检针、导管、导丝及相应的监护设备。铁磁性的穿刺针在强磁场下可发生移位和误刺，带有铁磁性的设备可能发生抛射，具有很大的危险性。另外，在 MRI 引导下置入放射性粒子也需相应的非铁磁性器材，放射粒子的壳为钛合金材料，置入后行 MRI 检查是安全的。

3. 高风险受险者

（1）短时去除生命监护设备（磁性金属类、电子类）的危重患者。

（2）癫痫发作、神经刺激征、幽闭恐惧症患者。

（3）高热患者：射频脉冲对人体的生物效应主要表现为致热效应，当热量累积到一定强度就可能对人体组织造成灼伤。

（4）妊娠 3 个月及以上。

（5）体内有金属或电子装置置入物者，建议参照产品说明书上的 MRI 安全指引。

4. MRI 对比剂使用注意事项

（1）评估对比剂使用禁忌证及风险，受检者签署 MRI 增强对比剂使用风险及注意事项知情同意书，无行为能力或昏迷的受检者可由其监护人或了解病史、手术情况的主管医师代为填写。

（2）曾经发生过 MRI 对比剂不良反应的受检者，再次接受钆对比剂静脉注射时出现不良反应的风险很高，建议再次检查时换用其他种类的钆对比剂。哮喘、过敏体质的患者也是发生钆对比剂过敏的高危人群。

（3）尽量避免大量、重复使用钆对比剂，尤其对于肾功能不全患者，以减少发生迟发反应及肾源性系统纤维化的可能。对于要进行肝移植、近期完成肝移植术或有慢性肝病的患者，如存在任何程度的肾功能不全，发生肾源性系统性纤维化的风险也大大提高。

（4）孕妇一般不宜使用对比剂，除非已决定终止妊娠或权衡病情依据需要而定。

（5）增强检查结束后，受检者需留观 15 ～ 30 分钟，无不良反应方可离开。病情许可时受检者应多饮水以利对比剂排泄。

（6）钆对比剂使用可造成脑内、骨骼、皮肤中钆沉积，且与总剂量有关。相比于大环类对比剂，线性钆对比剂更易出现脑内沉积。虽然目前尚无证据表明钆沉积有任何的有害风险，欧洲药物管理局提出欧洲市场暂停线性钆对比剂静脉内常规应用的建议。对此问题，美国放射学院及美国食品药物管理局持开放态度，认为目前没有必要刻意停止使用线性钆对比剂。我国放射学界也高度关注钆沉积的问题，认为应合理、谨慎地使用钆对比剂，并重视追踪观察。

5. 受检者准备

（1）在 MRI 环境中，不推荐使用传统的金属探测器及基于同原理的安检门等。主要原因在于：①该类装置的敏感度不同且容易变化；②检测效果受操作人员使用手法的影响；③敏感度过低的装置不能检测出眼眶、脊柱或心脏中最大径为 2 ～ 3 mm 的具有潜在危险的铁磁性金属碎片，而敏感度过高的装置会引起频繁的误警，干扰正常工作；④不能判别金属物体、置入物或体外异物是否为铁磁性。

（2）受检者检查前更衣，确认无铁磁性金属物品（如推车、病床、轮椅、手机、手表、钥匙、首饰、硬币、磁卡、"暖宝宝"等）被带入扫描室。含金属颗粒的化妆品和大面积纹身受检者尤需注意。

（3）婴幼儿、躁动等不合作患者检查前给予药物镇静及密切观察，于检查前半小时采用以下 3 种方式：①口服 10% 水合氯醛（0.5ml/kg 或 50mg/kg）；②肌内注射或静脉注射鲁米那（苯巴比妥钠注射液）10mg/kg、力月西（咪达唑仑注射液）等；③灌肠。如婴幼儿可自行睡着或配合检查，可不用药物镇静。

（4）对于行动不便的受检者，建议提供 MR 安全助步器、MR 安全轮椅或通过 MR 安全担架搬运。输液架、血压计及监护仪等都应为"MR 安全"或"有条件的安全"的装置。

（5）昏迷且无监护人的受检者如条件允许，建议等待患者清醒后，先确认金属异物情况，再行 MRI 检查；不清醒者建议工作人员为其查体，有瘢痕或畸形的部位能从解剖学上提示此处曾做过手术，可拍摄 X 线片进一步确认置入物情况。

（6）非早孕期妇女如确有 MRI 检查需要，可在 1.5T（含）以下的 MRI 设备上进行检查。

（7）带有胰岛素泵的患者在进入 MRI 检查室时应移除胰岛素泵，因为强磁场可能会破坏胰岛素泵功能。

（8）对于有相对禁忌证及危重患者，需密切观察并做好 MRI 检查意外救治准备工作。

（9）小儿影像检查的镇静药物选择和镇静程序。

1）原则：消除紧张和避免过度体动。

2）目标：保证患儿安全、控制焦虑行为和运动，获得诊断满意的影像。

3）评估：医师在镇静前必须评估患儿健康状况，特别是呼吸道状况和身体状态评估分级，内容应包括年龄、体质量、健康史（包括药物史、疾病史等），心肺功能、生命体征、体格检查等。

4）对象：不能配合相关放射检查需要行镇静处理的患儿。签署知情同意书，常规禁食。

5）处方用药：首选口服 10% 水合氯醛 0.5ml/kg，一般 10 ~ 30 分钟后会入睡，如果 40 分钟依然不能入睡，可追加口服 10% 水合氯醛 0.2 ~ 0.3ml/kg（只可追加一次），同时注意呼吸抑制。

首选药物镇静失败的补救措施（注意：以下程序需麻醉专科医师开具处方和监护）：追加口服后 20 分钟依然不能入睡者，可右美托咪定 0.5 ~ 1μg/kg 滴鼻，婴儿酌减。一般滴鼻后 5 ~ 10 分钟可入睡，维持 1 ~ 1.5 小时。适用于高呼吸道风险小儿的镇静，但因仍存在呼吸道风险，所以麻醉专科医师和专科护士对呼吸的监测必不可少。

以上方法依然不能入睡，做好 6 小时以上禁食准备，请麻醉专科医师按深度镇静进行处理及监护。

6. 操作者准备

（1）在解剖或功能敏感区（如大脑、心肌层或心外膜）置入或残留有金属导线的患者行 MRI 检查时风险很高，尤其是使用快速序列，如平面回波序列（可能用于扩散加权成像、功能成像、灌注加权成像，MR 血管成像等）扫描时。在对高风险受检者成像时，应设置尽可能低的梯度磁场切换率和梯度场强等参数，并对扫描过程进行密切监控。

（2）在 MRI 扫描过程中，MRI 孔中的导电材料会产生感应电压和感应电流。电阻损耗会导致该材料发热。因此，在成像时如需将导电材料（电线、置入物等）与受检者一起放入 MRI 孔内，摆位时需特别留意，避免形成大直径的导电回路。

（3）在 MRI 扫描过程中，要确保受检者组织没有与 MRI 内孔壁直接接触。

（4）如果成像区域覆盖了大面积或深色的文身（包括文眼线），为了减少热量累积，建议在 MRI 扫描过程中敷上冰袋降温。同时告知受检者，MRI 扫描可能会使 48 小时之内的文身图案变得模糊。

二、头颈部

1. 头颅

（1）检查前准备：要求患者摘除所有含金属物品（活动性义齿、助听器、发夹、耳环、项链等），确保患者无检查禁忌证。

（2）体位：头先进，仰卧位，左右对称，双手置于身体两侧。

（3）摆位定位："十字"定位灯横线对准眉间，"十字"定位灯纵线对准颅脑正中矢状面。

（4）扫描定位：①横断位：矢状位定位像——平行于经前联合和后联合的连线或胼胝体膝部下缘和压部下缘连线或颅底；冠状位定位像——平行于双侧颞叶底部连线。②矢状位：横断位定位像——平行于大脑中线结构；冠状位定位像——平行于大脑纵裂。③冠状位：横断位定位像——垂直于大脑中线结构；矢状位定位像——垂直于经前联合和后联合的连线或胼胝体膝部下缘和压部下缘连线。

（5）扫描范围：横断位上从枕骨大孔至顶骨，冠状位上从双侧颞骨之间的脑实质，矢状位上从额骨至枕骨。

（6）平扫序列：横断位 T_2WI、T_1WI（T_1 FLAIR 或 T_1WI SE 序列）、T_2 FLAIR；矢状位 T_1WI 或 T_2WI；MRI 功能成像。

（7）增强序列：横断、冠状、矢状位 T_1WI SE 序列。

（8）参数要求：层厚 4 ~ 5mm，层间距 0.5 ~ 1mm。

（9）注意事项：①对于躁动等检查中不能合作患者，可以通过快速扫描序列等办法缩短扫描时间。必要时在临床医师指导下给予适量镇静剂，注意严密观察。②颅脑扫描必须佩戴耳塞，同时使用海绵垫等对双侧颞部和耳部固定以防止患者运动以及降低扫描噪声。③对于血管性病变，多使用 3D-TOF MRA 序列，静脉及静脉窦造影则多使用 2D-TOF MRA 序列，必要时可行对比增强 CE-MRA 检查。④对于脑小血管疾病、弥漫性轴索损伤等怀疑出血的患者，应加扫磁敏感加权序列。⑤对于癫痫患者，应加扫斜冠状位薄层 FLAIR，重点观察海马，扫描基线垂直于海马前后长轴线，层厚 ≤ 3mm，层间距 ≤ 0.5mm，必要时增加 MRS。⑥对于急性期脑梗死的患者，MRI 扫描时间建议控制在 15 分钟内，重点是显示梗死核心区、责任血管和缺血半暗带；基本顺序是 DWI、FLAIR、3D-TOF MRA，ASL 或 DSC 成像（具体参考《中国急性缺血性脑卒中诊治指南 2018》）。

2. 垂体 / 鞍区

（1）体位：头先进，仰卧位。

（2）摆位定位："十字"定位灯横线对准眉间或鼻根，"十字"定位灯纵线对准颅脑正中矢状面。

（3）扫描定位及范围：①横断位。矢状位定位像——平行于经前联合和后联合的连线或胼胝体膝部下缘和压部下缘连线或颅底；冠状位定位像——平行于双侧颞叶底部连线。扫描范围——枕骨大孔至顶骨。②矢状位。横断位定位像——平行于大脑中线；冠状位定位像——平行于大脑矢状裂。扫描范围——从一侧海绵窦到另一侧海绵窦。③冠状位：横断位定位像——垂直于大脑中线结构；矢状位定位像——垂直于鞍底或平行于垂体柄。扫描范围——蝶鞍前缘到蝶鞍后缘。

（4）平扫序列：矢状位 T_1WI、T_2WI 序列；冠状位 T_1WI、T_2WI。

（5）增强序列：①非垂体微腺瘤的鞍区病变。可行常规增强扫描，选用冠状位、矢状位 fs-T_1WI 序列，辅以轴位扫描。②垂体微腺瘤。行冠状位动态增强扫描（Cor Dyn T_1+C），不加脂肪抑制，时间分辨力 10 ～ 30 秒 / 期或更短（根据设备性能条件设置，应保证图像分辨力满足诊断需要），期相＞ 6 期，总扫描时间＞ 2 分钟。动态增强扫描后行矢状位及冠状位常规增强扫描，加或不加脂肪抑制均可。

（6）参数要求：层厚 2.0 ～ 3.0 mm，层间距≤ 1mm，FOV（180 ～ 200）mm ×（180 ～ 200）mm，矩阵≥ 256×224。

3. 面 / 听 / 三叉神经

（1）体位：头先进，仰卧位。

（2）摆位定位："十字"定位灯横线对准双眉中心连线，"十字"定位灯纵线对准颅脑正中矢状位。

（3）扫描定位：①横断位。矢状位定位像——平行于经前联合和后联合的连线或胼胝体膝部下缘和压部下缘连线或颅底；冠状位定位像——平行于左右面听神经内听道段的连线。②冠状位。矢状位定位像——平行于脑干；横断位定位像——平行于左右面听神经内听道段的连线。

（4）扫描范围：横断位上从枕骨大孔到小脑天幕，矢状位上包括蝶窦和左、右乳突结构；包括整个病变范围。

（5）平扫序列：以横断面为主，扫描 T_2WI、T_1WI、3D-FIESTA、3D TOF MRA；冠状位扫脂肪抑制 T_2WI。

（6）增强序列：横断、冠状脂肪抑制 T_1WI。

（7）参数要求：层厚≤ 3.00 mm，层间距≤ 0.5 mm，FOV（180 ～ 200）mm ×（180 ～ 200）mm。

4. 眼眶 / 眼球 / 视神经

（1）体位：头先进，仰卧位。

（2）摆位定位："十字"定位灯横线对准鼻根部，"十字"定位灯纵线对准颅脑正中矢状面。

（3）扫描定位：①横断位。矢状位定位像——平行于框内段视神经长轴；冠状位定位像——平行于两侧视神经的连线。②冠状位。横断位定位像——平行于大脑中线结构的垂直线；矢状位定位像——垂直于视神经眶内段。③斜矢状位。横断位定位像——平行于受检侧眶内段视神经长轴；冠状位定位像——平行于大脑矢状裂。

（4）扫描范围：矢状位上颅底到颅顶，横断位上呈眼睑前缘至蝶鞍后床突，冠状位上从眼眶内外侧壁。

（5）平扫序列：以横断面为主，扫描 T_2WI，脂肪抑制 T_2WI、T_1WI 序列。如 T_1WI 序列肿块内见高信号影，增加横断面脂肪抑制 T_1WI 序列；冠状位脂肪抑制 T_2WI 序列；可适当加扫斜矢状面序列脂肪抑制 T_2WI 序列。

（6）增强序列：横断、冠状、斜矢状面 T_1WI 序列。

（7）参数要求：层厚 $\leqslant 3.00$ mm，层间距 $\leqslant 0.5$ mm，FOV（180～200）mm ×（180～200）mm。

（8）注意事项：①扫描前训练患者尽量控制眼球运动，眼球控制与否直接影响图像质量。②眼部扫描以薄层、高分辨扫描为原则。③眼眶常规扫描通常加脂肪抑制技术，用以抑制眶内脂肪高信号，更好地显示眶内病变；但是观察眼肌病变时需要脂肪的衬托，此时不加脂肪抑制技术。

5. 鼻窦 / 鼻咽 / 口咽

（1）检查前准备：要求患者摘除所有含金属物品（活动性义齿、助听器、发夹、耳环、项链等）。确保患者无检查禁忌证。嘱咐患者检查过程头部不晃动，不做吞咽运动。

（2）体位：头先进，仰卧位，双手置于身体两侧。

（3）摆位定位：线圈中心及定位中心对准硬腭水平。

（4）扫描定位：①横断位。矢状位定位像——平行前颅凹底；冠状位定位像——平行双侧颞叶底部连线。②矢状位。冠状位定位像——平行大脑纵裂；横断位定位像——平行鼻中隔。③冠状位。矢状位定位像——垂直前颅凹底；横断位定位像——垂直鼻中隔。

（5）扫描范围：矢状位上从软腭至额窦顶端，横断位上从右侧上颌窦最右端至左侧上颌窦最左端，蝶窦最后端至鼻尖。

（6）平扫序列：横断位 T_1WI、T_2WI 及脂肪抑制 T_2WI、冠状位 T_2WI、矢状面 T_1WI。

（7）增强序列：横断冠状矢状位脂肪抑制 T_1WI。

（8）参数要求：层厚 $3.00 \sim 4.00$mm，层间距 $\leqslant 1$ mm。

6. 颞颌关节

（1）体位：头先进，仰卧位，双手置于身体两侧。

（2）摆位定位："十字"定位灯横线对准双外耳道连线，"十字"定位灯纵线对准颅脑正中矢状线。

（3）扫描定位：①横断位。矢状位定位像——平行颞颌关节关节窝；冠状位定位像——平行双侧颞颌关节面连线。②斜矢状位。横断位定位像——下颌髁突长轴垂直线；冠状位定位像——下颌髁突平行线。③斜冠状位。横断位定位像——下颌髁突长轴平行线；矢状位定位像——下颌髁突平行线。④张口位。将辅助器放于患者口中，再进行一遍斜矢状位及斜冠状位的扫描。

（4）扫描范围：冠状位上从双侧颞叶至下颌骨中部，颞骨外侧缘至颈内动脉外缘，矢状位上从下颌髁突后缘至颞颌关节窝前缘。

（5）平扫序列：横断位 T_2WI，斜矢状位 PD WI、T_2WI、T_1WI，斜冠状位 fs-T_1WI。

（6）增强序列：横断位、斜矢状位、斜冠状位 fs-T_1WI。

（7）参数要求：层厚 2～3 mm，层间距 0.5 mm，FOV10～12cm。

7. 头部动脉及静脉

（1）体位：头先进，仰卧位，双手置于身体两侧。

（2）摆位定位："十字"定位灯横线对准双眉中心，"十字"定位灯纵线对准颅脑正中矢状线。

（3）扫描定位：① 3D-TOF-MRA 及 3D-PC-MRA。可选择横断面成像，以 Willis 环为中心，扫描基线——与多数颅内动脉走行成角，从而产生流入增强效应。② 2D-TOF-MRV。可选择斜矢状面成像，扫描基线——在横断位上与颅脑正中矢状面呈 10°～20° 夹角。

（4）扫描范围：MRA 范围枕骨大孔至顶骨或包含靶血管区域。MRV 包含两侧乙状窦外缘。

（5）平扫序列：①动脉，3D-TOF-MRA，3D-PC-MRA；②静脉，2D-TOF-MRV。

（6）增强序列：3D 对比增强 MRA。

（7）注意事项：① 3D-TOF-MRA 成像中，设置三维块 3～4 个，重叠 20%～30% 衔接扫描；预饱和带设置在扫描区域上方（颅顶）；选用流动补偿、磁化传递、脂肪抑制和层面内插技术。② 3D-PC-MRA 成像中，流速编码值比目标血管最大流速高出 20%（一般为 5～70cm/s）；选用流动补偿、脂肪抑制技术、并行采集技术及层面内插技术。③ 2D-TOF-MRV 成像中，预饱和带设置在扫描区域下方（颌颈部）；选用流动补偿、磁化传递、脂肪抑制技术。

8. 颈部动脉及静脉

（1）体位：头先进，仰卧位，双手置于身体两侧。

（2）摆位定位："十字"定位灯横线对准两侧下颌角连线水平，定位灯纵线对准颈部正中矢状面。

（3）扫描定位：① 3D-PC-MRA。可选择冠状位成像。② 3D-TOF-MRA。可选择横断位成像，扫描基线——垂直颈部血管。③ 2D-TOF-MRV。可选择横断位成像，扫描基线——垂直颈部血管。④ 3D 对比增强 MRA。可选择冠状位成像，扫描基线——垂直颈部血管。

（4）扫描范围：基底动脉至主动脉弓。

（5）平扫序列：①动脉，3D-TOF-MRA，3D-PC-MRA；②静脉，2D-TOF-MRV，3D-PC-MRV。

（6）增强序列：3D 对比增强 MRA。

（7）注意事项：① 3D-TOF-MRA 成像中，设置三维块 3～4 个，重叠 20%～30% 衔接扫描；预饱和带设置在扫描区域上方（颅顶）；选用流动补偿、磁化传递、脂肪抑制和层面内插技术。② 3D-PC-MRA 成像中，流速编码值比目标血管最大流速高出 20%（一般为 5～70cm/s）；选用流动补偿、脂肪抑制技术，并行采集技术及层面内插技术。③ 2D-TOF-MRV 成像中，预饱和带设置在扫描区域下方（颌颈部）；选用流动补偿、磁化传递、脂肪抑制技术。

9. 喉部及甲状腺

（1）体位：头先进，仰卧位，双手置于身体两侧。

（2）摆位定位：定位中心及线圈中心对准喉结。

（3）扫描定位：①横断位。冠状位定位像——喉咽腔长轴垂直线；矢状位定位像——喉咽腔长轴垂直线。②矢状位。横断位定位像——喉咽腔长轴平行线；冠状位定位像——喉咽腔长轴平行线。③冠状位。横断位定位像——喉咽腔长轴平行线；矢状位定位像——喉咽腔长轴平行线。

（4）扫描范围：横断位上从第 3～6 颈椎（喉部），第 5 颈椎～第 1 胸椎（甲状腺），冠状位上从右侧颈内动脉至左侧颈内动脉，矢状位上从喉结至颈椎椎体。

（5）平扫序列：横断位 T_2WI、T_1WI、脂肪抑制 T_2WI，冠状位和矢状位 T_2WI 或 T_1WI。

（6）增强序列：横断冠状矢状位脂肪抑制 T_1WI。

（7）参数要求：层厚 3.0mm，层间距 $\leqslant$ 1mm。

10. 颈部软组织

（1）体位：头先进，仰卧位，双手置于身体两侧。

（2）摆位定位：定位中心及线圈中心对准喉结。

（3）扫描定位：①横断位。冠状位定位像——垂直喉咽腔长轴；矢状位定位像——垂直喉咽腔长轴。②矢状位。横断位定位像——平行于喉咽腔正中矢状线；冠状位定位像——平行于喉咽腔正中矢状线。③冠状位。横断位定位像——平行喉咽腔长轴；矢状位定位像——平行喉咽腔长轴。

（4）扫描范围：横断位上硬腭至第 1 胸椎，矢状位上包含喉部两侧软组织外缘，冠状位上覆盖喉结至乳突后。

（5）平扫序列：横断位 T_2WI、T_1WI、脂肪抑制 T_2WI，冠状位和矢状位 T_2WI 或 T_1WI。

（6）增强序列：横断冠状矢状位脂肪抑制 T_1WI。

（7）参数要求：层厚 3～5mm，层间距 $\leqslant$ 1mm。

三、胸部、心脏及大血管

1. 肺及纵隔

（1）检查前准备：要求患者摘除所有含金属物品（活动性义齿、助听器、发夹、耳环、项链等）。确保患者无检查禁忌证。对患者做呼吸训练，根据呼吸指令进行规律呼吸或屏气。女性患者应脱去内衣，更换宽大的检查服。

（2）体位：头先进，仰卧位，双手置于身体两侧，放置呼吸门控于下胸部。

（3）摆位定位：采集中心对准胸骨中点，线圈上缘与喉结平齐。

（4）扫描定位：①横断位。矢状位定位像——平行于人体水平面；冠状位定位像——平行于人体水平面。②矢状位。横断位定位像——平行于正中矢状线；冠状位定位像——平行于正中矢状线。③冠状位。横断位定位像——平行于人体冠状面；矢状位定位像——平行于人体冠状面。

（5）扫描范围：横断位上从胸廓入口至膈肌，矢状位上全胸廓前后缘，冠状位上胸廓左右缘。

（6）平扫序列：横断位 T_2WI（呼吸触发；抑脂、不抑脂）、T_1WI、DWI（屏气）；矢状位 T_2WI（呼吸触发；抑脂）。

（7）增强序列：冠矢横断位 T_1WI（屏气；抑脂）。

（8）参数要求：层厚 4 ~ 8mm，层间距 1 ~ 2mm。

（9）注意事项：①当检查胸骨、肋骨等特殊部位时，可根据需要以平行于胸骨或肋骨长轴方向作为扫描基线，加扫斜冠状位或斜矢状位。②怀疑感染性病变或肿瘤时，可采用 3D 动态增强扫描评价病变的强化情况。③DWI 的 b 值通常选择 600 或 800 s/mm^2，b 值过高容易引起图像变形。

2. 乳腺

（1）体位：俯卧位，患者双手平行前伸。

（2）摆位定位：摆位时需保证全部乳腺组织位于线圈内，皮肤与乳腺无褶皱，双侧乳腺对称，乳头与地面垂直，胸骨中线位于线圈中线上。定位灯对准支架孔（线圈及乳腺）中心。

（3）扫描定位：①横断位。矢状位定位像——垂直于胸壁；冠状位定位像——平行于两乳头连线。②矢状位。横断位定位像——垂直于胸壁，与乳腺基底连线平行；冠状位定位像——垂直于两乳头连线。③冠状位。横断位定位像——平行于胸壁或两乳头连线；矢状位定位像——平行于胸壁或两乳头连线。

（4）扫描范围：横断位全乳及双侧腋窝，矢状位双侧乳腺，冠状位全乳及双侧腋窝。

（5）平扫序列：横断位 T_2WI（抑脂、不抑脂）、T_1WI（不抑脂）、冠状位 T_2WI（抑脂）、DWI 序列（b 值 =1000）。

（6）增强序列：横断位高空间分辨力快速抑脂 T_1WI 动态序列，开始扫描不能晚于注药后 5 分钟，每期间隔不能大于 2 分钟，扫描时间 8 分钟以上，空间分辨力 ≤ 1.2mm；对比剂按 0.1mmol/kg 体重给药，至少 10ml 盐水冲管。冠状位增强扫描范围要求完全显示腋窝淋巴结。

（7）扫描参数设置：包含双乳的小 FOV 扫描，层厚 ≤ 3mm，平面内分辨力 ≤ 1mm，层间距 ≤ 0.5mm。

3. 心脏

（1）体位：头先进，仰卧位，双手置于身体两侧。胸前贴心电电极，连接心电门控，调整心电信号至 R 波清晰可见；正确放置呼吸门控；心前区覆盖心脏专用线圈或体部相控阵线圈。

（2）摆位定位：定位中心对准线圈中心及两侧锁骨中线第 5 肋间水平连线。

（3）成像方位：四腔心位、短轴位、左心室长轴位、左心室流出道、右心室流出道、右心室长轴位。

（4）扫描定位：用交互扫描的方式进行定位。二腔心位：四腔心平面通过心尖和二尖瓣中点连线，短轴位通过左室中份。四腔心位：二腔心平面通过心尖和二尖瓣中点连线，短轴位通过左、右心室中份，垂直于室间隔，穿过右心室外侧角。心脏短轴位：四腔心平面定位线垂直于室间隔，两腔心平面定位线平行于二尖瓣开口。左心室流入流出道：短轴位平面找到主动脉基底部及左心房平面，定位线穿过主动脉根部及左心房中份，四腔心平面定位线穿过心尖。右心室流出道：层面经过右心室及肺动脉段（左、右肺动脉分叉）。心肌灌注：三层短轴平面和一层四腔心平面定位——两组定位线，第一组三层平行于二三尖瓣开口，第二组同四腔心定位。

（5）平扫序列

1）黑血序列，可采用心电触发双反转 T_2WI 及三反转抑脂 T_2WI 黑血序列；

2）亮血序列：可采用 Balance-SSFP/FIESTA/True FISP 等序列；

3）增强序列：IR-EPI 多时相 T_1WI 成像、IR-GRE T_1WI 序列、心肌灌注成像、心肌延迟增强（LGE）；

4）其他扫描序列：T1mapping、T2mapping、DWI、Q-flow、Tagging 等。

（6）增强序列：首过心肌灌注，反转恢复（inversion recovery，IR）- 回波平面成像脉冲序列 T_1WI。心肌延迟强化（LGE），相位敏感反转恢复序列或 IR- 梯度回波脉冲序列 T_1WI。

（7）注意事项：①负荷心肌灌注成像。在需要判断有无心肌缺血时需加做负荷 - 静息态心肌灌注成像。② T_2^* 成像：在怀疑有血色素心肌病时需做，扫描序列为单次屏气的梯度回波序列。③磁共振血流测定。一般采用磁共振相位对比流速编码电影成像法，可对心肌病左心室流出道的流速进行估计，并根据流速计算出峰值压差。④对于心率过快或不齐患者，可通过药物控制心率或采用特殊序列完成扫描。

4. 胸腹部大血管增强 MRA

（1）体位：头先进，仰卧位。

（2）摆位定位：对准颈胸段及该段线圈中心。

（3）扫描范围：冠状位心脏前缘及降主动脉后缘。

（4）平扫序列：横断位脂肪抑制 T_2WI 序列（呼吸触发）、T_1WI；冠状位 T_2WI 序列（屏气）。

（5）增强序列：采用冠状位 3D-CE-MRA 序列行动态多期增强扫描，手动触发技术（团注实验法或透视触发）。

（6）注意事项：①对于胸腹部的大血管，可以施加脂肪抑制脉冲提高血管的对比度。②在怀疑锁骨下动脉盗血综合征或者需要动态显示血管充盈状况时选用时间分辨力高的增强 MRA。

四、腹部及盆腔

1. 肝脏、胆道系统及脾脏（常规增强）

（1）检查前准备：要求患者摘除所有金属物体（义齿、耳环、戒指、项链、女性内衣、皮带等），并要求穿着无金属纽扣或拉链的裤子。肝脏检查同时胆道系统检查者应空腹，禁食、禁水 6 小时以上。增强扫描患者应建立静脉通路。进行屏气训练，要求自由呼吸状态下，听指令吸气—呼气—屏气。

（2）体位：头或足先进，仰卧位，两臂上举过头。

（3）线圈：体线圈联合腹部线圈，使用呼吸门控，并借助呼吸压力垫、弹性呼吸带等工具。

（4）摆位定位：定于线圈中心及剑突下 2～3cm。

（5）扫描定位及范围：①冠状位。横断位定位像——平行人体冠状面，以肝脏为中心。扫描范围——覆盖肝、胆、脾。②横断位。冠状位定位像——选择肝脏显示的最大层面，平行水平面。扫描范围——膈肌至肝脏和脾脏下缘。③MRCP。斜冠状位——横断位上平行胆管；扫描范围——覆盖胆囊、胆管及胰管。

（6）平扫序列：冠状位 T_2W_BH；横断位 T_2WI、T_2W_SPAIR、DWI 及 mDIXON_BH（GE 上是 IDEAL_BH）；MRCP 用 T_2WI 2D-FSE 和 3D-FSE。

（7）常规钆对比剂增强序列：横断位 T_1WI 三期以上动态扫描、冠状位 mDIXON_BH。

（8）参数要求：层厚 5～8mm，层间距 1～2mm。

2. 肝脏、胆道系统［肝胆特异性对比剂（钆塞酸二钠）增强］

（1）检查前准备：要求患者摘除所有金属物体（义齿、耳环、戒指、项链、女性内衣、皮带等），并要求穿着无金属纽扣或拉链的裤子。肝脏检查同时胆道系统检查者应空腹，禁食、禁水 6 小时以上。增强扫描患者应建立静脉通路。进行屏气训练，要求自由呼吸状态下，听指令吸气—呼气—屏气。

（2）体位：头或足先进、仰卧位，两臂上举过头。

（3）线圈：体线圈联合腹部线圈，使用呼吸门控，并借助呼吸压力垫、弹性呼吸带等工具。

（4）摆位定位：定于线圈中心及剑突下 2～3cm。

（5）扫描定位及范围：①冠状位：横断位定位像——平行人体冠状面，以肝脏为中心。扫描范围——覆盖肝、胆、脾。②横断位：冠状位定位像——选择肝脏显示的最大层面，平行水平面。扫描范围——膈肌至肝脏和脾脏下缘。

（5）使用肝胆特异性对比剂钆塞酸二钠（如普美显等）增强 MRI 扫描序列：

1）常规推荐序列和方法依次为横断面正、反相位梯度回波序列 T_1WI；横断面脂肪抑制三维梯度回波序列 T_1WI。

2）注射肝胆特异性对比剂钆塞酸二钠 + 生理盐水 20～30 ml，注射流率 1ml/s。

3）横断面脂肪抑制三维梯度回波序列 T_1WI 动脉期（自动检测法）或者使用快速平行梯度回波序列多期动脉期扫描（全肝 4～15 秒 / 次，采集 2～4 次）、门静脉期（延迟 60～80 秒）、延迟期（延迟 2 分钟）、移行期（延迟 2～5 分钟）、肝胆特异性期（肝硬化患者延迟 20 分钟、非肝硬化患者可适当缩短延迟时间至 10 分钟），延迟时间内可扫描横断面呼吸触发快速自旋回波脂肪抑制 T_2WI 横断面。

4）横断面单次激发自旋回波平面回波成像扩散加权序列，低 b 值 0～50s/mm²，高 b 值 600～1000s/mm²。

5）冠状位肝胆特异性期脂肪抑制三维梯度回波序列 T_1WI。

6）其他扫描序列：MR 胰胆管成像、磁敏感加权成像。

（6）扫描参数设置：横断位层厚 ≤ 5mm，层间距 ≤ 1mm；冠状位层厚 ≤ 6mm，层间距 ≤ 1mm。

（7）注意事项

1）对比剂注射情况：肝胆特异性对比剂钆塞酸二钠，如普美显等。注射方案：右侧肘静脉，手推或高压注射器注射，速率为 1ml/s，用量为 0.025mmol/kg，相当于 0.1ml/kg 体重。对比剂注射后使用 30ml 生理盐水冲管。

2）扫描方案上，应尽量减少动脉期图像运动伪影：检查患者屏气能力，放松和训练患者，使用慢团注注射（1 ml/s）；如果可以，伴随着获取和屏气命令的开始，使用可获得多动脉期的序列（如 DISCO、TWIST-VIBE、4D-eTHRIVE 等）；增强前，查看肝功能相关指标以及 Child 评级；优化肝胆特异性期射频脉冲翻转角，增大翻转角可增加肝实质背景及病灶对比度（1.5T 20～30 度，3.0T 15～20 度）。

3. 胰腺

（1）体位：头或足先进，仰卧位，双臂上举，若有困难者则将其放置身体两侧。

（2）摆位定位：将呼吸门控放置在患者呼吸运动幅度最大处，并适当调整腹带松紧。将"十字"定位灯对准剑突。

（3）线圈：体线圈联合腹部线圈，使用呼吸门控，并借助呼吸压力垫、弹性呼吸带等工具。

（4）扫描定位及范围：①横断位：冠状位定位像——平行于水平面，扫描范围包括整个胰腺以及胰周组织。②冠状位：横断位定位像——平行于人体冠状位，以胰腺为中心，扫描范围包括整个胰腺及胰周组织。

（5）平扫序列：横断位呼吸触发快速自旋回波 T_2WI 抑脂、快速梯度回波 T_1WI（需屏气，必要时加扫同反相位序列）、呼吸触发 DWI；冠状位快速自旋回波 T_2WI（需屏气，屏气不配合者可改为呼吸触发）。

（6）增强序列：横断位 T_1WI 抑脂序列（3D 序列进行三期或多期扫描，需屏气）；冠状位 T_1WI 抑脂序列（3D 序列，需屏气）。

（7）参数要求：扫描层厚≤ 5mm，层间距≤ 1mm。

4. 小肠 MRI 造影

（1）检查前准备：检查前一周内未服用过钡剂等阳性对比剂。要求患者在检查前 6～8 小时禁食。扫描前 1 小时，分次口服 2.5% 等渗甘露醇溶液，共 1600～2000ml，扫描前 10～15 分钟肌内注射低张药物，如 654-2。确保患者无检查禁忌证。要求患者摘除所有金属物体（义齿、耳环、戒指、项链、女性内衣、皮带等），并要求穿着无金属纽扣或拉链的裤子。增强扫描应提前给患者建立静脉通路。

（2）体位：头或足先进，俯卧位，双臂上举或置于胸前。

（3）摆位定位：将"十字"定位灯对准剑突与肚脐连线的中点。

（4）扫描定位及范围：①横断位。冠状位定位像——平行于水平面，包括全部小肠。②冠状位。横断位定位像——平行于人体冠状位，包括全部小肠。

（5）平扫序列：①横断位。平衡式稳态自由进动序列（FIESTA），T_1WI 抑脂，DWI；②冠状位。T_2WI 抑脂，平衡式稳态自由进动序列（FIESTA），T_1WI 抑脂。

（6）增强序列：横断位 T_1WI 抑脂，冠状位 T_1WI 抑脂。

（7）参数要求：层厚 5～8mm，层间距 1～2mm。

5. 肾上腺

（1）体位：足先进，仰卧位，双上臂举过头或置于身体两侧。

（2）摆位定位："十字"定位灯横线对准剑突，"十字"定位灯纵线对准检查者身体中线。

（3）扫描定位及范围：①冠状位。在横断位上以平行于人体冠状面，以肾上腺为中心为扫描基线，扫描范围包全双侧肾上腺。②横断位。在冠状位上以平行于水平面、肾上腺高度为扫描基线，扫描范围包括肾上腺。

（4）平扫序列：横断位——T_1WI、T_2WI（脂肪抑制）、DWI 序列，冠状位——T_2WI 序列。

（5）增强序列：采用轴面快速梯度回波三维 T_1WI 屏气采集序列行三期或多期扫描，并补充冠状位 T_1WI 扫描。

（6）参数要求：扫描层厚≤ 5mm，层间距≤ 1mm。

6. 肾脏

（1）体位：足先进，仰卧位，双上臂举过头或置于身体两侧。将呼吸补偿压感器置于呼吸幅度最大的部位。

（2）摆位定位："十字"定位灯横线对准剑突，"十字"定位灯纵线对准检查者身体中线。

（3）扫描定位及范围：①横断位：在冠状位上以平行于水平面、肾脏高度为扫描基线，扫描范围包全两侧肾脏。②冠状位：在横断位上以平行于人体冠状面、以肾脏为中心为扫描基线，扫描范围包括两侧肾脏。

（4）平扫序列：横断位 T_1WI、T_2WI（脂肪抑制）、DWI 序列，冠状位 T_2WI 序列。

（5）增强序列：采用轴面快速梯度回波三维 T_1WI 屏气采集序列行三期或多期扫描，并补充冠状位 T_1WI 扫描。

（6）参数要求：层厚 4 ～ 5mm，层间距 ≤ 1mm。

7. 尿路成像

（1）体位：足先进，仰卧位，双上臂举过头或置于身体两侧。将呼吸补偿压感器置于呼吸幅度最大的部位。

（2）摆位定位："十字"定位灯横线对准剑突，"十字"定位灯纵线对准检查者身体中线。

（3）扫描定位及范围：冠状位。平行于双侧肾盂与膀胱三角所构成的平面，在横断位上包全双肾。

（4）平扫序列：单次激发二维 MRU 序列。闭气采集，冠状位显示双侧尿路，多角度斜冠状位及矢状位显示单侧尿路。

（5）参数要求：层厚 4 ～ 5mm，层间距 ≤ 1mm。

8. 盆腔及附件（子宫、前列腺）

（1）体位：足先进，仰卧位，双上臂交叉放于胸前。

（2）摆位定位：将腹部相控阵表面线圈置于盆腔的位置，线圈中心部位与盆腔中央相吻合，"十字"定位灯对准线圈中心。

（3）扫描定位：①矢状位。扫描基线垂直于人体横断面和冠状面。②横断位。扫描基线垂直于人体矢状面和冠状面。③冠状位。扫描基线垂直于人体矢状面和横断面

（4）扫描范围：包含盆腔。

（5）平扫序列：横断位 T_2WI（脂肪抑制）、T_2WI、T_1WI、DWI；矢状位 T_2WI（脂肪抑制）；冠状位 T_2WI（脂肪抑制）。

（6）增强序列：常规扫描三个方位 T_1WI 抑脂，前列腺增强需扫描横断位 DCE 序列，扫描期相推荐 30 期以上、小 FOV 扫描，时间分辨力 ≤ 15 秒，以及常规横断位、矢状位、冠状位 T_1WI 脂肪抑制序列（至少一个序列为大 FOV）。

（7）参数要求：①盆腔，层厚 ≤ 5mm，层间距 ≤ 1mm；②前列腺，层厚 ≤ 3mm，层间距 ≤ 0.5mm。

9. 直肠

（1）体位：足先进，仰卧位，双上臂交叉放于胸前。

（2）患者准备：建议扫描前肌内注射山莨菪碱抑制肠蠕动。

（3）摆位定位：将腹部相控阵表面线圈置于盆腔的位置，线圈中心部位与盆腔中央相吻合，"十字"定位灯对准线圈中心。

（4）扫描定位：扫描方向应平行或垂直于病变区肠管长轴。

（5）扫描范围：包括整段直肠及部分乙状结肠。

（6）平扫序列：横断位。T_1WI、mDIXON、T_2WI-SPAIR、DWI、高分辨小视野矢状位，斜横断位，斜冠状位 T_2WI。

（7）增强序列：动态灌注 DCE 序列，时间分辨力 ≤ 10 秒 / 期，时相 ≥ 50 期；横断位、矢状位、冠状位 T_1WI（脂肪抑制序列）。

（8）扫描参数设置：层厚 ≤ 3mm，矩阵 ≥ 256×256。

（9）其分扫描序列：DWI（可选多 b 值）。

五、脊柱

1. 颈椎

（1）体位：头先进，仰卧位，头部略垫高，使椎体尽可能与床面平行，双手置于身体两侧。

（2）摆位定位："十字"定位灯横线对准线圈中心或下颌下缘。

（3）扫描定位及范围：①矢状位。扫描层数为奇数层，并通过正中矢状面，扫描野以椎体两侧缘为界并包括双侧椎间孔。②横断位。扫描椎间盘时，定位线平行于椎间隙，范围需包括上下椎体边缘。

（4）平扫序列：矢状位 T_1WI、T_2WI、STIR；横断位 T_2WI；冠状位 T_1WI 或 T_2WI。

（5）增强序列：冠、矢、横断位抑脂 T_1WI。

（6）参数要求：层厚 3 ~ 5mm，层间距 = 层厚 ×（10% ~ 20%）。

（7）注意事项：①对于躁动等检查中不能合作患者，必要时在临床指导下给予适量镇静剂，注意严密观察。②对于骨折患者，注意过床、进床、出床操作时患者的安全问题，避免对患者造成二次伤害。③若为寰枢关节脱位、骨折的患者，可加扫冠状位 T_1 或 T_2 像，冠状像平行于齿状突。④若因椎体损伤引起的脊髓损伤患者，横断位扫描患者需包全椎体以及上下各一个椎体，尽量包全脊髓损伤部分。⑤在颈椎前方放置饱和带，矢状位定位像上平行于颈椎椎体长轴，还可以在足侧施加一个饱和带，饱和流入成像层面的血管信号，均可有效减少颈部血管搏动伪影。⑥平山病患者在做完常规体位的颈椎扫描后需加扫过屈位的颈椎扫描，矢状位需包全椎体两侧，以及两侧椎间孔；横断位重点观察过屈时脊髓受压部位，可采用薄层、平行扫描。⑦颈椎侧弯患者需加扫冠状位 T_1WI 或 T_2WI 像，增加矢状位层数，确保包全双侧椎间孔。

2. 胸椎

（1）体位：头先进、仰卧位，双手置于身体两侧。

（2）摆位定位："十字"定位灯横线对两乳头连线中点。

（3）扫描定位及范围：①矢状位。扫描层数为奇数层，并通过正中矢状面，扫描野以椎体两侧缘为界并包括双侧椎间孔。②横断位。扫描椎间盘时，定位线平行于椎间隙，范围需包括上、下椎体边缘，扫描层数为奇数。

（4）平扫序列：矢状位 T_1WI、T_2WI、STIR；横断位 T_2WI；冠状位 T_1WI 或 T_2WI。

（5）增强序列：冠、矢、横断位抑脂 T_1WI。

（6）参数要求：层厚 3 ~ 5mm，层间距 = 层厚 × （10% ~ 20%）。

3. 腰椎

（1）体位：头先进，仰卧位，双手置于身体两侧。

（2）摆位定位："十字"定位灯横线对准脐上 2 ~ 3cm。

（3）扫描定位及范围：①矢状位。扫描层数为奇数层，并通过正中矢状面，扫描野以椎体两侧缘为界并包括双侧椎间孔。②横断位。扫描椎间盘时，定位线平行于椎间隙，范围需包括上、下椎体边缘，扫描层数为奇数。

（4）平扫序列：矢状位 T_1WI、T_2WI、STIR；横断位 T_2WI；冠状位 T_1WI 或 T_2WI。

（5）增强序列：冠、矢、横断位抑脂 T_1WI。

（6）参数要求：层厚 3 ~ 5mm，层间距 = 层厚 × （10% ~ 20%）。

4. 骶尾椎

（1）体位：足先进，仰卧位，双手置于身体两侧或胸前。

（2）摆位定位：十字"定位灯横线对准双侧髂前上棘连线的中点。

（3）扫描定位及范围：①斜冠状位。平行于矢状定位像的骶椎长轴，前后包括骶椎及尾椎。②斜横断位。垂直于矢状定位像的骶椎长轴，上下包括骶尾椎或病灶。

（4）平扫序列：斜横断位 T_1WI、抑脂 T_2WI；斜冠状位 T_1WI、抑脂 T_2WI。

（5）增强序列：斜冠状、横断位抑脂 T_1WI。

（6）参数要求：层厚 3 ~ 5mm，层间距 = 层厚 × （10% ~ 20%）。

5. 臂丛神经

（1）体位：头先进，仰卧位，颈部呈常规生理位，双手置于身体两侧。

（2）摆位定位："十字"定位灯横线对准线圈中心或下颌下缘。

（3）扫描定位及范围：①矢状位。扫描层数为奇数层，并通过正中矢状面，扫描野以椎体两侧缘为界并包括双侧椎间孔，范围包括 C1 ~ T2。②横断位。扫描基线垂直于颈髓长轴，扫描范围包括 C4 ~ T2 段椎体椎体上下缘。③冠状位。扫描基线平行于颈髓纵轴，扫描范围包括 C1 ~ T3 段椎体前缘至椎管后缘，左右范围应包括双侧腋窝，以显示腋神经段。

（4）平扫序列：矢状位 T_2WI；横断位 STIR、DWI；冠状位 fs-T_1WI、fs-T_2WI、薄层无间隔 3D-STIR（重 T_2 脂肪抑制技术）。

（5）增强序列：冠、矢、横断位抑脂 T_1WI。

（6）参数要求：层厚 ≤ 3mm，层间距 ≤ 1mm。

（7）对比剂使用：静脉注射钆对比剂，常规剂量（0.10 mmol/kg）或遵药品使用说明书。

（8）注意事项：临床上为了治疗方便，将神经节之前的硬膜囊内神经根称为臂丛神经节前部分，神经节之后椎管以外者称为臂丛神经节后部分。对臂丛神经节前神经根的观察以横断位为主。对臂丛神经节后段，扫描方位以冠状位（平行于节后神经走行方向）为主，也可加上横断位。

6. 腰丛神经

（1）体位：头先进，仰卧位，腰部呈常规生理位，双手置于身体两侧。

（2）摆位定位："十字"定位灯横线对准线圈中心或脐上 2 ～ 3cm。

（3）扫描定位及范围：①矢状位。扫描层数为奇数层，并通过正中矢状面，扫描野以椎体两侧缘为界并包括双侧椎间孔。②横断位。扫描基线垂直于腰椎管长轴，扫描范围包括 T12 ～ S3 段椎体上下缘。③冠状位：扫描基线平行于腰椎管纵轴，扫描范围包括 T12 ～ S3 段椎体前缘至骶管后缘。

（4）平扫序列：矢状位 T_2WI；横断位 STIR、DWI；冠状位 fs-T_1WI、fs-T_2WI、薄层无间隔 3D-STIR（重 T_2 脂肪抑制技术）。

（5）增强序列：冠、矢、横断位抑脂 T_1WI。

（6）参数要求：层厚≤ 3mm，层间距≤ 1mm。

7. 坐骨神经

（1）体位：头先进，仰卧位，腰部呈常规生理位，双手置于身体两侧。

（2）摆位定位："十字"定位灯横线对准线圈中心或双侧髂棘连线中点。

（3）扫描定位及范围：①矢状位。扫描层数为奇数层，并通过正中矢状面，扫描野以椎体两侧缘为界并包括双侧椎间孔。②横断位。在冠状位定位像上以垂直于身体长轴为扫描基线，扫描范围从骶骨上缘到股骨颈下缘，或在矢状位定位像上以垂直于 S3、S4 方向为扫描基线。③斜冠状位。在横断位上以平行于梨状肌长轴位为扫描基线。

（4）平扫序列：矢状位 T_2WI；横断位 STIR、DWI；冠状位 fs-T_1WI、fs-T_2WI、薄层无间隔 3D-STIR（重 T_2 脂肪抑制技术）。

（5）增强序列：冠、矢、横断位抑脂 T_1WI。

（6）参数要求：层厚≤ 3mm，层间距≤ 1mm。

六、四肢与关节

1. 肩关节

（1）检查前准备：要求患者摘除所有含金属物品（活动性义齿、助听器、发夹、耳环、项链、文胸等）。肩关节靠近胸部，易受呼吸运动的影响而产生伪影，故需叮嘱患者小口呼吸。

（2）体位：头先进，仰卧位，双手置于身体两侧，掌心向上或面对身体，身体向对侧移动，对侧身体抬高 30°，尽量将被扫描肩关节接近磁场中心并紧贴检查床。

（3）摆位定位：定位中心点为肱骨大结节处。

（4）扫描定位及范围：①横断位：扫描基线垂直于关节盂及肱骨长轴，上自肩锁关节上缘，下自肱骨外科颈下缘。②斜冠位：在横断位图像上，扫描基线垂直于关节盂或平行于冈上肌肌腱，扫描范围从锁骨外端至肩峰。③斜矢状位：在横断位图像上，扫描基线平行于关节盂或垂直于冈上肌肌腱长轴，扫描范围应包全整个肱骨头和关节盂。

（5）平扫序列：横断位 T_1、T_2 抑脂，冠状位 T_1、T_2 抑脂，矢状位 T_2 抑脂。

（6）增强序列：冠、矢、横断位 T_1WI 抑脂。

（7）参数要求：层厚 $\leqslant$ 4mm，层间距 $\leqslant$ 1mm。

（8）注意事项：①摆位过程中应使患侧肩关节尽量靠近主磁场的中心。②摆位时尽量避免内旋，即掌心朝下，否则冈上肌肌腱和冈下肌肌腱可能发生重叠，影响诊断。③肩关节主要的伪影为呼吸运动伪影，可通过改变相位编码方向及采用预饱和技术得以消除。相位编码方向应采用抗卷褶技术。④横断位时诊断盂唇损伤的最佳位置，也能显示肩胛下肌腱和冈下肌腱等病变。斜冠状位有利于显示冈上肌肌腱和上盂唇病变。斜矢状位易显示喙肩弓和肩袖。

2. 肱骨／上臂

（1）体位：头先进，仰卧位，身体偏向对侧，尽可能使患肢接近磁场中心，恰当使用辅助固定物如海绵垫、沙袋等使之固定。

（2）摆位定位：十字定位灯对准病变中心，若病变较为局限或细小，可在病变表面贴维生素片辅助定位。

（3）扫描定位及范围：①冠状位。平行于肱骨干长轴，范围应包全病变骨骼和软组织的全范围及邻近关节。②横断位。在冠状位图像上定位横断位，根据病灶的位置决定扫描范围，可参考维生素片标记位置。③矢状位。在冠状位图像上平行于肱骨干长轴。

（4）平扫序列：冠状位脂肪抑制技术 STIR、T_1，横断位脂肪抑制 STIR、T_1，矢状位 T_1、T_2 脂肪抑制。

（5）增强序列：冠矢横断位 T_1WI 抑脂。

（6）参数要求：层厚 3 ～ 5mm，层间距 $\leqslant$ 1mm。

（7）注意事项：① STIR 抑脂序列在大范围扫描时脂肪抑制的效果要远远好于化学饱和法抑脂。② STIR 序列可添加上下饱和带，减轻血管搏动伪影。③可在胸腔范围内添加饱和带，减轻运动伪影。

3. 肘关节

（1）体位：头先进，仰卧位，患侧上肢自然伸直，掌心朝上，掌背适当垫高使上肢处于同一平面，适当固定。肘关节尽量靠近主磁场的中心。

（2）摆位定位：内外上髁连线置于线圈中心，十字灯对准线圈中心。

（3）扫描定位及范围：①横断位。上自肱骨干骺端，下自桡骨结节，平行关节面。②冠状位。矢状面定位像上平行于肱骨和桡骨，在横断面图像上平行于肱骨内外上髁的连线。③矢状位。冠状位定位像上垂直于肘关节面，在横断面图像上垂直于肱骨内外上髁的连线。

（4）平扫序列：横断位 T_2 抑脂，冠状位 STIR 抑脂、T_1，矢状位 T_1。

（5）增强序列：冠矢横断位 T_1 抑脂。

（6）参数要求：层厚 $\leqslant$ 4mm，层间距 $\leqslant$ 1mm，FOV $\leqslant$ 14cm，矩阵 $\geqslant$ 320 × 224。

（7）注意事项：①当怀疑肱二头肌附着处病变时，患侧肘关节可适当屈曲，前臂适当旋前或旋后时的矢状位图像最容易观察肱二头肌肌腱。②肘关节旋前、旋后或屈曲程度不同轴面的检查有助于检出肘关节不全脱位。

4. 尺桡骨 / 前臂

（1）体位：头先进，仰卧位，患肢自然伸直，掌心向上，身体偏向对侧，尽可能使患肢接近磁场中心，恰当使用辅助固定物如海绵垫、沙袋等使之固定。

（2）摆位定位：十字定位灯对准病变中心，若病变较为局限或细小，可在病变表面贴维生素片辅助定位。

（3）扫描定位及范围：①横断位。垂直于尺桡骨，应包全病灶。②冠状位。以矢状位为定位像，平行于长骨方向。③矢状位。以冠状位为定位像，沿长骨方向。

（4）平扫序列：冠状位脂肪抑制技术 STIR、T_1，横断位脂肪抑制 STIR、T_1，矢状 T_2/T_1 脂肪抑制。

（5）增强序列：冠、矢、横断位 T_1WI 抑脂。

（6）参数要求：层厚 3 ～ 5mm，层间距 ≤ 1mm。

5. 腕关节

（1）体位：①头先进，俯卧位，被检侧手上举于头上位，伸直，掌心向下；②被检侧关节对侧身体抬高 30°，使被检侧部位尽量置于床中心。

（2）摆位定位：定位中心对准线圈中心及腕关节。

（3）扫描定位及范围：①横断位。冠状位定位像——显示尺桡骨茎突最好层面，平行于腕关节关节面；矢状位定位像——与桡骨骨干垂直。扫描范围——尺桡骨到掌骨。②矢状位。横断位定位像——显示尺桡骨茎突最好层面，定位线垂直两者连线；冠状位定位像——平行桡骨干。扫描范围——整个腕关节。③冠状位。横断位定位像——横断面显示尺桡骨茎突最好层面，平行两者连线来定位；矢状位定位像——平行于桡尺骨。扫描范围——整个腕关节。

（4）平扫序列：横断位 fs-T_2WI、T_1WI；矢状位 T_2WI；冠状位 fs-T_2WI、T_1WI。

（5）增强序列：冠矢横断位 fs-T_1WI。

（6）参数要求：层厚 3mm，层间距 ≤ 1mm，FOV 8 ～ 12cm，矩阵 ≥ 288×224。

（7）注意事项：①腕关节韧带损伤最好采用 1 ～ 3mm 连续扫描；骨折和骨挫伤使用 T_1WI、T_2WI 和 STIR 序列显示比较清楚；肌腱损伤常采用 T_2WI、STIR 和脂肪抑制 FSE 序列。②检查时患者将前臂伸直于身体一侧，若无法伸直，也可以使肘关节翘曲，将腕关节置于腹部进行检查，此时线圈必须被与腹壁分离以防止呼吸伪影的产生。③需要观察肌腱和腕管病变，扫描基线与肌腱和腕管走行平行。

6. 掌、指骨

（1）体位：①头先进，俯卧位，被检侧手上举于头上位，伸直，掌心向下；②被检侧关节对侧身体抬高 30°，使被检侧部位尽量置于线圈中心。

（2）摆位定位：定位中心对准线圈中心及第 3 掌骨。

（3）扫描定位及范围：①横断位。冠状位定位像——平行指间关节面；矢状位定位像——垂直于中指长轴。扫描范围——整个掌、指骨。②矢状位。横断位定位像——垂直于掌、指骨连线；冠状位定位像——以中指为中心，平行于中指长轴。扫描范围——第 1 掌骨至第 5 掌骨，包括全部指骨。③冠状位。横断位定位像——平行指间关节平面并与双侧侧韧带垂直；矢状位定位像——平行于掌指骨连线。扫描范围——整个手掌。

（4）平扫序列：横断位 fs-T_2WI、T_1WI；矢状位 T_2WI；冠状位 fs-T_2WI、T_1WI。

（5）增强序列：冠、矢、横断位 fs-T_1WI。

（6）参数要求：层厚 3mm，层间距≤ 1mm，FOV 8 ～ 12cm，矩阵≥ 288×224。

（7）注意事项：掌指骨病变，以扫描横断、沿掌指骨长轴的斜矢状面为主；肌腱损伤以横断位、矢状位为主；当疑某一指关节异常时，矢状面成像采用 1 ～ 3mm 薄层扫描且应与肌腱或骨的长轴方向一致。

7. 骨盆

（1）体位：头先进或足先进，仰卧位。

（2）摆位定位：定位中心对准线圈中心及髂前上棘连线中点。

（3）扫描定位及范围：①横断位。冠状位定位像——平行髂前上棘连线；矢状位定位像——垂直于股骨长轴；扫描范围——扫描范围覆盖髂骨嵴至耻骨联合下缘。②冠状位。横断位定位像——平行于两侧股骨头中点连线；矢状位定位像——平行于股骨长轴；扫描范围——覆盖髂骨翼前后缘。

（4）平扫序列：横断位 fs-T_2WI、T_1WI；冠状位 STIR（fs-T_2WI）、T_1WI。

（5）增强序列：冠状、横断位 fs-T_1WI。

（6）参数要求：层厚 4 ～ 5mm，层间距 1.0mm。

8. 髋关节

（1）体位：头先进或足先进、仰卧位。

（2）摆位定位：定位中心对准线圈中心及髂前上棘与耻骨联合连线中点下 2.5 cm 左右水平处。

（3）扫描定位及范围：①横断位。冠状位定位像——平行于两侧股骨头中点连线；矢状位定位像——垂直于股骨长轴；扫描范围——扫描范围覆盖髋臼至股骨大转子。②冠状位。横断位定位像——平行于两侧股骨头中心连线；矢状位定位像——平行于股骨长轴。扫描范围——覆盖股骨头前缘至股骨大转子后缘。

（4）平扫序列：横断位 fs-T_2WI、T_1WI；冠状位 STIR（fs-T_2WI）、T_1WI。

（5）增强序列：冠状、横断位 fs-T_1WI。

（6）参数要求：层厚 4 ～ 5mm，层间距 1.0mm。

（7）注意事项：①若患者下肢不能伸直的，可进行屈曲位扫描，其屈曲角度以实际情况而定。②疑患者背部软组织异常，可采用俯卧位以减少背部组织受挤压带来的结构变形。③髋臼唇病变，可添加扫描在标准冠状位上平行于股骨颈长轴的斜矢状位及在斜矢状位上垂直前后唇连线的斜冠状位。

9. 骶髂关节

（1）体位：足先进，仰卧位，双手置于身体两侧或胸前。

（2）摆位定位："十字"定位灯横线对准双侧髂前上棘连线的中点。

（3）扫描定位及范围：①斜冠状位。定位线平行于矢状定位像的骶椎长轴，前后包括骶椎以及尾椎。②斜横断位。定位线垂直于矢状定位像的骶椎长轴，上下包括骶尾椎或病灶。

（4）平扫序列：斜横断位 T_1WI、抑脂 T_2WI；斜冠状位 T_1WI、抑脂 T_2WI。

（5）增强序列：斜冠、矢、横断位抑脂的 T_1WI。

（6）参数要求：层厚 3 ~ 5mm，层间距 =10% ~ 20% 层厚。

10. 股骨 / 大腿

（1）体位：头先进，仰卧位。

（2）摆位定位：单侧检查下肢尽量置于床中心，双侧检查身体位于床中心，足尖向前，定位中心对准线圈中心及大腿，线圈至少包含邻近 1 个关节。

（3）扫描定位及范围：①横断位。冠状位定位像——平行于两侧股骨连线；矢状位定位像——垂直于股骨长轴。扫描范围——股骨头上源至股骨下端。②矢状位。横断位定位像——垂直于两侧股骨连线；冠状位定位像——平行于股骨长轴。扫描范围——覆盖整个股骨（大腿的扫描范围包括这个股骨以及周围软组织）。③冠状位。横断位定位像——平行于两侧股骨连线；矢状位定位像——平行于股骨长轴。扫描范围——覆盖整个股骨（大腿的扫描范围包括这个股骨以及周围软组织）。

（4）平扫序列：横断位 fs-T_2WI、T_1WI；冠状位 STIR（fs-T_2WI）；矢状位 STIR（或 fs-T_2WI）。

（5）增强序列：冠、矢、横断位 fs-T_1WI。

（6）参数要求：层厚 4 ~ 6mm，层间距 = 层厚 ×（10% ~ 20%）。

11. 膝关节

（1）体位：足先进，仰卧位，双手置于身体上方。被检侧膝关节屈曲 10° ~ 15°，使前交叉韧带处于拉直状态。

（2）摆位定位：定位线对准髌骨下缘。

（3）扫描定位及范围：①矢状位。横断位定位像——垂直于股骨内外髁后缘连线；冠状位定位像——与骨平台平行。扫描范围——整个膝关节。②冠状位。横断位定位像——平行于股骨内外髁后缘连线。矢状位定位像——与胫骨平台并半月板垂直。扫描范围——整个膝关节。

（4）平扫序列：横断位 fs-T_2WI；矢状位 T_1WI，fs-PDWI；冠状位 fs-T_2WI，T_1WI。

（5）增强序列：冠、矢、横断位 fs-T_1WI。

（6）参数要求：小 FOV，高分辨力扫描，层厚 3 ~ 4mm，层间距 0.5 ~ 1mm。

12. 胫腓骨

（1）体位：足先进，仰卧位，双手置于身体上方。

（2）摆位定位：定位线对准小腿中心。

（3）扫描定位：①矢状位。在冠状面上与胫腓骨平面相垂直。②冠状位。在横断面上与双侧胫腓骨连线平行。③横断位。根据病灶而定。

（4）扫描范围：包含胫腓骨。

（5）平扫序列：横断位 fs-T_2WI；矢状位 fs-T_2WI；冠状位 fs-T_2WI，T_1WI。

（6）增强序列：冠、矢、横断位 fs-T_1WI。

（7）参数要求：层厚 4 ～ 6mm，层间距 = 层厚 × （10% ～ 20%）。

13. 踝关节

（1）体位：足先进，仰卧位，双手置于身体上方。

（2）摆位定位：定位线对准踝关节面。

（3）扫描定位及范围：①矢状位。横断面上垂直于内外踝连线，冠状面上垂直于关节平面，范围内踝至外踝。②冠状位。矢状面上平行于胫骨长轴，横断面上平行于内外踝连线。③横断位。关节面上缘至跟骨。

（4）平扫序列：横断位 fs-T_2WI；矢状位 T_1WI，fs-PDWI；冠状位 fs-T_2WI，T_1WI。

（5）增强序列：冠、矢、横断位 fs-T_1WI。

（6）参数要求：小 FOV，高分辨扫描，层厚 3 ～ 4mm，层间距 0.5 ～ 1mm。

14. 足

（1）体位：足先进，仰卧位，双手置于身体上方。

（2）摆位定位：定位线对准足弓中心。

（3）扫描定位及范围：①矢状位。横断面上垂直于内外踝连线，冠状面上垂直于关节平面，范围内踝至外踝。②冠状位。矢状位上垂直于足弓，横断面上垂直于足部长轴，范围足趾至跟骨。③横断位。矢状位、冠状位上平行于足底平面。

（4）平扫序列：横断位 fs-T_2WI；矢状位 T_1WI，fs-PDWI；冠状位 fs-T_2WI，T_1WI。

（5）增强序列：冠矢横断位 fs-T_1WI。

（6）参数要求：小 FOV，高分辨扫描，层厚 3 ～ 4mm，层间距 0.5 ～ 1mm。

（7）注意事项：①对于躁动等检查中不能合作患者，可以通过快速扫描序列等办法缩短扫描时间。必要时在临床医师指导下给予适量镇静剂，注意严密观察。②对于糖尿病足和骨头病变患者，应根据病变的位置选择相应的扫描方位，选择合适的层厚以及扫描时包全病变范围。增加扫描横断 DWI。

七、胎盘及胎儿

1. 胎盘

（1）检查前准备：检查前排尿。

（2）体位：足先进，仰卧位，双上臂举过头顶。

（3）摆位定位：将腹部相控阵表面线圈置于盆腔的位置（线圈与被检者之间放置支撑架），线圈中心部位与脐相吻合，"十字"定位灯对准线圈中心。

（4）扫描定位：①矢状位。扫描基线垂直于人体横断面和冠状面。②横断位。扫描基线垂直于人体矢状面和冠状面。③冠状位。扫描基线垂直于人体矢状面和横断面。

（5）扫描范围：包含整个胎盘。

（6）平扫序列：横断位 T_2WI；矢状位 T_2WI；冠状位 T_2WI。均为快速序列。

2. 胎儿头部

（1）检查前准备：检查前排尿。

（2）体位：足先进，仰卧位，双上臂举过头顶。

（3）摆位定位：将腹部相控阵表面线圈置于盆腔的位置（线圈与受检者之间放置支撑架），线圈中心部位与脐相吻合，"十字"定位灯对准线圈中心。

（4）扫描定位及范围：①矢状位。横断位定位像——平行大脑中线；冠状位定位像——平行大脑纵裂。扫描范围——双侧颞骨之间的脑实质。②横断位。矢状位定位像——平行于经前联合和后联合的连线或胼胝体膝部下缘和压部下缘连线或颅底；冠状位定位像——平行于双侧颞叶底部连线。扫描范围——枕骨大孔至顶骨。③冠状位。横断位定位像——垂直大脑中线结构；矢状位定位像——垂直经前联合和后联合的连线或胼胝体膝部下缘和压部下缘连线。扫描范围——额骨至枕骨。

（5）平扫序列：横断位 T_2WI，T_1WI，DWI；矢状位 T_2WI；冠状位 T_2WI（脂肪抑制）。

第 6 章

影像护理操作规范

第一节　影像护理工作制度

质量控制是落实护理工作及提升服务品质的重要管理手段，影像诊断科护理质控的目的是预防控制高危因素，包括检查前对患者进行风险评估，检查中对患者状态的观察，检查后对突发事件的处理（如对比剂过敏反应、对比剂肾病和对比剂外渗等）。建立影像护理工作制度是质控工作的重要举措，应逐步落实并将这一系列措施标准化、规范化。

一、护理查对制度

实施各项检查操作过程中要严格执行"影像诊断科检查查对"制度，防止检查错患者、检查错部位等不良事件的发生。

1. 登记时　查对姓名、性别、年龄、科室、检查项目、检查设备。
2. 注射时　查对姓名、性别、年龄、科室、检查项目、检查目的。
3. 体位摆放时　查对姓名、性别、年龄、检查项目。
4. 检查后　再次查对姓名、年龄、检查项目。

二、护理值班及交接班制度

1. 值班人员应认真执行各项规章制度和操作流程，遵守工作纪律，保持工作严谨，以确保患者的检查顺利完成。

2. 交接班期间如遇有危重患者抢救或其他突发事件，上一班值班护士仍需坚守岗位协助抢救直至患者脱离危险，不得擅自下班。

3. 值班期间如使用科室急救药品和急救器材，应做好相关记录，下班前物品的补充和急救器材的清洁消毒尽量在本班完成，如有未完成的工作，需与接班人员交班后才能下班。

4. 值班期间应保持机房清洁，下班前保持护理区域卫生清洁，关闭高压注射器。

三、影像诊断科检查患者知情同意制度

患者知情同意是指患者及其家属对病情、检查措施、风险、益处、用药安全及风险、费用开支等真实情况有了解与被告知的权利，患者及其家属在知情的情况下有选择、接受

与拒绝的权利。

1. 使用对比剂之前必须履行书面知情同意和签字手续，交谈时应以患者易懂的方式和语言充分解释告知患者或监护人，在患者或监护人完全理解后再履行签字同意手续。

2. 对患者行知情同意告知的注意事项

（1）原则上由患者本人、监护人或委托代理人行使患者知情权。

（2）具有完全民事行为能力的患者，在不违反保护性医疗制度的前提下，应将告知内容直接告知其本人，且必须由本人履行书面签字手续。

（3）对不完全具备自主行为能力的患者（未成年人、昏迷、痴呆、残疾、精神病患者），应当由符合相关法律规定的监护人代为行使知情同意权。

3. 孕妇（尤其妊娠 8～15 周）以及近期有生育计划者，尽量不要进行放射性检查。检查前告知此类检查的放射线对胎儿有致畸可能，应充分考虑后再做决定是否进行检查。如孕妇必须进行放射性检查，应向患者说明可能的危害，并在患者本人知情同意且直系亲属签字后才可实施此类检查。

4. 如果患者不同意接受 DR/CT/MR 检查，则不可实施检查，并由患者或监护人在检查知情同意书上说明拒绝检查并签字。

5. 对于急诊、危重患者需实施急诊增强 CT 扫描时，在患者无法履行知情同意手续又无法与家属直接联系，或者家属无法在短时间内到达，但病情可能危及患者生命安全时，应紧急请示报告科住院总、科主任、医疗主管部门和医院总值班并获得批准后由急诊科或临床科医师陪同并签署知情同意书再施行检查。

四、危重患者安全管理制度

1. 建立危重患者检查的"绿色通道"，确保急、危、重患者得到及时、准确、有效检查。"绿色通道"患者应尽快检查完毕并离开科室。

2. 危重患者检查，临床科室应提前电话通知，要求在病情得到稳定后才可以进行检查，必须有临床医师陪同。

3. 危重患者检查前护士应评估病情，查看患者神志、皮肤、口唇、肢体情况。

4. 凡属危重患者或检查中可能出现意外的患者，临床医师和护士必须携带急救药品陪同检查，到场监护，由科室诊断技术人员共同配合完成检查工作。

5. 对于有各种管道（导尿管、胃管及其他引流管）的患者，应妥善固定好再开始做检查，以免发生脱管等不良事件。携带有胸腔闭式引流管、脑室引流管的患者应暂时夹闭管道并放置安全后方可进行检查，检查完毕后立即打开。

6. 对于不能配合检查的患者（如婴幼儿、躁动患者等），做好防护再开始做检查，防止坠床，保证患者安全，必要时需要家属陪同和（或）实施药物镇静后再检查。

7. 对于有开放人工气道者，检查前护士应及时有效清除呼吸道分泌物，并妥善固定好通气管道，保持呼吸道通畅，充分吸氧。此外护士应持续观察患者 SpO_2、意识、面色、皮肤、末梢循环等情况，在保证患者没有缺氧指征的情况下进行检查。

8. 检查过程中及结束后应注意密切观察患者的病情变化，一旦发生各种危及生命的病情变化和过敏反应，应及时报告和处理，以保证患者安全。

五、感染防控管理制度

1. 严格遵守医院感染控制管理的相关制度，严格执行科室制订的各项制度和工作流程。

2. 定期对科室医护技工作人员、"五生"（进修生、轮转生、研究生、规培生、实习生）人员以及科室卫生员进行医院感染相关知识的培训。

3. 工作人员上班时根据不同岗位要求执行不同防护级别，应穿工作服，着装整洁。

4. 严格执行《医务人员手卫生规范》，要求科室人员做到手卫生知识知晓率 ≥ 100%，正确率 ≥ 95%，依从率 ≥ 80%。

5. 科室物品严格按"五常法"管理，定位、规范放置，急救器材使用后及时清洁消毒。

6. 科室内公共区域及机房设施，常规需每日行紫外线消毒及物表消毒。

7. 静脉留置套管针应遵循医院感染控制的操作原则，做到一人一巾一带（一位患者一张治疗巾一根止血带）。

8. 高压注射器：对于非预灌装对比剂做到"一人一筒一管一药"，对于预灌装对比剂的连接管做到"一人一管"，防止交叉感染，中央系统管 24 小时更换。

9. 医疗废物应严格管理，医疗垃圾临时暂居点每天由专人定时回收，清空后用 500 ～ 1000mg/L 含氯消毒液清洗，再用紫外线消毒并记录。

六、隔离患者管理制度

1. 保护性隔离：常见免疫力低下患者（如血液病、器官移植术后等），安排检查时间尽量避开流动人员高峰期，检查前及时更换一次性床单。

2. 接触性隔离：常见耐药菌感染等，严格按照特殊患者处理（检查床上铺两张一次性床单，覆盖面积必须大于患者的接触面积，检查完毕立即消毒）。

3. 空气隔离：常见于空洞型肺结核等，检查后紫外线消毒机房 30 分钟方可再检查其他患者。

4. 如有突发疫情发生，严格按医院疫情处置相关要求执行。

第二节　对比剂使用管理规定

以医学成像为目的，将某种特定物质引入人体内，以改变人体局部组织的影像对比度，这种引入的物质称为对比剂（contrast medium），传统 X 线检查中曾将之称为造影剂（contrast agent），目前统称对比剂。医学影像方面的对比剂种类繁多，主要通过改变机体组织影像对比度来提高疾病的检出，并帮助进行疾病的定性诊断。下面将对目前常用的对比剂进行简单介绍。

一、对比剂的种类及特点

（一）X 线对比剂

1. 硫酸钡

（1）适应证：适用于 X 线造影检查，如消化道钡剂和气钡双重造影检查。

（2）禁忌证：①既往使用钡剂产生不良反应；②急性胃肠道穿孔；③食管气管瘘；④怀疑先天性食管闭锁；⑤近期内有食管静脉破裂大出血；⑥咽麻痹；⑦有明确肠道梗阻。

（3）慎用口服钡剂胃肠道检查的情况：①结肠梗阻；②习惯性便秘；③巨结肠；④重症溃疡性结肠炎；⑤老年受检者。

（4）慎用钡剂的情况：①孕期及哺乳期女性；②新生儿及儿童应减量。

（5）使用钡剂的注意事项：检查前 3 天禁用铋剂及钙剂。

（6）出现并发症的处理措施：①有禁忌证的受检者，建议用水溶性碘对比剂；②对于胃肠道动力差的受检者，建议其口服补液；③如出现误吸，大量误吸立即经支气管镜清洗，同时胸部理疗、使用抗生素。

2. 碘化油

（1）适应证：主要用于支气管及子宫、输卵管、瘘管、腔道等的影像检查，也可用于肝癌的栓塞治疗及地方性甲状腺肿。

（2）禁忌证：①碘过敏者；②甲状腺功能亢进、老年结节型甲状腺肿、甲状腺癌受检者；③有发热、或有心、肝、肺疾病受检者。

（3）慎用碘化油的情况：①活动性肺结核；②过敏史或有过敏性疾病者。

（4）下列情况慎行子宫输卵管造影：子宫癌、子宫内膜结核（易产生肺栓塞）。

（5）用药注意：①血管神经性水肿、呼吸道黏膜刺激、肿胀或分泌物增多等症状，可先做口服碘过敏试验；②子宫输卵管造影时，应控制注射量或压力，并在透视下进行，避免挤破血窦，引起肺血管栓塞、局部粘连。

3. 水溶性有机碘化合物

（1）碘对比剂分类（表 6-2-1）

1）按是否分解为离子：离子型对比剂和非离子型对比剂。

2）按分子结构：单体型对比剂和二聚体型对比剂。

3）按渗透压：高渗对比剂、次高渗对比剂和等渗对比剂。①高渗对比剂的渗透压是血浆渗透压的 5 ～ 8 倍，此类对比剂主要是离子型泛影葡胺类药物。高渗对比剂的不良反应较多，目前临床已极少应用。②次高渗对比剂：碘普罗胺、碘海醇、碘帕醇、碘比醇和碘佛醇等。③等渗对比剂：碘克沙醇，其渗透压与血浆渗透压相当，被称为等渗对比剂。

表 6-2-1 常用碘对比剂的分类和理化性质

通用名称	商品名	类型	分子量（MW）	碘含量（mg/ml）	渗透压（mmol/kg）	黏度（mPa·s at 37℃）
碘普罗胺	优维显	次高渗 非离子型	791	300	590	4.7
				370	770	10.0
碘克酸	海赛显	次高渗 离子型	1270	320	600	7.5
碘帕醇	典必乐	次高渗 非离子型	777	300	616	4.7
				370	796	9.4
碘佛醇	安射力	次高渗 非离子型	807	320	702	5.8
				350	790	9.0
碘海醇	欧乃派克	次高渗 非离子型	821	300	672	6.3
				350	844	10.4
碘克沙醇	威视派克	等渗 非离子型	1550	320	290	11.8

注：表中低渗者是指相对于高渗者而言，但其渗透压仍显著高于血浆渗透压，推荐使用等渗或低渗对比剂

（2）碘对比剂注意事项及应用原则

1）注意事项：严重肾功能不全者，应避免使用碘对比剂，选用其他影像检查方法，如临床需要短期内必须重复行该项检查，建议间隔时间≥14天。

2）使用方式：建议静脉推注。

3）择期检查的情况：已知血清肌酐（Scr）水平异常者。

4）急诊检查：受检者病情紧急，需急诊增强检查时，可不行血清肌酐检查。

5）碘对比剂选择：尽量选择非离子型对比剂，使用等渗或次高渗对比剂，避免使用高渗对比剂。对于离子型对比剂，目前只有碘克酸是唯一批准可用于临床的对比剂。

6）碘对比剂与透析：不建议将使用碘对比剂与血液透析和（或）腹膜透析时间关联。

7）糖尿病受检者使用碘对比剂注意事项：择期检查，密切关注使用对比剂血清肌酐值变化情况。

（3）碘对比剂禁忌证

1）绝对禁忌证：甲状腺功能亢进未治愈受检者不能使用含碘对比剂。

2）慎用人群：①心肺疾病；②妊娠和哺乳期女性；③副蛋白血症，包括骨髓瘤等；④高胱氨酸尿。

（二）MRI 对比剂

1. MRI 对比剂的分类

（1）根据是否从血中廓清，并与相关组织结合分为细胞内对比剂、细胞外对比剂。

（2）根据化学结构不同分为离子型对比剂、非离子型对比剂、大环状对比剂。

（3）根据被体内的特定组织吸收可分为：肝特异性对比剂、血池对比剂、淋巴结对比剂，该类对比剂可在其结构中停留较长时间。

（4）根据物质磁敏感性的不同分为顺磁性对比剂、超磁性对比剂、铁磁性对比剂；顺磁性对比剂的钆喷酸葡胺是临床上最常用的。

本书提到的磁共振对比剂主要是钆对比剂。

2. 钆对比剂

（1）钆对比剂注意事项及使用原则

1）适应证：中枢神经、腹部、胸部、盆腔、四肢等人体脏器和组织增强扫描；血管成像（MRA）；灌注成像。

2）慎用人群：对钆对比剂过敏者；患有哮喘或对其他物质过敏者；急性肾功能不全或者严重慢性肾脏疾病者。

3）使用剂量：参照相应对比剂说明书。

（2）肝细胞特异性对比剂——普美显，普美显（钆塞酸二钠）是一种特异性肝胆磁共振对比剂，不良反应及处理措施与普通钆对比剂相同。

二、对比剂日常存放及管理

严格按"五常法"管理，定位、规范放置，对比剂存放条件必须符合药品说明书要求，常规放置于30℃以下避光、防 X 线密闭保存，以防止对比剂效能降低，达不到增强效果；建立对比剂管理出入库登记本，做到账物相符；对比剂的放置和使用原则：不同批号的对比剂分开放置使用，按有效期先后顺序摆放，并定期检查，确保对比剂无过期失效、无不同批号混放现象；对比剂请领流程：清点库房→按使用情况填写请领计划单→护士长 / 护理组长 / 库房管理员→送请领计划本到药房→药房将对比剂送入科室签收→入库；碘对比剂使用前放置在恒温箱中，建议加温至37℃。

三、对比剂的使用及评估

1. 接诊流程　增强检查患者需到护理站进行检查前的风险评估及注射准备，注射护士接诊流程为：查对（患者信息）→核查（知情同意书是否知晓和是否有效签署）→评估→操作（留置静脉套管针）→宣教→指引，详见表6-2-2。

表 6-2-2　CT/MR 静脉留置针流程表

步骤	要点
1. 准备工作	1. 准备用物（安尔碘、无菌棉签、输液贴、胶带、止血带、留置针、10ml 无菌注射器、生理盐水） 2. 洗手（或用速干手消毒剂）戴口罩 3. 评估患者及环境的安全因素，准备锐器物收集盒等措施
2. 知情同意	筛查高危因素，核查知情同意书并确认签署是否合格

步骤	要点
3. 选择血管	1. 首选右上肢静脉 2. 粗直、弹性好、血流丰富 3. 避开关节和静脉瓣
4. 皮肤消毒	1. 安尔碘消毒皮肤，面积 8cm×8cm 2. 消毒 2 次 3. 待干（打开输液贴外包装放置桌面备用）
5. 选择留置针	在满足患者检查项目流速需求的前提下，选择最小型号的套管针
6. 戴手套	戴一次性橡胶手套，抽 5ml 生理盐水连接在套管针上并排气
7. 穿刺	1. 在进针点上方 10cm 处扎止血带，时间不超过 2 分钟，松紧度适宜 2. 一手固定导管座，另一手垂直向上轻轻除去护针帽，左右转动针芯 3. 绷紧皮肤，嘱患者握拳，在消毒范围的 1/2～1/3 处以 15°～30° 进行穿刺，直刺静脉，进针速度要慢，从导管内见回血后降低到 5°～10° 再进针 2mm；将针芯后撤 2～3mm 持导管座及针翼，将导管与针芯一起全部送入血管 4. 松止血带，嘱患者松拳 5. 抽回血，预注射，判断是否留置成功 6. 左手固定导管座，右手持针翼座末端撤出针芯，直至针尖保护装置自动激活并脱离导管座 7. 将带保护装置的针芯丢弃在锐利物收集盒中
8. 固定	1. 以穿刺点为中心用输液贴固定，双胶带加强固定 2. 胶带辅助固定隔离塞或无菌注射器
9. 健康教育	1. 未行增强检查时，患者穿刺部位应适当制动，避免剧烈运动使套管针脱落、移位 2. CT/MRI 检查结束后，在留观区观察 20～30 分钟无不良反应，方可拔针离开

2. 评估患者身体状况　询问过敏史及甲亢病史，筛查高危患者（如既往有中或重度碘对比剂急性不良反应、不稳定性哮喘、需要医学治疗的过敏性疾病、肝肾功能严重不全、甲状腺功能异常、年龄超过 70 岁、幼儿等）。

3. 评估患者精神状态　是否意识清醒，是否能自主配合检查（如儿童、精神异常的患者）。

4. 评估临床用药情况　CT 检查当天是否有做过其他检查（如 MR 增强、钡剂检查等）。如服用二甲双胍，检查前肾功能正常患者，从给予对比剂开始停用二甲双胍，CT 检查后应监测患者是否有乳酸酸中毒体征。如果肾小球滤过率估测值（eGFR）与成像前比较无变化，则在对比剂给药后 48 小时重新开始服用二甲双胍；肾功能异常患者，用对比剂前停用二甲双胍 2 天，使用对比剂后再停药 2～3 天，复查肾功能后才继续使用二甲双胍。

5. 去除异物　评估患者有无穿易引起检查伪影的衣物，指引或指导患者更衣。

6. 血管评估并留置静脉套管针

（1）建议在无特殊情况（如右上臂静脉局部皮肤感染、右胸部肿瘤等疾患术后）下，选取粗、直、弹性好且活动度较小、易于固定的血管，如头静脉、肘正中静脉、贵要静脉等。优先使用右侧肢体静脉注射，以提高图像质量和诊断效果。

（2）接受乳房根治术和腋下淋巴结清扫术的患者应该选择健侧上肢进行穿刺。

（3）在进行头颅 CTA 检查时，与左上臂相比，经右上臂静脉注射对比剂可减少与伪影的形成，以获得更好的图像质量。

（4）按检查项目要求和患者血管情况留置相应型号的套管针，再次评估血管耐受压力，如患者血管较差，应在检查单上标记并注明最高流速。

7. 知情同意书　CT 对比剂使用知情同意书内容应至少包含以下内容：①患者信息：姓名、性别、年龄、ID 号；②使用对比剂的必要性；③对比剂可能引起的不良反应；④患者须告知：过敏史、相关疾病史（如甲亢）、手术史等；⑤患者需知：增强前后口服水化、增强后留观 30 分钟；⑥填写"同意 / 不同意"，签字、日期。

8. 定期对影像诊断科护理工作进行考核　见表 6-2-3。

表 6-2-3　影像诊断科护理质量考核指标

序号	项目	合格率（%）
1	患者核查制度（无留置错套管针型号、无注射错患者）	100
2	急救药品、物品、设备管理	100
3	检查前准备完好率	≥ 97
4	对比剂渗漏率控制	0. ～ 0.4
5	静脉留置针穿刺成功率	≥ 98
6	工作人员、患者及其家属放射防护管理	100
7	高压注射器耗材一人一针一管一桶（无重复使用）	100
8	腹部检查饮水率（禁饮食患者除外）	100
9	患者满意度	≥ 95
10	健康教育率	≥ 90
11	跌倒、坠床事件发生	0
12	管道脱落（高压管路、各种引流管）	0

注：内容来源于 2017 年中华医学会放射学会放射护理专业委员会放射诊断护理学组 . 影像诊断科碘对比剂输注安全专家共识

四、对比剂不良反应分类

对比剂的不良反应在临床上可分为两类：特异性反应或变态样反应及物理化学反应或毒性反应。

1. 特异性反应或变态样反应　与剂量、注入方式、速度无关，即呈非剂量相关性，即使过敏试验所用的剂量也可引起严重反应，可进一步分为急性不良反应和迟发性不良反应，详见后续对比剂不良反应处理部分。

2. 物理化学反应或毒性反应　与剂量、注入方式、速度有关，即物理化学反应或毒性反应，呈剂量相关性，主要是由对比剂的高渗透性、电荷和黏滞性引起。包括对比剂性肾病、对比剂外渗、碘源性甲状腺功能亢进。

3. 对比剂不良反应发生的时间　在对比剂注入的全部过程中均可能发生不良反应，但绝大多数在注射后 30 分钟内，有资料显示 90% 的严重和致死性不良反应发生在注入对比剂的 20 分钟内，60% 以上发生在最初的 5 分钟内。因此，对患者检查后最初 20 分钟内的观察、监控尤为重要。

五、对比剂相关肾损伤

1. 对比剂肾病（contrast-induced nephropathy，CIN）　最初被定义为在排除其他肾毒性因素后，静脉使用碘对比剂后 48 小时内发生的急性肾损伤（acute kidney injury，AKI）。然而大多数情况下，"排除其他原因"这个前提条件很难界定，并且使用对比剂后发生的 AKI 并非完全由对比剂导致，常会导致 CIN 发生率虚高，因此该定义目前已较少使用。

对比剂相关 AKI（contrast-associated acute kidney injury，CA-AKI），或对比剂引起的 AKI（contrast-induced acute kidney injury，CI-AKI），是指对比剂使用后 48 小时内发生的 AKI。

对比剂后 AKI（postcontrast acute kidney injury，PC-AKI）：为目前的常用术语，由欧洲泌尿生殖放射学会（European Society of Urogenital Radiology，ESUR）对比剂安全委员会于 2018 年推荐采用，指在对比剂血管内给药后 48 ～ 72 小时发生肾功能降低，血清肌酐升高 ≥ 0.3mg/dl（或者 ≥ 26.5μmol/L），或者大于基线水平 1.5 倍。

绝大多数 CI-AKI 发生在使用对比剂后 72 小时内，对于 72 小时后发生的 AKI，需考虑其他原因所致。

文献中用到的对比剂相关肾病的术语与定义见表 6-2-4。

表 6-2-4　文献中用到的对比剂相关肾病的术语与定义

中文名称	英文简写	定义
对比剂肾病	CIN	排除其他原因后，静脉使用对比剂后 48 小时内发生的急性肾损伤
对比剂相关急性肾损伤	CA-AKI	对比剂使用后 48 小时内发生的急性肾损伤
对比剂使用后急性肾损伤	PC-AKI	对比剂使用后 48 ～ 72 小时发生的急性肾损伤
对比剂引起的急性肾损伤	CI-AKI	明确了对比剂与急性肾损伤发生的因果关系的 CA-AKI

2. 如何评估患者肾功能　肾功能不全者，在使用碘对比剂前，建议采用 CKD 流行病学协作组（chronic kidney disease epidemiology collaboration，CKD-EPI）方程计算肾小球滤过率（eGFR）。推荐增强 CT 检查患者 eGFR 风险阈值为 30ml/（min·1.73 m²）。从现有的证据看，对 eGFR > 30ml/（min·1.73 m²）的患者，直接进行增强检查是安全的。对 eGFR < 30ml/（min·1.73 m²）的患者可在综合考虑对比剂使用的益处和风险的情况下并在检查前向患者解释相关情况后酌情使用。ESUR 指南建议由肾病、肾手术、蛋白尿、高血压、高尿酸血症、糖尿病的患者在确定 eGFR 后再行 CT 增强检查，另外建议慢性肾脏病（chronic kidney disease，CKD）患者同时伴有以下因素：年龄 > 60 岁、高血压、糖尿病、蛋白尿、高尿酸血症时，建议放宽水化预防的 eGFR 阈值至 45ml/（min·1.73 m²）。

对于年龄 ≥ 18 岁的成人，推荐使用 CKD-EPI 公式获得 eGFR：

eGFR［ml/（min·1.73 m²）］=

女性 sCr ≤ 62μmol/l：$144 \times (sCr/62)^{-0.329} \times 0.993^{年龄}$

女性 sCr > 62μmol/l：$144 \times (sCr/62)^{-1.209} \times 0.993^{年龄}$

男性 sCr ≤ 80μmol/l：$144 \times (sCr/80)^{-0.411} \times 0.993^{年龄}$

男性 sCr > 80μmol/l：$144 \times (sCr/80)^{-1.209} \times 0.993^{年龄}$

儿童的 eGFR：推荐使用校正的 Schwartz 公式获得：

eGFR［ml/（min·1.73 m²）］= 36.5 × 身高 /sCr

sCr 为血清肌酐，单位 μmol/L；身高单位 cm。

最大对比剂用量公式：推荐最大碘对比剂用量 =5ml × 体质量（kg）/ 基础血清肌酐（mg/dl）。

给药方式：应静脉给药；动脉给药易发生 PC-AKI；经肾动脉和腹主动脉给药易损伤肾脏。

3. 如何预防 PC-AKI　对比剂使用时间间隔对肾功能的影响：重复应用诊断剂量对比剂（72 小时内）是发生 PC-AKI 的独立危险因素。肾功能正常或中度降低的患者［GFR > 30ml/（min·1.73 m²）］：给药后 4 小时，钆对比剂和碘对比剂的排泄率达到 75%，碘对比剂和钆对比剂注射的间隔应达到 4 小时。两次碘对比剂注射的间隔应达到 4 小时。

肾功能重度降低的患者［GFR < 30ml/（min·1.73 m²）或接受透析］：碘对比剂和钆对比剂注射的间隔应达到 7 天。两次碘对比剂注射的间隔应达到 48 小时。

生理盐水水化被认为是预防 PC-AKI 最方便、有效且经济的方法之一，该疗法主要通过增加患者的肾血流量和肾脏灌注来减轻碘对比剂的肾脏毒性。目前临床上多采用静脉补液的水化方式，也可以通过口服补液来增加尿量，防止碘对比剂在肾小管内形成结晶，进而减轻肾脏毒性。较常用的静脉补液水化方式是检查开始前静脉输入生理盐水 1～4 小时，检查后持续 3～12 小时，一般输液量是碘对比剂使用前后固定输液 500 ml，或基于体重调整的输液方案（每小时 1～3ml/kg）。口服补液方案为检查前后约 6 小时内口服 500～1000ml，或检查前后 6～12 小时按 1ml/（kg·h）进行水化。

预防人群：对于 eGFR < 30ml/（min·1.73 m²）且未进行透析的患者，应采取预防措施，

在个别高危情况下，可考虑对 eGFR 为 30 ~ 44 ml/（min·1.73 m²）的患者采取预防措施。对于 eGFR 稳定且 ≥ 30 ml/（min·1.73 m²）的普通人群、正在接受维持性透析的患者或有心力衰竭风险的患者，不建议进行预防。

PC-AKI 的预后：给药后 24 小时内血清肌酐水平增加量 ≤ 5mg/dl，发生 CIN 可能性不大；肾功能严重障碍者使用碘对比剂可造成不可逆性肾功能损害。

4. 肾源性系统性纤维化（nephrogenic systemic fibrosis，NSF） 是一种系统性疾病，表现为广泛的组织纤维化，发生在肾功能不全受检者中，该病可引起四肢皮肤的增厚和硬化，造成关节固定和挛缩，严重者可导致死亡。

以下情况使用钆对比剂是引起 NSF 的高危因素：①急慢性肾功能不全［GFR < 30ml/（min·1.73m²）］；②肝肾综合征及肝移植围手术期导致的急性肾功能不全；③超剂量或重复使用钆对比剂。

5. 钆对比剂不良反应预防

（1）严重肾功能不全受检者应慎用钆对比剂，尽量只进行平扫即可。

（2）严格遵循对比剂产品说明书推荐的剂量。

（3）避免短期内重复使用。

（4）受检者诊断为 NSF 或临床怀疑 NSF，不主张使用任何钆类对比剂。

（5）孕妇不要使用钆对比剂。

（6）尽量避免药液外渗。

6. 肾功能不全受检者使用钆对比剂原则

（1）在临床必要时才能使用钆类对比剂。

（2）尽量选择其他替代的影像检查方法及非影像检查方法。

（3）若必须行使钆对比剂增强检查，建议应用推荐使用的最低剂量。

（4）钆对比剂与透析：建议需要血液透析维持的受检者，使用钆对比剂 3 小时内行血液透析，在临床安全允许条件下 24 小时内行第二次血液透析。

第三节　影像诊断科急救管理

一、急救物品管理

1. 根据各医院急救车管理要求配置急救车上的急救药品和必备物品，要求卡物相符，不得随便删改。

2. 每个护理单元配备有急救车，做到"五定"，即定数量品种、定位放置、定专人管理、定期消毒灭菌、定期检查维修。

3. 影像诊断科医技护熟悉急救药品、器材的种类、作用和使用方法，急救药品及器材随时处于完好备用状态，合格率 100%。

4. 急救物品不得任意挪用和外借，保证抢救工作顺利进行，急救器材的常态管理和操作流程如表 6-3-1 。

表 6-3-1　急救器材的常态管理和操作流程

急救器材	操作流程	常态管理（备用状态标准）
心电监护除颤仪	A 监护功能： 1. 清洁皮肤，开机调至监护功能 2. 正确贴电极片、正确放置袖带和 SpO_2 探头 3. 选择正确无创血压测压模式、调节波幅、波形和设置报警值 4. 准确记录生命体征 B 除颤功能： 1. 清洁皮肤，开机调至除颤功能，分析患者心律，确认是否需要除颤 2. 电极板涂耦合剂，并均匀分布 3. 选择非同步方式及合适能量（双相波成人 120～200J） 4. 电极板位置安放准确，与患者皮肤贴紧 5. 再次确认患者心律，充电→放电（放电前大声告知周围人员）→放电后立即继续心肺复苏术，2 分钟后再评估患者心律 6. 记录	1. 备物齐全：电极片、医用耦合剂、操作示意图 2. 每周检查仪器是否电量充足 3. 每月维护：放电→充电→记录 4. 使用后根据院感要求清洁消毒 5. 根据除颤仪型号进行检测保养，原则上，1 周小剂量放电测试，1 个月大剂量放电测试
简易呼吸气囊	1. 将简易呼吸器与氧气（高流量）装置相连接、检查连接是否正确、呼吸囊有无漏气 2. 清理呼吸道，开放气道 3. 戴面罩：口、鼻部扣紧面罩并用 EC 手法固定。 （1）挤压气囊频率 12～16 次/分 （2）成人每次挤压使气囊下陷 1/2～2/3，400～600ml 潮气量 （3）吸呼时间比（I∶E）为 1∶（1.5～2）；送气时间不少于 2 秒	1. 各部件连接好，保持清洁状态下存放 2. 每周清点时需查看简易呼吸气囊是否清洁、面罩充气是否饱满、是否有可连接的氧气管 3. 使用后送供应室消毒处理 4. 使用过程中涉及的一次性物品不可重复使用
电动吸引器	1. 接通电源→打开开关→检查吸引器性能→调节吸痰负压值（成人 0.04～0.0533MPa；儿童＜0.04MPa） 2. 吸痰前加大氧流量 3. 吸痰：由浅至深，快插慢提，旋转退出，时间少于 15 秒 4. 吸痰顺序：气管插管（套管）→鼻腔→口腔，口、鼻不同部位吸痰时需更换吸痰管，吸痰前后要冲管 5. 操作中注意心理疏导和观察患者面色情况	1. 各部件连接好，保持清洁状态下存放 2. 每周检查电动吸引器性能是否良好 3. 使用过程中涉及的一次性物品不可重复使用 4. 使用后严格按照院感要求清洁消毒

急救器材	操作流程	常态管理（备用状态标准）
供氧装置	1. 操作顺序：打开总开关→湿化瓶内装纯净水（1/2～2/3）→连接鼻氧管→打开氧流量表→连接患者，调整位置 2. 吸氧时注意观察患者的病情	1. 氧压力表和氧流量表连接好，无漏气，保持清洁备用状态 2. 每周清点时查看氧压力表 3. 湿化瓶使用后送供应室消毒处理 4. 使用过程中涉及的一次性物品不可重复使用 5. 氧气筒四防：防震、防热、防火、防油

注：吸痰负压值来源于第6版人民卫生出版社出版的《基础护理学》

5. 磁共振护理站配置急救设备、氧气袋、负压吸引器；有条件的医院在磁共振机房内配置无磁呼吸机及无磁心电监护仪，由专人管理，定期维护保养。

6. 熟悉掌握危重患者抢救工作制度。

7. 定期对影像诊断科医技护人员进行急救技能的培训，如心肺复苏、心电监护除颤仪、电动吸引器的使用等。

二、对比剂不良反应的应急处理

建议影像诊断科建立抢救应急预案，建立与急诊室或其他临床相关科室针对对比剂不良反应抢救的应急快速增援机制及应急通道。当患者发生对比剂不良反应时，影像诊断科及相关临床科室医护人员需要做到正确对待并及时、有效地处理各种不良反应，以确保患者的健康及生命安全，这不仅仅依赖于"处理"这单一环节的妥善操作，更需要具有完善的规章制度及操作流程，并且医护人员在日常工作中均能够严格遵守各相关制度及流程，同时也需要各科室协同作业。

1. 对比剂不良反应的应急预案

（1）一旦确定发生不良反应，应立即停止注射对比剂和停止扫描。

（2）影像诊断科值班医师、技师、护士迅速进入扫描室，技师将患者移出扫描架，护士解除对比剂注射的连接；技师打电话通知急诊科和影像诊断科主任/副主任。

（3）对于中、重度不良反应患者，影像诊断科医护人员需要及时为患者监测生命体征，建立多一条静脉通路；吸氧时根据有无肺部疾病，给予不同氧流量；必要时可遵医嘱使用肾上腺素、苯海拉明、地塞米松等。如果患者呼吸/心跳停止，应迅速进行心肺复苏。

（4）急诊科和麻醉医师到达现场后，迅速判断患者不良反应情况和严重程度，实施进一步救治，如进行环甲膜穿刺或气管插管、心肺复苏及除颤等抢救措施，必要时将患者转至急诊室或临床科室。

2. 对比剂不良反应的急救流程图　对比剂不良反应的急救流程见图6-3-1。

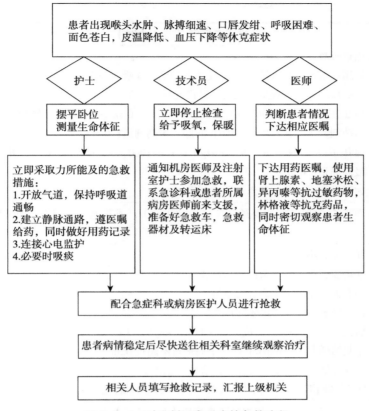

图 6-3-1 对比剂不良反应的急救流程

3. CT 对比剂不良反应处理方案　CT 对比剂不良反应处理方案详见表 6-3-2。

表 6-3-2　CT 对比剂不良反应处理方案

急性不良反应（＜1 小时）	
恶心/呕吐	中度，一过性：支持性治疗 重度，长时间的：应考虑使用适当的止吐药（如恩丹西酮、茶苯海明）
荨麻疹	散发的、一过性的：支持性治疗及观察 散发的、长时间的：应考虑采用适当的抗组胺（H_1）治疗药物（如氯马斯汀），首选静脉给药（在没有其他治疗选择且需及时治疗的情况下，可选择肌内注射给药）。可能会出现嗜睡和（或）低血压 严重的：考虑使用肾上腺素；成人 1：1000, 0.1～0.3 ml（0.1～0.3mg）肌内注射；儿童，0.01mg/kg，肌内注射，最高不超过 0.3mg。根据需要重复给药
喉头水肿	1. 面罩吸氧（6～10L/min） 2. 肌内注射肾上腺素：成人，（1：1000），0.1～0.3 ml（0.1～0.3mg），根据需要重复给药 3. 通过复苏小组进行气管插管

	急性不良反应（＜1小时）
支气管痉挛	1. 面罩吸氧（6～10L/min） 2. 使用计量剂量吸入器吸入 β₂ 受体激动剂，深吸 2～3 次（如沙丁胺醇） 3. 根据血压和严重程度，肌内注射肾上腺素 　血压正常：1∶1000，0.1～0.3ml（0.1～0.3mg）（冠状动脉疾病或老年患者减少给药剂量），儿童用药：0.01mg/kg；最高剂量：0.3mg 　血压下降（收缩压＜90mmHg）：1∶1000，0.5ml（0.5mg）；儿童：0.01mg/kg，最高剂量：0.3mg 4. 如需进一步治疗，请急诊科医师完成
癫痫，抽搐	地西泮 5～10mg，直肠给药（或静脉注射）；或其他备选药物（如可用）：劳拉西泮 2mg
过敏样全身反应	1. 联系复苏小组 2. 如需要，可进行气道内吸引操作 3. 如有低血压，可抬高患者下肢 4. 面罩吸氧（6～10L/min） 5. 肌内注射肾上腺素：成人，（1∶1000），0.1～0.3 ml（0.1～0.3mg）。根据需要重复给药儿童，0.01mg/kg，最高剂量不超过 0.3mg 6. 快速静脉补液（如生理盐水或乳酸林格液） 7. H₁ 受体阻滞剂，如苯海拉明 25～50mg，静脉注射
	迟发性不良反应（1～7天）
对比剂外渗	在多数情况下保守管理已足以满足要求 - 患肢抬高 - 冰敷 - 密切监测 如怀疑伤情严重，外科就诊

4. 其他不良反应的处理　碘对比剂血管外应用的不良反应处理：轻微症状可以在数天内自动消失，可不予以处理。反应严重者，处理措施同血管内用药（表6-3-3）。

患者对某种对比剂既往注射时耐受性良好，并不能确保当前本次对比剂注射的安全性。所有影像诊断科医务人员均应做好准备，识别各种可能发生的不良反应，监控患者情况，并采取正确方法应对。

5. 肾上腺素的使用　严重的过敏反应、突发心跳呼吸骤停等情况中，早期肌注肾上腺素是关键！实际操作过程中，影像医师对肾上腺素的使用依然存在困惑，如注射部位、注射剂量、注射时机等问题。

（1）如何选择注射方式。目前，肌内注射的安全性已明确，肌肉内所含血管比皮内或皮下丰富得多，吸收更为迅速。皮下注射或吸入肾上腺素的途径不推荐用于治疗过敏反应，因为其吸收慢、效果较肌注差。肌内注射的好处：安全性更高；不需要开放静脉通路；更容易操练；已知过敏的患者可以自行实施肌注肾上腺素。

表 6-3-3　其他常见急症的应急处理

	低血糖反应	晕　厥	高血压危象	过度通气
症状	软弱无力、面色苍白、出冷汗、头晕、心慌、脉快、肢体颤抖	突然晕倒	血压明显升高，出现头痛、烦躁、眩晕、恶心、呕吐、心悸、气急及视物模糊等症状	呼吸加深加快，四肢末端及颜面麻木，手足抽搐，肌肉痉挛甚至强直，也可有头痛、头晕、意识障碍
分析原因	1. 空腹时间过长 2. 糖尿病患者使用降血糖药后未及时进食	晕针、晕血、低血糖反应	高血压患者检查时因精神紧张、高压注射对比剂等诱因，在短时间内使血压急剧升高	精神过度紧张导致，如大哭大闹的患者
应急处理	1. 平卧休息，保持呼吸道通畅，吸氧 2. 询问有无糖尿病病史，有无吃早餐（或午餐） 3. 测血压、脉搏、SpO$_2$ 4. 测血糖（正常值 3.9 ～ 6.1mmol/L） 5. 口服 50% 葡萄糖水或静脉滴注 10% 葡萄糖注射液	通知医师，解除诱因，平卧休息，保持呼吸道通畅，也可以用拇指掐其人中、合谷等穴位	1. 平卧休息，保持呼吸道通畅，低流量吸氧，并通知医师 2. 遵医嘱使用降压药 3. 监测心率、血压、呼吸、意识和瞳孔的大小，并记录	1. 通知医师，心理疏导，解除紧张或过激情绪 2. 面罩吸氧，教会正确的呼吸方法，即腹式呼吸、缓慢呼吸

（2）如何选择肌内注射的部位。肌内注射的最佳位置是大腿中 1/3 的前外侧面。理由：大腿外侧肌部位皮下脂肪少，肌束厚，神经血管都在内侧，可操作面积大，更方便过敏患者自行注射。紧急情况下，可以隔着裤子直接注射。大腿的外侧肌肉为股外侧肌，无神经分布，从上到下如果把股外侧肌肉分成 3 段，即上 1/3，中 1/3 和下 1/3，中 1/3 为注射最佳部位。

（3）如何掌握用药剂量（表 6-3-4）。肾上腺素肌肉注射时不用稀释，直接取原液。欧洲变态学与临床免疫学会建议应肌内给予 10μg/kg 体重的肾上腺素 (1mg/ml)，最大剂量为 0.5mg，对 12 岁以下儿童，最大剂量不超过 0.3mg。2015 版心肺复苏指南推荐：对于危及生命的过敏反应，应给予肾上腺素。更新后的指南设定了第二剂肾上腺素的使用时间：若对第一剂无反应，而高级生命支持要 5 ～ 10 分钟后才能到达的前提下，给予第二剂肾上腺素。换言之，肾上腺素重复使用的时间间隔最短为 5 分钟。如果是静脉注射则需要拿原液来稀释。不管是药物说明书还是指南，都是这样规定。具体的配制方法如下：肾上腺素静脉注射时需要稀释，其浓度是 1 ∶ 10 000，即：用 10ml 注射器抽取 1mg 肾上腺素原液，加生理盐水 9ml 稀释后共计 10ml，在推注后继续推注生理盐水 20ml，这样有利于药物在血管内循环，快速达到心脏。

表 6-3-4　不同年龄患者肾上腺注射用量

年龄	剂量
＞12 岁及成人	500μg（0.5ml）
＞6～12 岁	300μg（0.3ml）
＞6 个月～6 岁	150μg（0.15ml）
＜6 个月	150μg（0.15ml）

三、针刺伤的应急处理技术操作流程

被由血液污染的医疗器械刺伤，统称为针刺伤，是医护人员经血液传播疾病职业暴露的主要途径，医护人员应引起高度重视，提高自身防护意识。在日常护理工作中，如不慎被针刺伤应立即按照以下流程进行处理（图 6-3-2）。

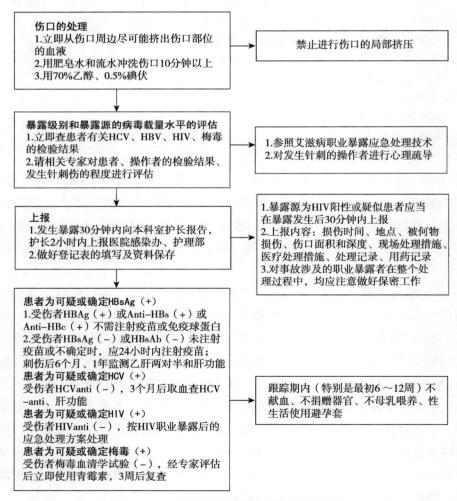

图 6-3-2　针刺伤的应急处理技术操作流程

第四节　影像诊断科日常感控管理

1. 保持环境清洁，室温应保持在 22～24℃，相对湿度 60%～65%，定时开门窗通风换气，必要时可在各检查室、候诊区均使用新风系统。

2. 空气消毒机消毒：护理站、每个 CT 机房和候诊区均应配置，设置消毒时间，每班必须检查空气消毒机是否正常运作，定期检查维护保养并记录。

3. 紫外线消毒：使用定时开关器，每次消毒 30～60 分钟，护理站、CT 机房和操作室消毒 2 次 / 日，候诊区消毒 1 次 / 晚；为确保有效消毒，紫外线灯管用 75% 乙醇纱布擦拭每周 1 次并记录，每 6 个月监测紫外线强度 ≥ $70\mu W/cm^2$，紫外线灯使用时间 < 1000 小时。对于空洞型肺结核、水痘等，检查后紫外线消毒机房 30 分钟方可再检查其他患者。

4. 物体表面消毒：桌面、电话、门把手、检查床等每天用 250～500mg/L 含氯消毒液擦拭消毒；或者使用含醇的一次性消毒湿巾擦拭，每天至少 2 次。

5. 铅衣消毒：用铅衣衣架悬挂放置，铅衣随机房紫外线消毒至少每天 2 次，每周彻底清洁擦拭 1 次，如遇污染时应立即处理。

6. 可复性医疗用品的消毒：止血带每天统一由专人收集送供应室消毒。

7. 地面消毒：地面应湿式清扫，保持清洁，遇污染时随时消毒；当有血迹、体液及排泄物等污染时，应先使用一次性吸水材料完全清除污染物后，再用含 500～1000mg/L 含氯消毒液拖地消毒，拖洗工具使用后应先消毒、洗净、再晾干。不同的区域分别设置专用拖布，标识明确，分开清洗，悬挂晾干，每天消毒。

第五节　突发公共卫生事件应急处理预案

本节内容以新型冠状病毒肺炎处理预案为例。

疫情期间，影像诊断科处于战斗第一线，担负医院门诊发热患者筛查诊断和疑似患者诊断等重要任务，影像检查机房处于相对密闭环境，人员密集、流动性大，因此，影像检查过程中易造成职业暴露。在影像检查过程中，要严格落实标准预防措施。

一、建立应急管理构架

迅速建立疫情防控应急管理构架，明确各岗位职责。①科室主任：担任组长，配合医院新冠防控指挥部相关工作安排，督导落实本科室疫情防控工作。②技师长：协助主任对技术组人员及设备进行管理；组织全体技师学习 COVID-19 肺炎的影像特点，掌握诊断要点。③科室设立院内感染防控员：协助科室主任开展科室疫情防控具体工作；对医务人员穿脱防护用品情况进行监督、指导和帮助。④护士长：担任护理应急小组负责人。⑤预约咨询处：作为科室服务窗口，应严格把好第一道关，对前来检查的患者询问发热史、流行病学史和接触史，并进行体温筛查和患者分诊。

二、进行区域划分，设立专用影像设备

将确诊和疑似患者与普通患者的检查通道区分开，设立污染区、半污染区、清洁区。工作人员应该在清洁区穿戴防护用品，在半污染区脱掉防护用品；工作人员穿戴防护用品仅限于在污染区和半污染区活动。建议固定 1 台 CT 机和 DR 机专门用于确诊感染或者疑似患者检查，床边检查有专用移动 DR。上述设备如发生故障时，应有后备预案。

三、不同岗位防护级别

"发热门诊"专用 CT 技师执行二级防护或三级防护，戴双层手套；床旁 DR 技师执行三级防护；其他设备技师、预约窗口执行二级防护；诊断医师执行一级防护。尽量避免进入潜在污染区，会诊尽量采用 PACS、网络会诊的方式进行；护士执行二级防护。

1. 三级防护要求

（1）一级：穿戴一次性工作帽、一次性外科口罩、工作服、隔离衣（预检分诊必要时穿一次性隔离衣），必要时戴一次性乳胶手套，严格执行手卫生。

（2）二级：适用于医务人员从事与疑似或确诊患者有密切接触的诊疗活动；穿戴一次性工作帽、防护眼镜或面罩、医用防护口罩、防护服或隔离衣、一次性乳胶手套、一次性鞋套，严格执行手卫生。

（3）三级：适用于为疑似或确诊患者实施产生气溶胶操作者，穿戴一次性工作帽、戴医用防护口罩（N95 口罩，每次佩戴后进行密封性检查）、防护面罩（或全面型呼吸防护器或正压式头套）、防护服、一次性乳胶手套、一次性鞋套，严格执行手卫生。

2. 穿、脱防护用品顺序

（1）穿防护用品顺序：手消毒→戴医用防护口罩→戴一次性圆帽→戴防护眼罩→穿防护服→穿鞋套→戴手套。

（2）脱防护用品顺序：脱鞋套→摘掉手套→手消毒→脱防护服→手消毒 →摘防护眼罩→手消毒→摘一次性圆帽→摘医用防护口罩→手消毒→更换个人衣物。

四、疫情防控期间工作人员管理方案

所有人员应通过院内感染防控培训考核合格后才能上岗。科室人员强制报告个人的健康状况，尽快发现感染隐患。建立工作人员体温登记本，测体温并登记，如出现发热、咳嗽等症状，及时向科室和医院感染防控部门上报。

五、疫情防控期间患者管理方案

发热患者走发热检查专用通道。影像检查全程，患者及陪伴者均佩戴一次性外科口罩或 N95 口罩。医患沟通或训练屏气时，医患均不能取下口罩，要避免近距离接触。

六、疫情防控期间 CT 检查方案及流程

发热和新型冠状病毒肺炎的专用检查 CT 机房采用 24 小时值守，根据实际情况排班和

轮休，建议每班次 2 名技师，操作者和摆位者要分开；摆位技师不得穿着防护服进入操作室或其他诊疗区；临床医师不得进入操作室；诊疗区、值班区、生活区尽量电话联系。

1. 疑似或确诊患者行影像检查前，由发热门诊提前通知影像诊断科技师做好接诊准备。影像诊断科接到通知后，准备好检查设备，并做好消毒准备，按防护标准做好个人防护。

2. 技师在确保患者安全的前提下，与患者保持 1 m 以上距离或采取非接触式操作，指导患者自行上、下检查床，尽量减少与发热患者近距离接触。

3. 扫描结束后，应迅速浏览图像，确保图像质量满足诊断要求，引导患者经发热通道离开。患者检查的一次性床单应一人一换，避免交叉感染。

4. 发热门诊患者报告按危急值报告制度处理，图像及诊断报告全部上传 PACS 系统，通过电话或微信与临床医师联系沟通。

5. CT 检查患者次序安排

（1）发热专用 CT：若同一时段有多名疑似或确诊患者待检时，建议先检查疑似患者，后对确诊患者进行检查。每名患者检查结束后均应按照规定消毒；全部患者检查结束后，按照消毒规定对设备及和设备间地面进行终末消毒及紫外线消毒和通风 60 分钟以上。

（2）普通患者检查机房：检查结束后当班技师要迅速浏览图像，发现可疑肺部炎症者，应让患者原地等待，待值班医师判定后方可让患者离开；若值班医师诊断为疑似病例，应立即上报医院，将患者送发热门诊隔离排查，并按规定对检查间地面、设备消毒，待空气消毒 30 分钟后才可检查其他患者。

（3）若医疗单位无专用 CT 用于发热患者检查，在做疑似或确诊患者检查前，技师与有关保卫部门人员协同合作，疏散机房候诊区无关患者及其家属，待疑似或确诊患者检查结束离开后，按规定对检查间地面、设备进行消毒，待空气消毒 30 分钟后才可检查其他患者。

（4）胸部 X 线片的检查流程及机房消毒方式参照 CT 检查。移动床旁 DR 对危重患者床旁胸片检查时，检查技师应按照三级防护标准做好个人防护，按照病房区域管理要求做好防护设备的穿脱及移动影像设备消毒。

七、疫情防控期间影像设备及机房消毒方案

1. 物体表面的消毒　发热检查的专用机房设备表面，首选 2000mg/L 的含氯消毒液擦拭消毒，不耐腐蚀的使用 75% 乙醇擦拭消毒（每个患者做完检查后执行消毒），每天至少 2 次，作用时间 30 分钟。普通机房设备表面可用 250 ～ 500mg/L 的含氯消毒液或者 75% 乙醇擦拭消毒，清洁消毒一步完成，每天至少 2 次。候诊大厅的桌椅用 250 ～ 500mg/L 的含氯消毒液擦拭消毒，每天至少 1 次。

2. 地面的消毒　疑似或确诊新型冠状病毒肺炎检查专用机房地面使用 2000mg/L 的含氯消毒液消毒。普通机房可用 250 ～ 500mg/L 的含氯消毒液消毒，每天至少 2 次，遇污染时随时消毒。

3. 空气的消毒管理　大厅和各个机房配置空气消毒机循环式空气消毒，加强通风；无人情况下，使用紫外线照射进行空气消毒，每次 1 小时，每天至少 2 次，然后开窗通风。

（1）发热患者专用机房：空气消毒机循环式持续空气消毒；每个患者检查完毕后，立即使用紫外线照射进行空气消毒 30 ～ 60 分钟，然后用 75% 乙醇擦拭机房设备表面，开窗通风。每天至少进行一次终末消毒，采用 6% 过氧化氢以 4ml/m³ 用量喷雾消毒，或用不同品牌的过氧化氢空气消毒机喷雾消毒，操作方法、使用剂量、作用时间、注意事项等遵循产品使用说明，作用 2 小时，并严格按照使用浓度、使用剂量、消毒作用时间及操作方法进行消毒，消毒完毕充分通风后方可使用；确诊患者检查后，严格按照终末消毒流程处理。

（2）医疗废物处置：严格依照《医疗废物管理条例》和《医疗卫生机构医疗废物管理办法》管理要求，对检查过疑似患者或确诊患者的工作人员防护用品应做完检查后直接丢弃于医疗废物桶内，要求双层封扎，用浓度不低于 1000mg/L 的含氯消毒液喷洒外包装面，标识清楚、密闭专人专车转运，并交接记录。及时对医疗废物临时存放点用 2000mg/L 含氯消毒液擦拭和紫外线消毒。

参考文献

[1] 郭启勇，刘士远 . 放射科住院医师规范化培训手册 [M]. 北京：人民卫生出版社，2017:59-66

[2] Sebastià C, Nicolau C, Martín de Francisco ÁL, et al. Prophylaxis against postcontrast acute kidney injury (PC-AKI): updates in the ESUR guidelines 10.0 and critical review. Radiologia (Engl Ed), 2020 Jul-Aug;62(4):292-297.

[3] 王其新 . 现代临床急救进展 [M]. 北京：人民军医出版社，2003:8-9.

[4] 李小寒，尚少梅 . 基础护理学第六版 [M]. 北京：人民卫生出版社，2017:498-503,507-508.

[5] 卢光明，王培军，金征宇 . 肾病患者静脉注射碘对比剂应用专家共识 [J]. 中华放射学杂志，2021，55（6）：11.

第 7 章

图像质量考评细则

医学图像质量是影像诊断科日常工作和质量控制的主要内容，由于不同医院应用的设备类型及工作人员操作习惯等差异，很难从设备操作的层面做到完全统一，但我们可以从检查目的出发，设置不同部位的图像考评细则，以满足临床诊断需求。图像质量考评细则主要包括两部分：一是考评图像获取方式是否遵守医学影像检查一般准则；二是考评各部位图像质量是否达到诊断要求。本章主要针对 DR、CT、MRI 的常见部位进行图像质量考评。

第一节　DR 常见部位质量评价表

1. 头颅后前位及侧位摄影评价表（表 7-1-1）

2. 颞颌关节侧位（张口位、闭口位）摄影评价表（表 7-1-2）

3. 下颌骨后前位及侧位摄影评价表（表 7-1-3）

4. 眼眶后前位摄影评价表（表 7-1-4）

5. 颧弓颌顶位摄影评价表（表 7-1-5）

6. 鼻骨侧位摄影评价表（表 7-1-6）

7. 瓦氏位摄影评价表（表 7-1-7）

8. 胸部后前位及侧位摄影评价表（表 7-1-8）

9. 乳腺头尾位及内外斜位摄影评价表（表 7-1-9）

10. 腹部仰卧前后位摄影评价表（表 7-1-10）

11. 腹部站立前后位摄影评价表（表 7-1-11）

12. 寰枢关节张口位摄影评价表（表 7-1-12）

13. 颈椎正位及侧位摄影评价表（表 7-1-13）

14. 胸椎正位及侧位摄影评价表（表 7-1-14）

15. 腰椎正位及侧位摄影评价表（表 7-1-15）

16. 肩关节正位摄影评价表（表 7-1-16）

17. 肱骨正位及侧位摄影评价表（表 7-1-17）

18. 肘关节正位及侧位摄影评价表（表 7-1-18）

19. 腕关节后前正位及侧位摄影评价表（表 7-1-19）

20. 手部后前正位及斜位摄影评价表（表 7-1-20）

表 7-1-1　头颅后前位及侧位摄影评价表

检查编号：　　　　扫描技师：　　　　评价时间：　　　　评价结果：

备注：85 分以上为优，70 ~ 85 分为良，60 ~ 70 分为合格，低于 60 分不合格

评价项目	具体内容	评分方法	评分
图像信息 （10分）	图像上应清晰显示：患者姓名、性别、年龄、医院名称、检查号、检查日期、检查时间、设备型号、摄影条件、左右标识等信息	一条信息不符扣 1 分，上限 10 分	
操作规范 （40分）	1. 患者信息正确 2. 摄影部位正确 3. 参数设置正确：照射野 30cm × 24cm，75kV ± 5kV，AEC 控制曝光 4. 患者体位设计 　头颅后前位：受检者俯卧于摄影床上，前额或鼻尖对准床面，听眦线均垂直于床面 　头颅侧位：受检者俯卧于摄影床上，头侧转，被检侧紧贴床面，头颅正中矢状面平行于床面，瞳间线垂直于床面 5. 中心线：头颅后前位：经枕外隆凸下 3cm 垂直射入 　头颅侧位：经外耳孔前上 2cm 处垂直射入	此项满分 40，一条不符扣 5 分	

续表

评价项目	具体内容	评分方法	评分
标准影像 （50分）	头颅后前位： 1. 照射范围：包括颅骨外缘，上界至颅顶，下界包括下颌骨 2. 标准影像 （1）鼻根位于中心，各颅骨、颅缝与颅骨板障显示清晰 （2）眼眶、内耳道、上颌窦、筛窦左右对称 （3）颅骨边缘锐利 3. 无体外异物及运动伪影 头颅侧位： 1. 照射范围：包括颅骨外缘，上界至颅顶，下界包括下颌骨 2. 标准影像 （1）颅骨两侧重叠，清晰显示颅骨内、外板障及颅缝影 （2）蝶鞍清晰显示呈半月状，无双边影 （3）颌支后缘与颈椎不重叠 （4）颅骨各骨边缘锐利 3. 无体外异物及运动伪影	每条平均分配分值，根据实际情况评分	

参考文献

[1] 石明国. 医用影像设备（CT/MR/DSA）成像原理与临床应用 [M]. 北京：人民卫生出版社，2013：47-48.
[2] 中华医学会影像技术分会。中华医学会放射学分会. 数字 X 线摄影检查技术专家共识 [J]. 中华放射学杂志，2016，50（7）：483-494.

表 7-1-2　颞颌关节侧位（张口位、闭口位）摄影评价表

检查编号：　　　　扫描技师：　　　　评价时间：　　　　评价结果：

备注：85 分以上为优，70～85 分为良，60～70 分为合格，低于 60 分不合格

评价项目	具体内容	评分方法	评分
图像信息 （10分）	图像上应清晰显示患者姓名、性别、年龄、医院名称、检查号、检查日期、检查时间、设备型号、摄影条件、左右标识等信息	一条信息不符扣 1 分，上限 10 分	
操作规范 （40分）	1. 患者信息正确 2. 摄影部位正确 3. 参数设置正确：照射野 15cm×15cm，65kV±5kV，AEC 控制曝光 4. 患者体位设计：受检者俯卧于摄影床上，头侧转，被检侧紧贴床面，颏部内收，头颅正中矢状面平行于床面，瞳间线垂直于摄影床面；分别摄取张口位和闭口位 5. 中心线：经外耳孔上方 7cm 与前方 1.5cm 处，向足侧 25°～30° 角射入	此项满分 40，一条不符扣 5 分	

续表

评价项目	具体内容	评分方法	评分
标准影像 （50分）	1. 照射范围：上界至耳廓上缘，下界包括下颌骨升支，包含下颌骨角、颞骨等 2. 标准影像 （1）颞下颌关节位于图像中心 （2）被检侧髁状突、关节窝、关节间隙显示清晰 3. 无体外异物及运动伪影	每条平均分配分值，根据实际情况评分	

参考文献

[1] 中华医学会放射学分会. 放射科管理规范与质控标准（2017版）[M]. 北京：人民卫生出版社，2017：59，132.

[2] 余建明，曾勇明. 医学影像检查技术学 [M]. 北京：人民卫生出版社，2016：31，36.

表 7-1-3　下颌骨后前位及侧位摄影评价表

检查编号：　　　　扫描技师：　　　　评价时间：　　　　评价结果：

备注：85分以上为优，70～85分为良，60～70分为合格，低于60分不合格

评价项目	具体内容	评分方法	评分
图像信息 （10分）	图像上应清晰显示患者姓名、性别、年龄、医院名称、检查号、检查日期、检查时间、设备型号、摄影条件、左右标识等信息	一条信息不符扣1分，上限10分	
操作规范 （40分）	1. 患者信息正确 2. 摄影部位正确 3. 参数设置正确：照射野 18cm×24cm，70kV±5kV，AEC 控制曝光 4. 患者体位设计 　下颌骨后前位：受检者俯卧于摄影床上，屈肘，双手置于头两侧，前额鼻尖紧贴床面，头颅正中矢状面垂直于床面 　下颌骨侧位：受检者仰卧于摄影床上，头转向被检侧并向后仰，被检侧下颌骨紧贴探测器，双手自然置于身旁 5. 中心线 　下颌骨后前位：经上唇与下颌联合下缘连线中点处垂直射入 　下颌骨侧位：经对侧下颌骨下方 5cm 处，向头侧30°角射入	此项满分40，一条不符扣5分	

续表

评价项目	具体内容	评分方法	评分
标准影像 （50床）	下颌骨后前位 1. 照射范围：包括上颌骨、下颌骨，两侧包括头颈部软组织 2. 标准影像 （1）图像双侧对称，颏部、鼻中隔连线位于正中线上。双侧下颌角、颞下颌关节与中线等距 （2）下颌骨颏部与颈椎重叠，颈椎影像较模糊，颏部骨质结构清晰可辨。下颌支为斜矢状投影，冠状突及髁状突颈部前后方向重叠 （3）下颌骨骨质结构显示清晰，下颌神经管可辨认，图像具有良好的清晰度、对比度 3. 无体外异物及运动伪影 下颌骨侧斜位 1. 照射范围：上界至上颌骨，下界包括整个下颌骨至颏部 2. 标准影像 （1）被检侧下颌骨不与对侧或颈椎重叠 （2）下颌骨骨质结构显示清晰，颏孔、下颌神经管可辨认，图像具有良好的清晰度、对比度 3. 无体外异物及运动伪影	每条平均分配分值，根据实际情况评分	

参考文献

[1] 郑晓林，朱纯生. 现代 X 线投照技术学 [M]. 西安：世界图书出版西安有限公司，2017：293-297.

[2] 中华医学会影像技术分会，中华医学会放射学分会. 数字 X 线摄影检查技术专家共识 [J]. 中华放射学杂志，2016，50（7）：483-494.

表 7-1-4　眼眶后前位摄影评价表

检查编号：　　　　扫描技师：　　　　评价时间：　　　　评价结果：

备注：85 分以上为优，70 ~ 85 分为良，60 ~ 70 分为合格，低于 60 分不合格

评价项目	具体内容	评分方法	评分
图像信息 （10分）	图像上应清晰显示患者姓名、性别、年龄、医院名称、检查号、检查日期、检查时间、设备型号、摄影条件、左右标识等信息	一条信息不符扣 1 分，上限 10 分	
操作规范 （40分）	1. 患者信息正确 2. 摄影部位正确 3. 参数设置正确：照射野24cm×18cm，70kV±5kV，AEC控制曝光 4. 患者体位设计：患者俯卧，前额和鼻部紧贴摄影床面，头颅正中矢状面垂直并与探测器中线重合，双外耳孔与探测器距离等距 5. 中心线：向足侧倾斜20° 对准头顶经鼻根射出	此项满分40，一条不符扣 5 分	

续表

评价项目	具体内容	评分方法	评分
标准影像 （50）	1. 照射范围：额窦顶至双侧颧弓下缘 2. 标准影像 （1）两侧眼眶呈圆形对称显示 （2）岩骨上缘投影于上颌窦内上 1/3 处 （3）眶上裂、眶下裂、鼻中隔、筛窦显示清晰 3. 无无体外异物及运动伪影	每条平均分配分值，根据实际情况评分	

参考文献

[1] 余建明.中华医学影像技术学，数字 X 线成像技术卷 [M].北京：人民卫生出版社，2017：358-359.

[2] 于兹喜.医学影像检查技术学 [M].北京：人民卫生出版社，2010：37-38.

表 7-1-5 颧弓颌顶位摄影评价表

检查编号： 扫描技师： 评价时间： 评价结果：
备注：85 分以上为优，70 ～ 85 分为良，60 ～ 70 分为合格，低于 60 分不合格

评价项目	具体内容	评分方法	评分
图像信息 （10 分）	图像上应清晰显示患者姓名、性别、年龄、医院名称、检查号、检查日期、检查时间、设备型号、摄影条件、左右标识等信息	一条信息不符扣 1 分，上限 10 分	
操作规范 （40 分）	1. 患者信息正确 2. 摄影部位正确 3. 参数设置正确：照射野 18cm×24cm，70kV±5kV，AEC 控制曝光 4. 患者体位设计：患者仰卧并抬起下颌使颈部过伸，颅顶接触摄影床面，使听眶线平行于探测器，正中矢状面垂直于探测器中线 5. 中心线：经两侧颧弓间，下颌骨下 4cm 处垂直射入	此项满分 40，一条不符扣 5 分	
标准影像 （50 分）	1. 照射范围：包全双侧颧弓，下颌支呈轴位与颞骨重叠 2. 标准影像：双侧颧弓呈弧形，前后根部清晰可见并位于影像正中，可见颧骨和颞骨向外伸出，颧弓邻近软组织层次分明 3. 无运动伪影，无体外异物	每条平均分配分值，根据实际情况评分	

参考文献

[1] 焦金城，崔玉峰.颧骨弓颌顶位的水平投照方法 [J].医用放射技术杂志，2007（7）：36.

[2] 余建明，中华医学影像技术学，数字 X 线成像技术卷 [M].北京：人民卫生出版社，2017：357-358.

表 7-1-6 鼻骨侧位摄影评价表

检查编号：　　　　　　扫描技师：　　　　　　评价时间：　　　　　　评价结果：

备注：85 分以上为优，70 ～ 85 分为良，60 ～ 70 分为合格，低于 60 分不合格

评价项目	具体内容	评分方法	评分
图像信息（10 分）	图像上应清晰显示患者姓名、性别、年龄、医院名称、检查号、检查日期、检查时间、设备型号、摄影条件、左右标识等信息	一条信息不符扣 1 分，上限 10 分	
操作规范（40 分）	1. 患者信息正确 2. 摄影部位正确 3. 参数设置正确：照射野 12cm×9cm，55kV±5kV，AEC 控制曝光 4. 患者体位设计：患者俯卧，头颅成标准侧位，头部矢状面与探测器平行，瞳间线与探测器垂直 5. 中心线：经鼻根下方 2cm 处垂直射入	此项满分 40，一条不符扣 5 分	
标准影像（50 分）	1. 照射范围：包括全部鼻骨 2. 标准影像：鼻骨位于投照视野中心，呈侧位显示；图像包括鼻骨、鼻部软组织、额鼻缝 3. 无体外异物及运动伪影	每条平均分配分值，根据实际情况评分	

参考文献

[1] 曹厚德，詹松华 . 现代医学影像技术学［M］. 上海：上海科学技术出版社，2016：920-921.
[2] 邹仲 . X 线检查技术学［M］. 上海：上海科学技术出版社，1983：173-175.

表 7-1-7 瓦氏位摄影评价表

检查编号：　　　　　　扫描技师：　　　　　　评价时间：　　　　　　评价结果：

备注：85 分以上为优，70 ～ 85 分为良，60 ～ 70 分为合格，低于 60 分不合格

评价项目	具体内容	评分方法	评分
图像信息（10 分）	图像上应清晰显示患者姓名、性别、年龄、医院名称、检查号、检查日期、检查时间、设备型号、摄影条件、左右标识等信息	一条信息不符扣 1 分，上限 10 分	
操作规范（40 分）	1. 患者信息正确 2. 摄影部位正确 3. 参数设置正确：照射野 12cm×9cm，55kV±5kV，AEC 控制曝光 4. 患者体位设计：患者俯卧，颏部紧贴床面，头部正中矢状面垂直于床面；头稍后仰，使听眦线与床面呈 37° 角；两侧外耳孔与床面等距，鼻尖与探测器相距 0.5 ～ 1.5cm 5. 中心线：经鼻尖与上唇间连线中点，垂直射入	此项满分 40，一条不符扣 5 分	

评价项目	具体内容	评分方法	评分
标准影像 （50分）	1. 照射范围：额窦顶至下颌骨 2. 标准影像：两侧眼眶外缘与两侧颅骨外侧缘等距，鼻中隔居中；两侧上颌窦对称显示呈倒三角形，位于眼眶之下、颞骨岩部上嵴之上 3. 无体外异物及运动伪影	每条平均分配分值，根据实际情况评分	

参考文献

[1] 葛雅丽，郑敏文，石明国. 瓦氏位立位摄影法 [J]. 实用放射学杂志，2001（10）：748.

[2] 范春满，薛维华，郭巍，等. 鼻窦瓦氏位投照定位架在 X 线摄影中的应用研究 [J]. 中国医学装备，2013，10（11）：2.

表 7-1-8　胸部后前位及侧位摄影评价表

检查编号：　　　　　扫描技师：　　　　　评价时间：　　　　　评价结果：

备注：85 分以上为优，70～85 分为良，60～70 分为合格，低于 60 分不合格

评价项目	具体内容	评分方法	评分
图像信息 （10分）	图像上应清晰显示患者姓名、性别、年龄、医院名称、检查号、检查日期、检查时间、设备型号、摄影条件、左右标识等信息	一条信息不符扣 1 分，上限 10 分	
操作规范 （40分）	1. 患者信息正确 2. 摄影部位正确 3. 参数设置正确：照射野 43cm×35cm，125kV，AEC 控制曝光 4. 患者体位设计 　胸部后前位：受检者面向摄影架站立，前胸贴近探测器，两手背放于髋部，双肩放平，双肘紧贴探测器，两腋中线与摄影架等距，深吸气后屏气曝光 　胸部侧位：患者侧立，两臂交叉高举抱头，被检侧胸部贴近探测器，胸部腋中线对准探测器中线，深吸气后屏气曝光 5. 中心线：胸部后前位：经第 6 胸椎水平垂直射入 　胸部侧位：经腋中线第 6 胸椎水平垂直射入	此项满分 40，一条不符扣 5 分	

续表

评价项目	具体内容	评分方法	评分
标准影像（50分）	胸部后前位： 1. 照射范围：上界至第7颈椎，下界至第12胸椎，包括胸廓外缘 2. 标准影像 （1）两侧肩胛骨投影于肺野以外 （2）两侧胸锁关节对称，肺尖充分显示 （3）肺纹理可从肺门连续追踪至肺外带 （4）肋骨、肺纹理、膈肌边缘清晰显示 （5）气管、主支气管及心影重叠的肺纹理或病灶可清晰显示 3. 无体外异物及运动伪影 胸部侧位： 1. 照射范围：上界至第7颈椎，下界至第12胸椎 2. 标准影像 （1）包括双侧肺尖、前后肋膈角及前后胸壁 （2）两侧后肋、两侧膈肌重叠良好，肺尖部清晰显示 （3）第4胸椎以下椎体清晰可见，无双边影 （4）胸骨两侧缘重叠良好 （5）从颈部到气管分叉部可连续追踪到气管影像 3. 无体外异物及运动伪影	每条平均分配分值，根据实际情况评分	

参考文献

[1] 石明国. 医用影像设备（CT/MR/DSA）成像原理与临床应用 [M]. 北京：人民卫生出版社，2013：46-47.

[2] 余建明，曾勇明. 医学影像检查技术学 [M]. 北京：人民卫生出版社，2016：44-45.

表 7-1-9　乳腺头尾位及内外斜位摄影评价表

检查编号：　　　　扫描技师：　　　　评价时间：　　　　评价结果：

备注：85 分以上为优，70 ～ 85 分为良，60 ～ 70 分为合格，低于 60 分不合格

评价项目	具体内容	评分方法	评分
图像信息（10分）	图像上应清晰显示患者姓名、性别、年龄、医院名称、检查号、检查日期、检查时间、设备型号、摄影条件、左右标识等信息	一条信息不符扣 1 分，上限 10 分	

评价项目	具体内容	评分方法	评分
操作规范 （40分）	1. 患者信息正确 2. 摄影部位正确 3. 参数设置正确：照射野 18cm×24cm，25～35kV，40～105mAs 4. 患者体位设计 　乳腺头尾位：受检者面对摄影架站立，对侧手臂握住手柄。调节探测器托盘，使乳腺尽可能置于摄影平台中央，技师可向前拉伸减少乳房皮肤褶皱，压迫器紧压乳腺 　乳腺内外斜位：受检者面对摄影架站立，被检侧手臂抬高握住手柄。摄影平台与胸大肌平行，高度达到患者腋窝的上缘，摄影平台外上角置于被检侧腋窝内，压迫器紧压被检乳腺和同侧腋前皱襞（包括胸大肌外上部分） 5. 中心线 　乳腺头尾位：自被检侧乳腺的上方向下方投射 　乳腺内外斜位：自被检侧乳腺的内上向外下投射	此项满分40，一条不符扣5分	
标准影像 （50分）	乳腺头尾位 1. 照射范围：包括全乳腺内、外侧皮肤 2. 标准影像 （1）左右两侧乳房对称显示 （2）必须包含乳房内侧，尽可能包含乳房外侧，可显示部分胸大肌 （3）乳头位于切线位，不与腺体重叠 （4）无皮肤皱褶 3. 无体外异物及运动伪影 乳腺内外斜位 1. 照射范围：包括被检侧软组织及乳腺下皮肤 2. 标准影像 （1）左右两侧乳房对称显示 （2）胸大肌延伸至后乳头线水平 （3）清晰显示乳腺后方的脂肪组织（特别示乳腺组织的内下角） （4）包括乳房下部的胸腹壁组织 （5）无皮肤褶皱 3. 无体外异物及运动伪影	每条平均分配分值，根据实际情况评分	

参考文献

[1] 中国抗癌协会乳腺癌专业委员会 . 中国抗癌协会乳腺癌诊疗指南与规范（2017 年版）[J]. 中国癌症杂志，2017，27（9）：2-3.

[2] 余建明 . 中华医学影像技术学，数字 X 线成像技术卷 [M]. 北京：人民卫生出版社，2017：316-320.

表 7-1-10　腹部仰卧前后位摄影评价表

检查编号：　　　　　扫描技师：　　　　　评价时间：　　　　　评价结果：

备注：85 分以上为优，70 ～ 85 分为良，60 ～ 70 分为合格，低于 60 分不合格

评价项目	具体内容	评分方法	评分
图像信息 （10 分）	图像上应清晰显示患者姓名、性别、年龄、医院名称、检查号、检查日期、检查时间、设备型号、摄影条件、左右标识等信息	一条信息不符扣 1 分，上限 10 分	
操作规范 （40 分）	1. 患者信息正确 2. 摄影部位正确 3. 参数设置正确：照射野 43cm×40cm，80kV±5kV，AEC 控制曝光 4. 患者体位设计：受检者仰卧于摄影床上，双臂放于身体两侧或上举，下肢伸直，身体正中矢状面与床面中线重合且垂直 5. 中心线：经剑突与耻骨联合上缘连线中点处垂直射入	此项满分 40，一条不符扣 5 分	
标准影像 （50 分）	1. 照射范围：上界平齐剑突上 3cm，包括第 11 胸椎，下界包括耻骨联合下 3cm 2. 标准影像 （1）棘突显示与影像正中，肾轮廓、腹脂线及腰大肌显示清晰 （2）应包含肾脏上端至膀胱整个泌尿系统 （3）两侧髂骨左右对称，软组织显示清晰 3. 无体外异物及运动伪影	每条平均分配分值，根据实际情况评分	

参考文献

[1] 中华医学会放射学分会 . 放射科管理规范与质控标准（2017 版）[M]. 北京：人民卫生出版社，2017：60-61，134-135.

[2] 石明国 . 医用影像设备（CT/MR/DSA）成像原理与临床应用 [M]. 北京：人民卫生出版社，2013：50.

表 7-1-11　腹部站立前后位摄影评价表

检查编号：　　　　　扫描技师：　　　　　评价时间：　　　　　评价结果：

备注：85 分以上为优，70 ～ 85 分为良，60 ～ 70 分为合格，低于 60 分不合格

评价项目	具体内容	评分方法	评分
图像信息 （10 分）	图像上应清晰显示患者姓名、性别、年龄、医院名称、检查号、检查日期、检查时间、设备型号、摄影条件、左右标识等信息	一条信息不符扣 1 分，上限 10 分	
操作规范 （40 分）	1. 患者信息正确 2. 摄影部位正确 3. 参数设置正确：照射野 30cm×24cm，75kV±5kV，AEC 控制曝光 4. 患者体位设计：受检者面向 X 线球管站立，背部紧贴摄影架，双手抱头，人体正中矢状面垂直台面并与台面中线重合 5. 中心线：水平方向，经剑突与脐连线中点射入	此项满分 40，一条不符扣 5 分	
标准影像 （50 分）	1. 照射范围：上界包括双侧膈肌以上，下界尽量接近耻骨联合 2. 标准影像 （1）双侧膈肌、腹壁软组织及骨盆腔对称显示，椎体棘突位于影像正中 （2）膈肌边缘锐利，可显示胃内液平和可能出现的游离气体及液平面 （3）腹脂线显示清晰 3. 无体外异物及运动伪影	每条平均分配分值，根据实际情况评分	

参考文献

[1]　中华医学会放射学分会. 放射科管理规范与质控标准（2017 版）[M]. 北京：人民卫生出版社，2017：135.

[2]　王玉虎，陈永芳. 腹部 X 线平片在肠梗阻诊断中的应用效果 [J]. 影像研究与医学应用，2019，3（13）：177-178.

表 7-1-12　寰枢关节张口位摄影评价表

检查编号：　　　　　扫描技师：　　　　　评价时间：　　　　　评价结果：

备注：85 分以上为优，70～85 分为良，60～70 分为合格，低于 60 分不合格

评价项目	具体内容	评分方法	评分
图像信息 （10 分）	图像上应清晰显示患者姓名、性别、年龄、医院名称、检查号、检查日期、检查时间、设备型号、摄影条件、左右标识等信息	一条信息不符扣1分，上限10分	
操作规范 （40 分）	1. 患者信息正确 2. 摄影部位正确 3. 参数设置正确：照射野 18cm×20cm，65kV±5kV，AEC 控制曝光 4. 患者体位设计：受检者站立于摄影架前，头颅正中矢状面垂直台面并与台面中线重合；头稍后仰，上颌门齿咬面至乳突尖的连线垂直于台面；曝光时被检者口尽量张大并发"啊"声 5. 中心线：寰枢关节张口位，经两口角连线中点处垂直射入	此项满分40，一条不符扣5分	
标准影像 （50 分）	1. 照射范围：包括第 1、2 颈椎的上、下缘 2. 标准影像 （1）寰椎和枢椎显示于上、下齿之间，枢椎位于其影像正中 （2）上中切牙牙冠与枕骨底部重叠，枢椎齿突不与枕骨重叠 （3）齿突与寰椎两侧间隙对称，寰枢关节呈切线状显示 3. 无体外异物及运动伪影	每条平均分配分值，根据实际情况评分	

参考文献

[1] 郑晓林，朱纯生 . 现代 X 线投照技术学 [M]. 西安：世界图书出版西安有限公司，2017：77-80.

[2] 中华医学会影像技术分会，中华医学会放射学分会 . 数字 X 线摄影检查技术专家共识 [J]. 中华放射学杂志，2016，50（7）：483-494.

表 7-1-13　颈椎正位及侧位摄影评价表

检查编号：　　　　　扫描技师：　　　　　评价时间：　　　　　评价结果：

备注：85 分以上为优，70～85 分为良，60～70 分为合格，低于 60 分不合格

评价项目	具体内容	评分方法	评分
图像信息 （10 分）	图像上应清晰显示患者姓名、性别、年龄、医院名称、检查号、检查日期、检查时间、设备型号、摄影条件、左右标识等信息	一条信息不符扣 1 分，上限 10 分	
操作规范 （40 分）	1. 患者信息正确 2. 摄影部位正确 3. 参数设置正确：照射野 24cm×18cm，70kV±5kV，AEC 控制曝光 4. 患者体位设计 　颈椎正位：受检者站立于摄影架前，身体正中矢状面垂直于探测器平面，头稍后仰，上颌门齿咬合面至乳突尖的连线垂直于探测器；下颌作快速均匀的张、闭口运动 　颈椎侧位：受检者侧立于摄影架前，外耳孔与肩峰连线位于探测器中心；头部后仰，上颌门齿咬合面与乳突尖端连线与水平面平行；双肩尽量下垂 5. 中心线 　颈椎正位：经下颌骨下缘垂直射入 　颈椎侧位：甲状软骨平面，颈部前后连线中点处垂直射入	此项满分 40，一条不符扣 5 分	
标准影像 （50 分）	颈椎正位 1. 照射范围：上缘包括下颌骨下部和乳突，下缘包括第 1 胸椎及部分肋骨 2. 标准影像 （1）包括全部颈椎 （2）颈 3～颈 7 及胸 1 椎体投影于影像正中，棘突位于椎体正中 （3）颈椎骨质、椎间隙与钩突关节显示清晰 （4）下颌骨模糊不清，并与上部颈椎重叠 3. 无体外异物及运动伪影 颈椎侧位 1. 照射范围：上界包括外耳孔，下界包含肩峰 2. 标准影像 （1）显示全部颈椎 （2）第 1～7 颈椎投影于影像正中，各椎体均无双边影 （3）椎体骨质、各椎间隙及椎间小关节显示清晰 （4）下颌骨、肩部不与椎体重叠 3. 无体外异物及运动伪影	每条平均分配分值，根据实际情况评分	

参考文献

[1] 余建明，曾勇明 . 医学影像检查技术学 [M]. 北京：人民卫生出版社，2016：36-37.

[2] 中华医学会影像技术分会，中华医学会放射学分会 . 数字 X 线摄影检查技术专家共识 [J]. 中华放射学杂志，2016，50（7）：483-494.

表 7-1-14 胸椎正位及侧位摄影评价表

检查编号：	扫描技师：	评价时间：	评价结果：

备注：85 分以上为优，70 ～ 85 分为良，60 ～ 70 分为合格，低于 60 分不合格

评价项目	具体内容	评分方法	评分
图像信息 （10分）	图像上应清晰显示患者姓名、性别、年龄、医院名称、检查号、检查日期、检查时间、设备型号、摄影条件、左右标识等信息	一条信息不符扣 1 分，上限 10 分	

操作规范
（40分）
	1. 患者信息正确
	2. 摄影部位正确
	3. 参数设置正确：照射野 43cm×22cm，80kV±5kV，AEC 控制曝光
	4. 患者体位设计：胸椎正位：
	    受检者仰卧在摄影床上，背部贴紧床面，身体正中矢状面垂直床面并与床面中线重合
	    胸椎侧位：受检者侧卧在摄影床上，脊椎长轴与床中线平行
	5. 中心线
	胸椎正位：经第 6 胸椎（胸骨角与剑突连线中点）垂直射入
	胸椎侧位：经第 6 胸椎垂直射入
		此项满分 40，一条不符扣 5 分	

标准影像 （50分）	胸椎正位 1. 照射范围：上缘包括第 7 颈椎，下缘包括第 1 腰椎 2. 标准影像 （1）包括全部胸椎 （2）胸 1 ～胸 12 椎体投影于影像正中，棘突位于椎体正中 （3）两侧横突、椎弓根对称显示 （4）胸椎骨质、椎间隙与椎间小关节显示清晰 3. 无体外异物及运动伪影 胸椎侧位 1. 照射范围：上缘包括第 7 颈椎，下缘包括第 1 腰椎 2. 标准影像 （1）包括全部胸椎 （2）胸 4 ～ 12 椎体投影于影像正中，不与肱骨重叠 （3）椎体骨质、各椎间隙及椎间小关节显示清晰 （4）各椎体均无双边影，后肋相互重叠，影像清晰 3. 无体外异物及运动伪影	每条平均分配分值，根据实际情况评分	

参考文献

[1] 中华医学会影像技术分会，中华医学会放射学分会. 数字 X 线摄影检查技术专家共识 [J]. 中华放射学杂志，2016，50（7）：483-494.

[2] 中华医学会放射学分会骨关节学组，中国医师协会放射医师分会肌骨学组，中华医学会骨科学分会骨质疏松学组，等 . 骨质疏松的影像学与骨密度诊断专家共识 [J]. 中国骨质疏松杂志，2020，26（9）：1249-1256.

表 7-1-15　腰椎正位及侧位摄影评价表

检查编号：　　　　扫描技师：　　　　评价时间：　　　　评价结果：

备注：85 分以上为优，70～85 分为良，60～70 分为合格，低于 60 分不合格

评价项目	具体内容	评分方法	评分
图像信息 （10 分）	图像上应清晰显示：患者姓名、性别、年龄、医院名称、检查号、检查日期、检查时间、设备型号、摄影条件、左右标识等信息	一条信息不符扣 1 分，上限 10 分	
操作规范 （40 分）	1. 患者信息正确 2. 摄影部位正确 3. 参数设置正确：照射野 38cm×22cm，75kV±5kV，AEC 控制曝光 4. 患者体位设计 腰椎正位：受检者仰卧在摄影床上，双髋、双膝弯曲，背部紧贴床面，双手自然放于身旁；平静呼吸 腰椎侧位：受检者侧卧在摄影床上，双臂上举抱头，脊柱长轴与床面平行，背侧垂直床面；平静呼吸 5. 中心线 腰椎正位：经第 3 腰椎（脐孔上 2～3cm）垂直射入 腰椎侧位：经第 3 腰椎（髂峰上方 3cm）垂直射入	此项满分 40，一条不符扣 5 分	
标准影像 （50 分）	腰椎正位 1. 照射范围：上界包括第 12 胸椎，下界包括腰骶关节 2. 标准影像 （1）包括全部腰椎 （2）腰大肌、骶髂关节、腰骶关节显示清晰 （3）腰 1～5 椎体投影于影像正中，棘突位于椎体正中 （4）两侧横突、椎弓根对称显示 （5）腰椎骨质、椎间隙与椎间小关节显示清晰 3. 无体外异物及运动伪影 腰椎侧位 1. 照射范围：上界包括第 12 胸椎，下界包括腰骶关节 2. 标准影像 （1）包括全部腰椎 （2）胸 1～5 椎体投影于影像正中 （3）椎体骨质、各椎间隙及椎间小关节显示清晰 （4）各椎体均无双边影，横突、棘突显示清晰 3. 无体外异物及运动伪影	每条平均分配分值，根据实际情况评分	

参考文献

[1] 余建明，曾勇明 . 医学影像检查技术学 [M]. 北京：人民卫生出版社，2016：38.

[2] 中华医学会影像技术分会，中华医学会放射学分会 . 数字 X 线摄影检查技术专家共识 [J]. 中华放射学杂志，2016，50（7）：483-494.

表 7-1-16 肩关节正位摄影评价表

检查编号： 扫描技师： 评价时间： 评价结果：

备注：85 分以上为优，70 ～ 85 分为良，60 ～ 70 分为合格，低于 60 分不合格

评价项目	具体内容	评分方法	评分
图像信息（10分）	图像上应清晰显示患者姓名、性别、年龄、医院名称、检查号、检查日期、检查时间、设备型号、摄影条件、左右标识等信息	一条信息不符扣 1 分，上限 10 分	
操作规范（40分）	1. 患者信息正确 2. 摄影部位正确 3. 参数设置正确：照射野 35cm×28cm，70kV±5kV，AEC 控制曝光 4. 患者体位设计：受检者站立于摄影架前，被检侧肩部紧贴探测器；被检侧上肢向下伸直并外展，掌心向前；对侧肩关节离开探测器向前倾斜 15° 5. 中心线：经喙突垂直射入	此项满分40，一条不符扣 5 分	
标准影像（50分）	1. 照射范围：包括被检侧整个肩关节骨质及周围软组织 2. 标准影像 （1）肩关节位于图像正中或稍偏外显示，肱骨长轴平行于照射野长轴 （2）肩关节盂前后重合，呈切线位显示，不与肱骨头重叠，关节间隙显示清晰 （3）肱骨小结位于肱骨头外 1/3 处 （4）肱骨头、肩峰及锁骨骨质显示清晰，周围软组织层次可辨 3. 无体外异物及运动伪影	每条平均分配分值，根据实际情况评分	

参考文献

[1] 中华医学会放射学分会，放射科管理规范与质控标准（2017 版）[M].北京：人民卫生出版社，2017：141-142.

[2] 中华医学会影像技术分会，中华医学会放射学分会.数字 X 线摄影检查技术专家共识 [J]. 中华放射学杂志，2016，50（7）：483-494.

表 7-1-17 肱骨正位及侧位摄影评价表

检查编号：	扫描技师：	评价时间：	评价结果：

备注：85 分以上为优，70～85 分为良，60～70 分为合格，低于 60 分不合格

评价项目	具体内容	评分方法	评分
图像信息 （10 分）	图像上应清晰显示患者姓名、性别、年龄、医院名称、检查号、检查日期、检查时间、设备型号、摄影条件、左右标识等信息	一条信息不符扣 1 分，上限 10 分	
操作规范 （40 分）	1. 患者信息正确 2. 摄影部位正确 3. 参数设置正确：照射野 43cm×24cm，60kV±3kV，6～7mAS 4. 患者体位设计 　肱骨正位：受检者仰卧于摄影床上，被检侧手臂体贴近探测器，伸直并稍外展，掌心向上 　肱骨侧位：受检者仰卧于摄影床上，被检侧上臂与躯干稍分开并尽量贴近探测器，肘关节弯曲呈 90° 并弯曲内旋成侧位 5. 中心线 　肱骨正位：经肱骨中点垂直射入 　肱骨侧位：经肱骨中点垂直射入	此项满分 40，一条不符扣 5 分	
标准影像 （50 分）	肱骨正位片 1. 照射范围：上缘包括肩关节，下缘包括肘关节 2. 标准影像 （1）肱骨长轴平行照射野长轴，且不与胸部软组织重叠 （2）肱骨大结节呈切线位显示，小结节与肱骨重叠 （3）肱骨骨皮质清晰显示，软组织显示良好 3. 无体外异物及运动伪影 肱骨侧位片 1. 照射范围：上缘包括肩关节，下缘包括肘关节 2. 标准影像 （1）肱骨长轴平行照射野长轴 （2）肱骨头与肩胛骨、肩峰少量重叠 （3）肘关节呈屈曲位，肱尺关节呈侧位显示 （4）肱骨骨皮质清晰显示，软组织显示良好 3. 无体外异物及运动伪影	每条平均分配分值，根据实际情况评分	

参考文献

[1] 曹厚德，詹松华. 现代医学影像技术学 ［M］. 上海：上海科学技术出版社，2016：975-977.

[2] 邹仲. X 线检查技术学 ［M］. 上海：上海科学技术出版社，1983：67-73.

[3] 冉瑞江，黄晋美. 肱骨正侧位的改良投照法及其临床应用价值 [J]. 贵阳中医学院学报，2009，31（6）：86-87.

表 7-1-18　肘关节正位及侧位摄影评价表

检查编号：　　　　扫描技师：　　　　评价时间：　　　　评价结果：

备注：85 分以上为优，70～85 分为良，60～70 分为合格，低于 60 分不合格

评价项目	具体内容	评分方法	评分
图像信息 （10 分）	图像上应清晰显示患者姓名、性别、年龄、医院名称、检查号、检查日期、检查时间、设备型号、摄影条件、左右标识等信息	一条信息不符扣 1 分，上限 10 分	
操作规范 （40 分）	1. 患者信息正确 2. 摄影部位正确 3. 参数设置正确：照射野 24cm×18cm，55kV±3kV，5～6mAs 4. 患者体位设计 　肘关节正位：受检者面向摄影床就坐，被检侧前臂伸直，掌心向上，肘部背侧紧靠探测器 　肘关节侧位：受检者面向摄影床侧坐，屈肘呈 90°～120°，肘关节内侧贴近摄影床面 5. 中心线：肘关节正位：经肱骨内、外上髁连线中点向下约 2cm 处垂直射入 　肘关节侧位：经鹰嘴后表面内侧约 4cm 处垂直射入	此项满分 40，一条不符扣 5 分	
标准影像 （50 分）	肘关节正位 1. 照射范围：上界至肱骨下段，下界包括尺桡骨上段 2. 标准影像 （1）肘关节间隙位于影像正中 （2）肘关节面呈切线位显示，影像锐利 （3）鹰嘴窝位于肱骨内、外髁正中稍偏尺侧 （4）肘关节各骨小梁和周围软组织显示清晰 3. 无体外异物及运动伪影 肘关节侧位 1. 照射范围：上界至肱骨下段，下界包括尺桡骨上段 2. 标准影像 （1）肱骨远端与尺骨、桡骨近端呈 90° （2）肱骨内、外上髁重叠显示，呈圆形显示 （3）肘关节各骨小梁和周围软组织显示清晰 3. 无体外异物及运动伪影	每条平均分配分值，根据实际情况评分	

<h1 align="center">参考文献</h1>

[1] 郑晓林，朱纯生. 现代 X 线投照技术学 [M]. 西安：世界图书出版西安有限公司，2017：159-163.

[2] 中华医学会影像技术分会，中华医学会放射学分会. 数字 X 线摄影检查技术专家共识 [J]. 中华放射学杂志，2016，50（7）：483-494.

表 7-1-19　腕关节后前正位及侧位摄影评价表

检查编号：　　　　　扫描技师：　　　　　评价时间：　　　　　评价结果：

备注：85 分以上为优，70 ～ 85 分为良，60 ～ 70 分为合格，低于 60 分不合格

评价项目	具体内容	评分方法	评分
图像信息 （10 分）	图像上应清晰显示患者姓名、性别、年龄、医院名称、检查号、检查日期、检查时间、设备型号、摄影条件、左右标识等信息	一条信息不符扣 1 分，上限 10 分	
操作规范 （40 分）	1. 患者信息正确 2. 摄影部位正确 3. 参数设置正确：照射野 18cm × 12cm，50kV ± 5kV，3 ～ 4.5mAs 4. 患者体位设计 　腕关节后前正位：受检者侧坐于摄影床的一侧，被检侧手呈半握拳，掌面向下贴近探测器，尺桡骨茎突连线中点置于探测器中心 　腕关节侧位：受检者侧坐于摄影床的一侧，被检侧的手指和前臂侧放，第 5 掌骨和前臂尺侧贴近摄影床面，手掌面后倾约10°，尺骨茎突置于探测器中心 5. 中心线 　腕关节后前正位：对准尺桡骨茎突连线中点垂直射入 　腕关节侧位：对准桡骨茎突垂直射入	此项满分 40，一条不符扣 5 分	
标准影像 （50 分）	腕关节后前位 1. 照射范围：包括腕骨、尺桡骨远端和掌骨近端 2. 标准影像 （1）腕关节各骨显示于影像正中 （2）尺桡骨远端及各腕骨呈正位影像 （3）腕关节骨质、关节间隙及周围软组织显示清晰 3. 无体外异物及运动伪影 腕关节侧位 1. 照射范围：包括腕骨、尺桡骨远端和部分掌骨近端 2. 标准影像 （1）腕关节各骨呈侧位显示 （2）尺桡骨远端重叠良好 （3）腕关节骨质、关节间隙及周围软组织显示清晰 3. 无体外异物及运动伪影	每条平均分配分值，根据实际情况评分	

参考文献

[1] 白荣杰，殷玉明，袁慧书 . 腕和手运动损伤影像诊断 [M]. 北京：人民卫生出版社，2022：22-28.

[2] 李萌，余建明 . 医学影像技术学 .X 线摄影技术卷 [M]. 北京：人民卫生出版社，2011：117-119.

表 7-1-20　手部后前正位及斜位摄影评价表

检查编号：　　　　　扫描技师：　　　　　评价时间：　　　　　评价结果：

备注：85 分以上为优，70～85 分为良，60～70 分为合格，低于 60 分不合格

评价项目	具体内容	评分方法	评分
图像信息 （10 分）	图像上应清晰显示患者姓名、性别、年龄、医院名称、检查号、检查日期、检查时间、设备型号、摄影条件、左右标识等信息	一条信息不符扣 1 分，上限 10 分	
操作规范 （40 分）	1. 患者信息正确 2. 摄影部位正确 3. 参数设置正确：照射野 24cm×18cm，50kV±5kV，3～4mAs 4. 患者体位设计 　　手部后前正位：受检者侧坐于摄影床的一侧，掌心向下贴近摄影床面，五指自然分开，第 3 掌骨头置于探测器中心 　　手部后前斜位：受检者侧坐于摄影床的一侧，被检侧的掌心向下，第 5 掌骨紧贴探测器；五指均匀分开稍弯曲，掌心面与探测器约呈 45°，第 3 掌骨头置于探测器中心 5. 中心线 　　手部后前正位：经第 3 掌骨头垂直射入 　　手部后前斜位：经第 3 掌骨头垂直射入	此项满分 40，一条不符扣 5 分	
标准影像 （50 分）	手部后前正位 1. 照射范围：指尖至尺桡骨远端 2. 标准影像 （1）全部掌骨、指骨及腕关节清晰可见，第 3 掌骨关节位于影像正中 （2）各指骨分离状显示，骨小梁清晰可见，软组织层次分明 （3）拇指斜位显示 3. 无体外异物及运动伪影 手部后前斜位 1. 照射范围：指尖至尺桡骨远端 2. 标准影像 （1）手呈侧位影像，第 2～5 掌骨指骨相互重叠 （2）拇指正位显示 3. 无体外异物及运动伪影	每条平均分配分值，根据实际情况评分	

参考文献

[1] 曹厚德，詹松华. 现代医学影像技术学［M］. 上海：上海科学技术出版社，2016：960-961.

[2] 邹仲. X 线检查技术学［M］. 上海：上海科学技术出版社，1983：34-37.

[3] 江钟立. 骨与关节 X 线摄片及读片指南（引进第 8 版）[M]. 南京：江苏凤凰科学技术出版社，2020：82-83.

表 7-1-21 髋关节正位及侧位摄影评价表

检查编号：	扫描技师：	评价时间：	评价结果：

备注：85 分以上为优，70～85 分为良，60～70 分为合格，低于 60 分不合格

评价项目	具体内容	评分方法	评分
图像信息 （10分）	图像上应清晰显示患者姓名、性别、年龄、医院名称、检查号、检查日期、检查时间、设备型号、摄影条件、左右标识等信息	一条信息不符扣1分，上限10分	
操作规范 （40分）	1. 患者信息正确 2. 摄影部位正确 3. 参数设置正确：照射野 30cm×24cm，70kV±3kV，AEC 曝光 4. 患者体位设计 　髋关节正位：受检者仰卧于摄影床上，下肢伸直稍向内旋 15°～20°，人体正中线与显示野长轴平行，被检侧股骨沟韧带中点置于显示野中点 　髋关节侧位：受检者侧卧于摄影床上，被检侧髋关节向下伸直呈侧位，骨盆及大腿外侧紧贴床面，股骨长轴平行照射野长轴 5. 中心线：髋关节正位：经被检侧股骨颈垂直射入 　髋关节侧位：中心线向头侧倾斜 30°～45°，经股骨颈射入	此项满分40，一条不符扣5分	
标准影像 （50分）	髋关节正位 1. 照射范围：包括被检侧髋关节骨质及周围软组织 2. 标准影像 （1）股骨头位于图像正中或图像上 1/3，股骨长轴平行照射野长轴 （2）髋臼前缘与后缘分离无重叠 （3）髋关节骨质、关节间隙及周围软组织清晰辨认 3. 无体外异物及运动伪影 髋关节侧位 1. 照射范围：包括被检侧髋关节骨质及周围软组织 2. 标准影像 （1）髋关节和股骨颈位于影像正中，股骨长轴平行照射野长轴 （2）髋关节呈侧位，髋臼位于坐骨支和耻骨支之间 （3）股骨颈远端与大转子重叠 （4）髋关节骨质、关节间隙及周围软组织清晰辨认 3. 无体外异物及运动伪影	每条平均分配分值，根据实际情况评分	

参考文献

[1] 郑晓林，朱纯生. 现代 X 线投照技术学 [M]. 西安：世界图书出版西安有限公司，2017：215-219.

[2] 中华医学会影像技术分会，中华医学会放射学分会. 数字 X 线摄影检查技术专家共识 [J]. 中华放射学杂志，2016，50（7）：483-494.

表 7-1-22　股骨正位及侧位摄影评价表

检查编号：　　　　　　扫描技师：　　　　　　评价时间：　　　　　　评价结果：

备注：85 分以上为优，70 ～ 85 分为良，60 ～ 70 分为合格，低于 60 分不合格

评价项目	具体内容	评分方法	评分
图像信息 （10 分）	图像上应清晰显示患者姓名、性别、年龄、医院名称、检查号、检查日期、检查时间、设备型号、摄影条件、左右标识等信息	一条信息不符扣 1 分，上限 10 分	
操作规范 （40 分）	1. 患者信息正确 2. 摄影部位正确 3. 参数设置正确：照射野 43cm×25cm，68kV±3kV，7 ～ 9mAs 4. 患者体位设计 　股骨正位：受检者仰卧于摄影床上，被检侧下肢伸直且贴近床面，足稍内旋，股骨长轴与探测器中线一致 　股骨侧位：受检者侧卧于摄影床上，被检侧外转成侧位，下肢伸直贴近床面，膝关节稍弯曲，股骨长轴与探测器长轴一致 5. 中心线 　股骨正位：经股骨中点垂直射入 　股骨侧位：经股骨中点垂直射入	此项满分 40，一条不符扣 5 分	
标准影像 （50 分）	股骨正位 1. 照射范围：股骨及感兴趣区的相邻关节 2. 标准影像 （1）股骨长轴平行照射野长轴 （2）股骨呈正位影像，股骨头、股骨颈无明显变形 （3）髋/膝关节呈正位影像，关节间隙显示清晰 （4）股骨骨质及周围软组织显示良好 3. 无体外异物及运动伪影 股骨侧位 1. 照射范围：股骨及感兴趣区的相邻关节 2. 标准影像 （1）股骨长轴平行照射野长轴 （2）股骨呈侧位影像，股骨近端和髋关节与对侧肢体无重叠 （3）股骨头呈半圆形或内外侧髁重叠 （4）髋臼前后缘不重叠或髌股关节呈切线位 （5）股骨骨质及周围软组织显示良好 3. 无体外异物及运动伪影	每条平均分配分值，根据实际情况评分	

参考文献

中华医学会影像技术分会，中华医学会放射学分会 . 数字 X 线摄影检查技术专家共识 [J]. 中华放射学杂志，2016，50（7）：483-494.

表 7-1-23　膝关节正位及侧位摄影评价表

检查编号：	扫描技师：	评价时间：	评价结果：

备注：85 分以上为优，70 ～ 85 分为良，60 ～ 70 分为合格，低于 60 分不合格

评价项目	具体内容	评分方法	评分
图像信息 （10 分）	图像上应清晰显示患者姓名、性别、年龄、医院名称、检查号、检查日期、检查时间、设备型号、摄影条件、左右标识等信息	一条信息不符扣 1 分，上限 10 分	
操作规范 （40 分）	1. 患者信息正确 2. 摄影部位正确 3. 参数设置正确：照射野 24cm×18cm，60kV±3kV，5 ～ 6mAs 4. 患者体位设计 　膝关节正位：受检者仰卧或坐于摄影床上，下肢伸直，髌骨下缘对准探测器中心 　膝关节侧位：受检者侧卧于摄影床上，被检侧膝部外侧贴近床面，被检侧膝关节屈曲呈 120° ～ 135°，髌骨下缘置于探测器中心 5. 中心线 　膝关节正位：经髌骨下缘中点垂直射入 　膝关节侧位：向头侧倾斜 5° ～ 7° 角经髌骨下缘与腘窝连线中前 1/3 交界点射入	此项满分 40，一条不符扣 5 分	
标准影像 （50 分）	膝关节正位 1. 照射范围：股骨远段至胫腓骨近段及周围软组织 2. 标准影像 （1）膝关节位于影像正中，关节面呈切线位，无双边影 （2）腓骨头内侧与胫骨仅少量重叠（约为腓骨小头 1/3） （3）膝关节诸骨骨质、关节间隙及周围软组织显示清晰 3. 无体外异物及运动伪影 膝关节侧位 1. 照射范围：股骨远段至胫腓骨近段及周围软组织 2. 标准影像 （1）膝关节间隙位于影像正中，呈切线位，无骨质与关节面重叠 （2）股骨内、外髁重叠良好，呈单边弧形显示 （3）髌骨呈切线位，后缘与股骨前缘分开，无双边影 （4）膝关节诸骨骨质、关节间隙及周围软组织显示清晰 3. 无体外异物及运动伪影	每条平均分配分值，根据实际情况评分	

参考文献

[1] 堀尾重治著，江钟立主译 . 骨与关节 X 线摄片及读片指南（引进第 8 版）[M]. 南京：江苏科学技术出版社，2020：272-273.

[2] Younan Y, Wong P, Jose J, et al. Radiographic assessment of the postoperative knee[J]. Clinical Imaging, 2017, 42:68-82.

[3] Khalifa A A, Mullaji A B, Mostafa A M, et al. A Protocol to Systematic Radiographic Assessment of Primary Total Knee Arthroplasty[J]. Orthopedic Research and Reviews, 2021, 13:95-106.

表 7-1-24 胫腓骨正位及侧位摄影评价表

检查编号： 扫描技师： 评价时间： 评价结果：

备注：85 分以上为优，70 ～ 85 分为良，60 ～ 70 分为合格，低于 60 分不合格

评价项目	具体内容	评分方法	评分
图像信息（10 分）	图像上应清晰显示患者姓名、性别、年龄、医院名称、检查号、检查日期、检查时间、设备型号、摄影条件、左右标识等信息	一条信息不符扣 1 分，上限 10 分	
操作规范（40 分）	1. 患者信息正确 2. 摄影部位正确 3. 参数设置正确：照射野 43cm × 22cm，60kV ± 3kV，5 ～ 6mAs 4. 患者体位设计 　　胫腓骨正位：受检者仰卧或坐于摄影床上，被检侧下肢伸直，足尖向上稍内旋，被检侧小腿中点置于照射野中心 　　胫腓骨侧位：受检者侧卧位于摄影床上，被检侧膝关节稍屈曲，小腿外缘贴近摄影床面，小腿长轴于探测器长轴一致 5. 中心线 　　胫腓骨正位：经胫腓骨中点垂直射入 　　胫腓骨侧位：经胫腓骨中点垂直射入	此项满分40，一条不符扣 5 分	
标准影像（50 分）	胫腓骨正位 1. 照射范围：胫腓骨及感兴趣区的相邻关节 2. 标准影像 （1）胫腓骨长轴平行照射野长轴 （2）胫腓骨呈正位影像，上 / 下胫腓关节稍有重叠 （3）膝 / 踝关节呈正位影像，关节间隙显示清晰 （4）胫腓骨骨质及周围软组织显示良好 3. 无体外异物及运动伪影 胫腓骨侧位 1. 照射范围：胫腓骨及感兴趣区的相邻关节 2. 标准影像 （1）胫腓骨长轴平行照射野长轴 （2）胫腓骨呈侧位影像，腓骨上段与胫骨少量重叠，其下段与胫骨中后部重叠 （3）膝 / 踝关节呈侧位影像，关节间隙无关节面重叠 （4）胫腓骨骨质及周围软组织显示良好 3. 无体外异物及运动伪影	每条平均分配分值，根据实际情况评分	

参考文献

[1] 堀尾重治著，江钟立主译 . 骨与关节 X 线摄片及读片指南（引进第 8 版）[M]. 南京：江苏凤凰科学技术出版社，2020：313.

[2] 王予生 . 骨关节数字 X 线摄影技术学 [M]. 北京：人民军医出版社，2012：62-63.

表 7-1-25　踝关节正位及侧位摄影评价表

检查编号：　　　　扫描技师：　　　　评价时间：　　　　评价结果：

备注：85 分以上为优，70 ～ 85 分为良，60 ～ 70 分为合格，低于 60 分不合格

评价项目	具体内容	评分方法	评分
图像信息 （10 分）	图像上应清晰显示患者姓名、性别、年龄、医院名称、检查号、检查日期、检查时间、设备型号、摄影条件、左右标识等信息	一条信息不符扣 1 分，上限 10 分	
操作规范 （40 分）	1. 患者信息正确 2. 摄影部位正确 3. 参数设置正确：照射野 24cm×18cm，55kV±3kV，4 ～ 5mAs 4. 患者体位设计 　踝关节正位：受检者仰卧或坐于摄影床上，被检侧下肢伸直且稍内旋，足跟紧贴探测器，足矢状面与探测器垂直 　踝关节侧位：受检者坐位或侧卧位于摄影床上，被检侧足跟外侧紧贴探测器，足矢状面与探测器平行 5. 中心线 　踝关节正位：经内、外踝连线上方 1cm 处垂直射入 　踝关节侧位：经内踝连线上方 1cm 处垂直射入	此项满分 40，一条不符扣 5 分	
标准影像 （50 分）	踝关节正位 1. 照射范围：包括胫腓骨下段、踝关节、部分跗骨及踝部软组织 2. 标准影像 　踝关节切线位显示于影像正中，呈"⌒"状 　跗骨间关节相互重叠，跗跖关节部分显示 　踝关节骨质、关节间隙及周围软组织显示良好 3. 无体外异物及运动伪影 踝关节侧位 1. 照射范围：包括胫腓骨下段、踝关节、跟骨、部分跗骨及踝部软组织 2. 标准影像 （1）踝关节位于影像正中，呈侧位显示 （2）腓骨远端与胫骨中后部重叠 （3）距骨滑车面内外缘重叠良好，无双边影 （4）踝关节骨质、关节间隙及周围软组织显示良好 3. 无体外异物及运动伪影	每条平均分配分值，根据实际情况评分	

参考文献

[1] 余建明 . 医学影像技术学 . X 线摄影技术卷 [M]. 北京：人民卫生出版社，2011：128-129.

[2] 王予生 . 骨关节数字 X 线摄影技术学 [M]. 北京：人民军医出版社，2012：57-58.

表 7-1-26　跟骨轴位及侧位摄影评价表

检查编号：　　　　　扫描技师：　　　　　评价时间：　　　　　评价结果：

备注：85 分以上为优，70 ～ 85 分为良，60 ～ 70 分为合格，低于 60 分不合格

评价项目	具体内容	评分方法	评分
图像信息 （10 分）	图像上应清晰显示患者姓名、性别、年龄、医院名称、检查号、检查日期、检查时间、设备型号、摄影条件、左右标识等信息	一条信息不符扣 1 分，上限 10 分	
操作规范 （40 分）	1. 患者信息正确 2. 摄影部位正确 3. 参数设置正确：照射野 12cm×18cm，60kV±3kV，5 ～ 7mAs 4. 患者体位设计 　跟骨轴位：受检者仰卧或坐于摄影床上，被检侧下肢伸直，足尖向上，足背极度背屈（可用布条牵拉足前部），踝关节置于探测器中心 　跟骨侧位：受检者侧卧位于摄影床上，被检侧足部外踝紧贴摄影床面；足部稍背屈，足底平面垂直摄影床面；跟骨置于照射野中心 5. 中心线 　跟骨轴位：向头侧倾斜 35°～ 45°角，经跟骨中心射入 　跟骨侧位：经内踝下 2cm 垂直射入	此项满分 40，一条不符扣 5 分	
标准影像 （50 分）	跟骨轴位 1. 照射范围：包括整个跟骨 2. 标准影像 （1）跟骨呈侧位显示 （2）跟骰关节位于最前端，无双边影 （3）跟骨骨质、跟距和跟骰关节间隙及周围软组织显示良好 3. 无体外异物及运动伪影 跟骨侧位 1. 照射范围：包括整个跟骨 2. 标准影像 （1）跟骨呈侧位显示 （2）跟骰关节位于最前端，无双边影 （3）跟骨骨质、跟距和跟骰关节间隙及周围软组织显示良好 3. 无体外异物及运动伪影	每条平均分配分值，根据实际情况评分	

参考文献

[1] Zhang T，Chen W，Su Y，et al. Does axial view still play an important role in dealing with calcaneal fractures[J]. BMC Surg, 2015, 15：19.

[2] 中华医学会影像技术分会，中华医学会放射学分会 . 数字 X 线摄影检查技术专家共识 [J]. 中华放射学杂志，2016，50（7）：483-494.

表 7-1-27　足正位及内斜位摄影评价表

检查编号：　　　　扫描技师：　　　　评价时间：　　　　评价结果：

备注：85 分以上为优，70～85 分为良，60～70 分为合格，低于 60 分不合格

评价项目	具体内容	评分方法	评分
图像信息（10分）	图像上应清晰显示患者姓名、性别、年龄、医院名称、检查号、检查日期、检查时间、设备型号、摄影条件、左右标识等信息	一条信息不符扣1分，上限10分	
操作规范（40分）	1. 患者信息正确 2. 摄影部位正确 3. 参数设置正确：照射野 24cm×18cm，50kV±3kV，4～5mAs 4. 患者体位设计 　　足正位：受检者坐位或卧位于摄影床上，被检侧膝关节弯曲，足底贴近摄影床面 　　足内斜位：受检者坐位或卧位于摄影床上，被检侧膝部弯曲，足底内侧紧贴探测器，外侧抬高，使足底与探测器呈 30°～50° 角 5. 中心线 　　足正位：经第 3 跖骨基底部垂直射入 　　足内斜位：经第 3 跖骨基底部垂直射入	此项满分40，一条不符扣5分	
标准影像（50分）	足正位 1. 照射范围：上缘包括足趾，下缘包括足跟 2. 标准影像 （1）足部长轴平行于照射野长轴 （2）第 3 跖骨基底部位于影像正中，第 1、2 跖骨基底部分离 （3）足部骨质、舟距和跟骰关节间隙及周围软组织显示良好 3. 无体外异物及运动伪影 足内斜位 1. 照射范围：上缘包括足趾，下缘包括足跟 2. 标准影像 （1）足部长轴平行于照射野长轴 （2）骰骨呈正位显示，第 3～5 跖骨无重叠 （3）足部骨质、跟骰及其相邻关节间隙、周围软组织显示良好 3. 无体外异物及运动伪影	每条平均分配分值，根据实际情况评分	

参考文献

[1] 中华医学会影像技术分会，中华医学会放射学分会 . 数字 X 线摄影检查技术专家共识 [J]. 中华放射学杂志，2016，50（7）：483-494.

[2] 于兹喜 . 医学影像检查技术学 [M]. 北京：人民卫生出版社，2010：76-77.

表 7-1-28　食管造影评价表

检查编号：　　　　　扫描技师：　　　　　评价时间：　　　　　评价结果：

备注：85 分以上为优，70 ～ 85 分为良，60 ～ 70 分为合格，低于 60 分不合格

评价项目	具体内容	评分方法	评分
图像信息 （10 分）	图像上应清晰显示患者姓名、性别、年龄、医院名称、检查号、检查日期、检查时间、设备型号、摄影条件、左右标识等信息	一条信息不符扣 1 分，上限 10 分	
操作规范 （40 分）	1. 患者信息正确 2. 摄影部位正确 3. 造影方法 （1）受检者立于摄影台前，背部紧贴探测器，口服钡剂 （2）在透视下注意吞咽动作，跟随钡剂走行逐段观察食管的充盈扩张和收缩排空情况 （3）钡剂通过食管的同时，转动患者，从不同体位进行透视，于病变暴露最清楚的位置摄取点片或常规摄取左前斜位片及右前斜位	此项满分 40，一条不符扣 5 分	
标准影像 （50 分）	1. 常规摄取食管正位、侧位、左前斜位片及右前斜位片，根据病变选择最佳摄影体位 2. 动态摄影显示吞咽动作及食管运动 3. 食管充盈像和黏膜像显示清晰，咽部结构及食管黏膜结构显示清，能清晰显示病变特点 4. 无体外异物	每条平均分配分值，根据实际情况评分	

参考文献

[1] Levine MS，Carucci LR，DiSantis DJ. Consensus Statement of Society of Abdominal Radiology Disease-Focused Panel on Barium Esophagography in Gastroesophageal Reflux Disease[J]. AJR Am J Roentgenol, 2016,207（5）：1009-1015.

[2] 尚克中 . 中华影像医学 [M]. 胃肠卷 .2 版 . 北京：人民卫生出版社，2011：13-16，26-30.

[3] 梁长虹 . 中华影像医学，消化道卷 3 版 [M]. 北京：人民卫生出版社，2019：25-26.

表 7-1-29　上消化道造影评价表

检查编号：　　　　扫描技师：　　　　评价时间：　　　　评价结果：

备注：85 分以上为优，70 ～ 85 分为良，60 ～ 70 分为合格，低于 60 分不合格

评价项目	具体内容	评分方法	评分
图像信息（10 分）	图像上应清晰显示患者姓名、性别、年龄、医院名称、检查号、检查日期、检查时间、设备型号、摄影条件、左右标识等信息	一条信息不符扣 1 分，上限 10 分	
操作规范（40 分）	1. 患者信息正确 2. 摄影部位正确 3. 造影方法 （1）造影前先做胸腹透视，观察有无消化道穿孔、肠梗阻及阳性结石，有消化道穿孔或肠梗阻者应选用碘油或碘水 （2）口服钡剂，进行胃及十二指肠透视，主要观察胃及十二指肠形态及黏膜，暴露病变后及时摄片，根据病变选择最佳摄影体位	此项满分 40，一条不符扣 5 分	
标准影像（50 分）	标准影像： 1. 图像包括胃及十二指肠 2. 显示胃及十二指肠各部充盈像和黏膜像，清晰显示其形态轮廓、黏膜皱襞、管腔、位置移动度及病变特点 3. 无体外异物	每条平均分配分值，根据实际情况评分	

参考文献

[1] 陈棣华 . 消化道肿瘤影像诊断与病理对照 [M]. 北京：人民卫生出版社，2006：1-2，7-8.

[2] 尚克中 . 中华影像医学 . 胃肠卷 2 版 [M]. 北京：人民卫生出版社，2011：13-16，26-30.

[3] 梁长虹 . 中华影像医学，消化道卷 3 版 [M]. 北京：人民卫生出版社，2019：25-26.

表 7-1-30　结肠双对比造影评价表

检查编号：　　　　　　扫描技师：　　　　　　评价时间：　　　　　　评价结果：

备注：85 分以上为优，70 ~ 85 分为良，60 ~ 70 分为合格，低于 60 分不合格

评价项目	具体内容	评分方法	评分
图像信息 （10 分）	图像上应清晰显示患者姓名、性别、年龄、医院名称、检查号、检查日期、检查时间、设备型号、摄影条件、左右标识等信息	一条信息不符扣 1 分，上限 10 分	
操作规范 （40 分）	1. 患者信息正确 2. 摄影部位正确 3. 造影方法 （1）受检者侧卧，肛管用甘油润滑后插管，随后转为仰卧位，透视下经肛管缓慢注入 37℃的钡剂至结肠脾曲时停止注钡 （2）分段摄片，若重点观察直肠，在钡剂充盈直肠后停止注钡，摄取直肠正、侧位片，随后继续注入钡剂 （3）钡剂逆行至结肠脾曲后，患者转右侧卧位注入气体，钡头到达升结肠近端时停止注气 （4）结肠充盈后摄充盈像，嘱受检者排便后再摄结肠黏膜像	此项满分 40，一条不符扣 5 分	
标准影像 （50 分）	标准影像 1. 图像包括直肠、结肠各部、盲肠 2. 显示直肠、结肠各部、盲肠充盈像及黏膜像，清晰显示其形态轮廓、黏膜皱襞、管腔、位置移动度及病变特点 3. 无体外异物	每条平均分配分值，根据实际情况评分	

参考文献

[1] 陈棣华 . 消化道肿瘤影像诊断与病理对照 [M]. 北京：人民卫生出版社，2006：141，146.

[2] 尚克中 . 中华影像医学 . 胃肠卷 2 版 [M]. 北京：人民卫生出版社，2011：13-16，26-30.

[3] 梁长虹 . 中华影像医学，消化道卷 3 版 [M]. 北京：人民卫生出版社，2019：29-30.

表 7-1-31　静脉肾盂造影评价表

检查编号：　　　　扫描技师：　　　　评价时间：　　　　评价结果：

备注：85 分以上为优，70～85 分为良，60～70 分为合格，低于 60 分不合格

评价项目	具体内容	评分方法	评分
图像信息 （10 分）	图像上应清晰显示患者姓名、性别、年龄、医院名称、检查号、检查日期、检查时间、设备型号、摄影条件、左右标识等信息	一条信息不符扣 1 分，上限 10 分	
操作规范 （40 分）	1. 患者信息正确 2. 摄影部位正确 3. 造影方法 （1）摄患者仰卧位腹部 X 线片 （2）置两个椭圆形压迫器于脐两旁，对应于输尿管经过处，用连着血压计的气袋覆盖其上，然后束紧压迫带 （3）经肘前静脉快速注入对比剂，1 分钟内注完 （4）注射完毕后 5～7 分钟摄第一幅肾区图像，15 分钟摄第二幅肾区图像，30 分钟除去腹压带摄第三幅全尿路图像 （5）如一侧肾盂、肾盏显影不佳，应延长摄影时间	此项满分 40，一条不符扣 5 分	
标准影像 （50 分）	标准影像 1. 肠道清洁准备充分，无高密度肠内容物及过多气影干扰 2. 腹部 X 线片图像能清楚分辨肾轮廓、腹脂线及腰大肌显示清晰 3. 清晰显示肾区图像肾盂肾盏对比剂充盈情况；清晰显示全尿路图像双侧肾盂肾盏、双侧输尿管、膀胱对比剂充盈情况；清晰显示病变与邻近尿路的关系 4. 无体外异物	每条平均分配分值，根据实际情况评分	

参考文献

[1] 郑晓林，朱纯生 . 现代 X 线投照技术学 [M]. 西安：世界图书出版西安有限公司，2017：339-343.

[2] 于兹喜 . 医学影像检查技术学 [M]. 北京：人民卫生出版社，2010：115-116.

第二节　CT 常见部位图像质量评价表

1. 头部 CT 图像质量评价表（表 7-2-1）

2. 鼻窦 / 鼻咽 CT 图像质量评价表（表 7-2-2）

3. 口咽 / 上颌 CT 图像质量评价表（表 7-2-3）

4. 眼眶 CT 图像质量评价表（表 7-2-4）

5. 内耳 / 颞骨 CT 图像质量评价表（表 7-2-5）

6. 头部 CT 血管造影图像质量评价表（表 7-2-6）

7. 颈部软组织 / 甲状腺 CT 图像质量评价表（表 7-2-7）

8. 颈部 CT 血管造影图像质量评价表（表 7-2-8）

9. 胸部 CT 图像质量评价表（表 7-2-9）

10. 胸主动脉 CT 血管造影图像质量评价表（表 7-2-10）

11. 肺动脉 CT 血管造影图像质量评价表（表 7-2-11）

12. 肺静脉 CT 血管造影图像质量评价表（表 7-2-12）

13. 心脏 / 四腔心增强 CT 扫描图像质量评价表（表 7-2-13）

14. 冠状动脉 CT 血管造影图像质量评价表（表 7-2-14）

15. 胸痛三联征（肺动脉、冠状动脉、胸主动脉）CT 扫描图像质量评价表（表 7-2-15）

16. 上腹部 CT 扫描图像质量评价表（表 7-2-16）

17. 中腹部 CT 扫描图像质量评价表（表 7-2-17）

18. 下腹部 CT 扫描图像质量评价表（表 7-2-18）

19. 腹主动脉 CT 血管造影图像质量评价表（表 7-2-19）

20. 小肠造影 CT 图像质量评价表（表 7-2-20）

21. 颈椎 CT 扫描图像质量评价表（表 7-2-21）

22. 胸椎 CT 扫描图像质量评价表（表 7-2-22）

23. 腰椎 CT 扫描图像质量评价表（表 7-2-23）

24. 骶尾椎 CT 扫描图像质量评价表（表 7-2-24）

25. 上臂 / 前臂 CT 扫描图像质量评价表（表 7-2-25）

26. 肩关节 CT 扫描图像质量评价表（表 7-2-26）

27. 肘关节 CT 扫描图像质量评价表（表 7-2-27）

28. 腕关节 / 掌指骨 CT 扫描图像质量评价表（表 7-2-28）

29. 上肢 CT 血管造影图像质量评价表（表 7-2-29）

30. 大腿 / 小腿 CT 扫描图像质量评价表（表 7-2-30）

31. 髋关节 CT 扫描图像质量评价表（表 7-2-31）

32. 骶髂关节 CT 扫描图像质量评价表（表 7-2-32）

33. 膝关节 CT 扫描图像质量评价表（表 7-2-33）

34. 下肢 CT 血管造影图像质量评价表（表 7-2-34）

35. 踝关节 / 足骨 CT 扫描图像质量评价表（表 7-2-35）

表 7-2-1　头部 CT 图像质量评价表

检查编号：　　　　　扫描技师：　　　　　评价时间：　　　　　评价结果：

备注：85 分以上为优，70 ～ 85 分为良，60 ～ 70 分为合格，低于 60 分不合格

评价项目	具体内容	评分方法	评分
图像信息（10 分）	图像上应清晰显示患者姓名、性别、年龄、医院名称、检查号、检查日期、检查时间、设备型号、kV、mAs、层厚、层间隔、左右标识等信息	一条信息不符扣 1 分，上限 10 分	
操作规范（40 分）	1. 患者信息正确 2. 扫描部位正确 3. 描序参数设置：120kV，200 ～ 250mAs 4. 重建算法：脑组织算法和骨算法 5. 层厚设置：扫描层厚 5 ～ 7mm，薄层扫描层厚 ≤ 5mm 6. 增强扫描：注射碘对比剂 50 ～ 70ml，注射速率 2.0 ～ 3.0ml/s；婴幼儿酌情减量减速	此项满分 40，一条不符扣 5 分	
图像评价（50 分）	1. 扫描范围完整：从基线（听眦线、听眶线、听眉线）开始由下向上扫描至颅顶 2. 平扫图像要求 （1）软组织窗：脑灰白质边界、基底节区结构清晰可辨；清晰显示脑室系统各结构；清晰显示病变特点及其与邻近脑组织的关系 （2）骨窗：清晰显示颅骨的内板、外板和板障及颅底各骨质，清晰显示病变特点及其与邻近结构的关系 （3）MPR、VR 图像：多角度、直观、清晰显示病变及其与邻近结构的关系 3. 增强扫描图像要求 （1）根据病变及临床需求调整延迟时间，扫描层面与平扫图像对应 （2）正常脑实质轻度强化，松果体及垂体明显强化，脑血管明显强化 （3）清晰显示脑内或颅面骨病变强化特点及其与邻近脑组织的关系 4. 无体外金属伪影及运动伪影	每条平均分配分值，根据实际情况评分	

参考文献

[1] 中国神经科学学会神经损伤与修复分会与卫健委脑卒中防治工程委员会专家委员会 . 移动 CT 床旁头部检查技术专家共识 2019[J]. 中华神经创伤外科电子杂志，2019，5（2）：68-72.

[2] 俞琴，冉隆富，秦菊，等 .64 排螺旋 CT 低剂量扫描技术在成人头颅检查中的应用 [J]. 临床放射学杂志，2017，36（1）：127-132.

[3] 中华医学会影像技术分会，中华医学会放射学分会 .CT 检查技术专家共识 [J]. 中华放射学杂志，2016，50（12）：916-928.

表 7-2-2　鼻窦 / 鼻咽 CT 图像质量评价表

检查编号：　　　　扫描技师：　　　　评价时间：　　　　评价结果：

备注：85 分以上为优，70 ~ 85 分为良，60 ~ 70 分为合格，低于 60 分不合格

评价项目	具体内容	评分方法	评分
图像信息（10 分）	图像上应清晰显示患者姓名、性别、年龄、医院名称、检查号、检查日期、检查时间、设备型号、kV、mAs、层厚、层间隔、左右标识等信息	一条信息不符 扣 1 分，上限 10 分	
操作规范（40 分）	1. 患者信息正确 2. 扫描部位正确 3. 描序参数设置：100 ~ 120kV，200 ~ 250mAs 4. 重建算法：软组织算法和骨算法 5. 层厚设置：扫描层厚 2 ~ 3mm，重建薄层（≤1mm） 6. 增强扫描：注射碘对比剂 60 ~ 80ml，注射速率 2.5 ~ 3.0ml/s，一般注射对比剂后 40 ~ 50 秒开始扫描；婴幼儿酌情减量减速	此项满分40，一条不符扣 5 分	
图像评价（50 分）	1. 扫描范围完整：鼻窦扫描范围为硬腭至额窦顶部；鼻咽部扫描范围为颅底至软腭 2. 平扫图像要求 （1）软组织窗：清楚显示鼻窦 / 鼻咽部软组织的层次，清晰显示软组织病变特点及其与周围结构的关系 （2）骨窗：清晰显示鼻窦 / 鼻咽诸骨骨质，清晰显示病变特点及其与周围结构的关系 （3）MPR 重建：清晰显示上、中、下鼻甲，清晰直观显示鼻旁窦 / 鼻咽病变与周围组织的关系 3. 增强扫描图像要求 （1）根据病变及临床需求调整延迟时间，扫描层面与平扫图像对应 （2）清晰显示鼻旁窦/鼻咽部病变强化特征及其与周围结构的关系，邻近结构侵犯情况 4. 无体外金属伪影及运动伪影	每条平均分配分值，根据实际情况评分	

参考文献

[1] 中华医学会影像技术分会，中华医学会放射学分会 . CT 检查技术专家共识 [J]. 中华放射学杂志，2016，50（12）：916-928.

[2] 中华医学会放射学分会头颈学组 . 鼻部 CT 和 MRI 检查及诊断专家共识 [J]. 中华放射学杂志，2017，51（9）：660-664.

表 7-2-3　口咽 / 上颌 CT 图像质量评价表

检查编号：　　　　　扫描技师：　　　　　评价时间：　　　　　评价结果：

备注：85 分以上为优，70 ～ 85 分为良，60 ～ 70 分为合格，低于 60 分不合格

评价项目	具体内容	评分方法	评分
图像信息 （10 分）	图像上应清晰显示患者姓名、性别、年龄、医院名称、检查号、检查日期、检查时间、设备型号、kV、mAs、层厚、层间隔、左右标识等信息	一条信息不符 扣 1 分，上限 10 分	
操作规范 （40 分）	1. 患者信息正确 2. 扫描部位正确 3. 描序参数设置：120kV，200 ～ 250mAs 4. 重建算法：软组织算法，病变侵犯骨组织时，加骨算法 5. 层厚设置：扫描层厚 2 ～ 3mm，重建薄层（≤ 1mm） 6. 增强扫描：注射碘对比剂 60 ～ 80ml，注射速率 2.5 ～ 3.0ml/s，一般注射对比剂后 40 ～ 50 秒开始扫描；婴幼儿酌情减量减速	此项满分40，一条不符扣5 分	
图像评价 （50 分）	1. 扫描范围完整：眶下缘至会厌上缘（或舌骨） 2. 平扫图像要求 （1）软组织窗：清晰显示口咽部 / 上颌部各解剖结构，清晰显示病变与周围软组织的关系 （2）骨窗：清晰显示口咽 / 上颌部诸骨结构及病变与周围骨质的关系 （3）MPR 重建：多方位、多层面清晰显示口咽 / 上颌部解剖结构和病变与邻近结构的关系 3. 增强扫描图像要求 （1）根据病变及临床需求调整延迟时间，扫描层面与平扫图像对应 （2）清晰显示口咽 / 上颌病变的强化特征及其与邻近结构的关系 4. 无体外金属伪影及运动伪影	每条平均分配分值，根据实际情况评分	

参考文献

[1] 中华医学会放射学分会 . 影像诊断科管理规范与质控标准 [M]. 北京：人民卫生出版社，2017：151-154.

[2] 中华医学会影像技术分会，中华医学会放射学分会 .CT 检查技术专家共识 [J]. 中华放射学杂志，2016，50（12）：916-928.

[3] 陆锦贵，陈午才 . 口咽部恶性肿瘤的 CT 诊断（附 25 例分析）[J]. 实用放射学杂志，2000，16（12）：746-747.

[4] 陈军，唐裕林 . 上颌窦病变的 CT 诊断 [J]. 中国社区医师（医学专业），2012，14（6）：265-266.

表 7-2-4 眼眶 CT 图像质量评价表

| 检查编号： | 扫描技师： | | 评价时间： | | 评价结果： | |

备注：85 分以上为优，70～85 分为良，60～70 分为合格，低于 60 分不合格

评价项目	具体内容	评分方法	评分
图像信息（10分）	图像上应清晰显示患者姓名、性别、年龄、医院名称、检查号、检查日期、检查时间、设备型号、kV、mAs、层厚、层间隔、左右标识等信息	一条信息不符 扣 1 分，上限 10 分	
操作规范（40分）	1. 患者信息正确 2. 扫描部位正确 3. 描序参数设置：100～120kV，自动 mAs（150～200mAs） 4. 重建算法：软组织算法及骨算法 5. 层厚设置：扫描层厚≤3mm，重建薄层≤1mm 6. 增强扫描：静脉内注射对比剂 60～80ml，流速 2～3ml/s；婴幼儿酌情减量减速	此项满分40，一条不符扣 5 分	
图像评价（50分）	1. 扫描范围完整：冠状位从眼球前部至海绵窦，横断位从眼眶顶至眼眶底 2. 平扫图像要求 （1）软组织窗：清晰显示眼眶内眼球结构、泪腺、眼外肌和视神经等解剖结构；清晰显示眼眶病变与邻近软组织的关系 （2）骨窗：清晰显示眼眶诸骨骨质，清晰显示病变与邻近骨质结构的关系 （3）MPR、VR：多方位、直观显示眼眶各结构和病变与邻近结构的关系 3. 增强扫描图像要求 （1）根据病变及临床需求调整延迟时间，扫描层面与平扫图像对应 （2）清晰显示眼眶病变的强化特征及其与邻近结构的关系 4. 无体外金属伪影及运动伪影	每条平均分配分值，根据实际情况评分	

参考文献

[1] 中华放射学杂志编委会. 头颈部 CT、MR 扫描规范指南（修改稿）[J]. 中华放射学杂志，2007，41（9）：996-999.

[2] 中华医学会放射学分会头颈学组. 眼部 CT 和 MRI 检查及诊断专家共识 [J]. 中华放射学杂志，2017，（9）：648-653.

[3] 中华医学会放射学分会头颈学组，中华医学会影像技术分会辐射防护学组. 头颈部 CT 检查和辐射剂量管理专家共识 [J]. 中华放射学杂志，2020，54（09）：827-838.

表 7-2-5　内耳 / 颞骨 CT 图像质量评价表

检查编号：　　　　扫描技师：　　　　评价时间：　　　　评价结果：

备注：85 分以上为优，70～85 分为良，60～70 分为合格，低于 60 分不合格

评价项目	具体内容	评分方法	评分
图像信息 （10 分）	图像上应清晰显示患者姓名、性别、年龄、医院名称、检查号、检查日期、检查时间、设备型号、kV、mAs、层厚、层间隔、左右标识等信息	一条信息不符 扣 1 分，上限 10 分	
操作规范 （40 分）	1. 患者信息正确 2. 扫描部位正确 3. 描序参数设置：120～140kV，有效管电流 200～250mAs 4. 重建算法：高分辨骨算法及软组织算法 5. 层厚设置：扫描层厚 2～3mm，重建最薄层（≤1mm） 6. 增强扫描：采用静脉团注对比剂的方法，速率 2.5～3.0ml/s，总量 60～80ml 注射对比剂后延迟 40～50 秒启动扫描；婴幼儿酌情减量减速	此项满分 40，一条不符扣 5 分	
图像评价 （50 分）	1. 扫描范围完整：颞骨岩部顶至乳突尖 2. 平扫图像要求 （1）软组织窗：清晰显示内听道、颞骨周围软组织解剖结构，清晰显示病变特点及其与邻近结构的关系 （2）骨窗：高分辨骨算法；清晰显示骨性外耳道、中耳、内耳的骨质结构，清晰显示病变特点及其与邻近结构的关系 （3）MPR、VR 重建：多方位、立体直观显示听小骨、耳蜗、前庭及半规管等解剖结构，清晰显示病变与周围结构的关系 3. 增强扫描图像要求 （1）根据病变及临床需求调整延迟时间，扫描层面与平扫图像对应 （2）清晰显示病变的强化特征及其与邻近结构的关系 4. 无体外金属伪影及运动伪影	每条平均分配分值，根据实际情况评分	

参考文献

[1] 中华医学会放射学分会头颈学组 . 耳部 CT 和 MRI 检查及诊断专家共识 [J]. 中华放射学杂志，2017，51（9）：654-659.

[2] Juliano A F，Ginat D T，Moonis G . Imaging review of the temporal bone：part Ⅰ . Anatomy and inflammatory and neoplastic processes.[J]. Radiology，2013，269（1）：16-32.

[3] Juliano A F，Ginat D T，Moonis G . Imaging Review of the Temporal Bone：Part Ⅱ . Traumatic，Postoperative，and Noninflammatory Nonneoplastic Conditions[J]. Radiology，2015，276（3）：655-672.

[4] 中华医学会影像技术分会，中华医学会放射学分会 .CT 检查技术专家共识 [J]. 中华放射学杂志，2016，50（12）：916-928.

表 7-2-6 头部 CT 血管造影图像质量评价表

检查编号：　　　　　扫描技师：　　　　　评价时间：　　　　　评价结果：

备注：85 分以上为优，70 ～ 85 分为良，60 ～ 70 分为合格，低于 60 分不合格

评价项目	具体内容	评分方法	评分
图像信息 （10 分）	图像上应清晰显示患者姓名、性别、年龄、医院名称、检查号、检查日期、检查时间、设备型号、kV、mAs、层厚、层间隔、左右标识等信息	一条信息不符 扣 1 分，上限 10 分	
操作规范 （40 分）	1. 患者信息正确 2. 扫描部位正确 3. 描序参数设置：120kV，200 ～ 450mAs 4. 重建算法：脑组织算法和骨算法 5. 层厚设置：扫描层厚≤ 5mm，重建薄层（≤ 1mm） 6. 增强扫描：注射碘对比剂 50 ～ 80ml，注射速率 4 ～ 5ml/s；婴幼儿酌情减量减速。选取头部 CTA 扫描最低层面作为监测层，到达阈值自动或手动触发扫描	此项满分 40，一条不符扣 5 分	
图像评价 （50 分）	1. 扫描范围完整：扫描范围从颅顶至下颌水平，以第 3 ～ 4 颈椎为基准线。宽度≥ 8cm 的探测器设备，采用轴面扫描模式：宽度＜ 8cm 的探测器，采用螺旋扫描模式 2. 平扫图像要求 （1）脑组织窗：脑灰白质边界、基底节区结构清晰可辨，清晰显示脑室系统各结构 （2）骨窗：清晰显示颅骨的内板、外板和板障及颅底各骨质 3. 增强扫描图像要求 （1）建议脑内血管 CT 值达到 300 ～ 350Hu，颅内动脉强化均匀；血管边界清晰度高，图像层次分明 （2）清晰显示 Willis 环，大脑前、中、后动脉，基底动脉和前、后交通动脉及其分支的起源及走行，清晰显示血管病变与邻近结构的关系 （3）扫描区域内颅内静脉的横断面图像中 CT 值不超过 150Hu （4）颅内静脉污染不影响对 Willis 环的观察 4. 无体外金属伪影及运动伪影	每条平均分配分值，根据实际情况评分	

参考文献

[1] 中华医学会放射学分会 . 头颈部 CT 血管成像扫描方案与注射方案专家共识 [J]. 中华放射学杂志，2019（02）：81-87.

[2] 李立，钱伟军，韩新生，等 . 个体化低剂量组合扫描方案对头颈部 CTA 图像质量及辐射剂量的影响 [J]. 医学影像学杂志，2018，28（12）：2117-2120.

表 7-2-7　颈部软组织／甲状腺 CT 图像质量评价表

检查编号：　　　　　扫描技师：　　　　　评价时间：　　　　　评价结果：

备注：85 分以上为优，70 ～ 85 分为良，60 ～ 70 分为合格，低于 60 分不合格

评价项目	具体内容	评分方法	评分
图像信息 （10 分）	图像上应清晰显示患者姓名、性别、年龄、医院名称、检查号、检查日期、检查时间、设备型号、kV、mAs、层厚、层间隔、左右标识等信息	一条信息不符扣 1 分，上限 10 分	
操作规范 （40 分）	1. 患者信息正确 2. 扫描部位正确 3. 描序参数设置：120kV，200 ～ 250mAs 4. 重建算法：软组织算法，必要时加骨窗重建 5. 层厚设置：扫描层厚≤ 5 mm，重建最薄层（≤ 1mm） 6. 增强扫描：以速率 2.0 ～ 3.0ml/s 注射碘对比剂 60 ～ 80ml 后，延迟 35 ～ 40 秒后扫描动脉期，55 ～ 65 秒后扫描静脉期；婴幼儿应酌情减量减速	此项满分 40，一条不符扣 5 分	
图像评价 （50 分）	1. 扫描范围完整：甲状腺扫描范围从第 5 颈椎下缘至第 1 胸椎。喉部扫描范围从第 4 ～ 7 颈椎 2. 平扫图像要求 （1）软组织窗：清晰显示甲状腺双侧叶及峡部，清晰显示病变特点及其与邻近结构的关系；清晰显示喉部会厌、喉前庭、杓会厌皱襞、假声带、喉室、真声带、梨状窝、声门下区、喉旁间隙等解剖结构及病变与邻近结构的关系 （2）骨窗：清晰显示舌骨、甲状软骨、杓状软骨、环状软骨等解剖结构及病变与邻近结构的关系；颈部椎体骨质显示清晰 （3）MPR 重建：多方位、多层面清晰显示甲状腺／喉部解剖结构及病变与邻近的结构的关系 3. 增强扫描图像要求：根据病变及临床需求调整延迟时间，扫描层面与平扫图像对应；清晰显示甲状腺／喉部病变的强化特点；清晰显示病变与邻近结构的关系 4. 无体外金属伪影及运动伪影	每条平均分配分值，根据实际情况评分	

参考文献

[1] 中华医学会放射学分会头颈学组，中华医学会影像技术分会辐射防护学组．头颈部 CT 检查和辐射剂量管理专家共识 [J]. 中华放射学杂志，2020，54（9）：827-838.

[2] 中华医学会影像技术分会，GE 医疗．GE 临床实用型 X 射线计算机体层摄影设备规范化检查成像专家共识 [J]. 中国医疗设备，2021，36（1）：1-10.

[3] 中华医学会影像技术分会，中华医学会放射学分会．CT 检查技术专家共识 [J]. 中华放射学杂志，2016，50（12）：916-928.

表 7-2-8　颈部 CT 血管造影图像质量评价表

| 检查编号： | 扫描技师： | 评价时间： | 评价结果： |

备注：85 分以上为优，70 ～ 85 分为良，60 ～ 70 分为合格，低于 60 分不合格

评价项目	具体内容	评分方法	评分
图像信息（10 分）	图像上应清晰显示患者姓名、性别、年龄、医院名称、检查号、检查日期、检查时间、设备型号、kV、mAs、层厚、层间隔、左右标识等信息	一条信息不符扣 1 分，上限 10 分	
操作规范（40 分）	1. 患者信息正确 2. 扫描部位正确 3. 描序参数设置：120kV，有效管电流 200 ～ 250mAs 4. 重建算法：软组织算法，必要时加骨窗算法 5. 层厚设置：扫描层厚≤ 5mm，重建最薄层（≤ 1mm） 6. 增强扫描：对比剂注射速率 4.0 ～ 5.0ml/s，总量 50 ～ 80ml，选取主动脉弓水平作为监测层，到达阈值自动或手动触发扫描；婴幼儿酌情减量减速	此项满分 40，一条不符扣 5 分	
图像评价（50 分）	1. 扫描范围完整：自主动脉弓下方平面至颅底 2. 平扫图像要求：清晰显示颈部软组织解剖结构 3. 增强扫描图像要求 （1）清晰显示主动脉弓、头臂干、左颈总动脉和左锁骨下动脉 （2）清晰显示双侧颈总动脉、颈内动脉及椎动脉的走行、分支和充盈情况 （3）清晰显示颈部病变与颈部动脉、邻近结构的位置关系 （4）扫描区域内颈部动脉的横断面影像中 CT 值建议在 300 ～ 350Hu 范围内 （5）颈部静脉的横断面图像中 CT 值不超过 150Hu 4. MPR、VR、MIP、CPR 等多种图像后处理方法清晰显示颈部血管病变及其与邻近结构的关系 5. 无体外金属伪影及运动伪影；右侧锁骨下静脉对比剂伪影不影响头臂干的显示	每条平均分配分值，根据实际情况评分	

参考文献

[1] 中华医学会放射学分会头颈学组，中华医学会影像技术分会辐射防护学组 . 头颈部 CT 检查和辐射剂量管理专家共识 [J]. 中华放射学杂志，2020，53（02）：81-87.

[2] 中华医学会放射学分会 . 影像诊断科管理规范与质控标准 [M]. 北京：人民卫生出版社，2017：156-157.

[3] 中华医学会影像技术分会，中华医学会放射学分会 . CT 检查技术专家共识 [J]. 中华放射学杂志，2016，50（12）：916-928.

表 7-2-9　胸部 CT 图像质量评价表

检查编号：　　　　　扫描技师：　　　　　评价时间：　　　　　评价结果：

备注：85 分以上为优，70～85 分为良，60～70 分为合格，低于 60 分不合格

评价项目	具体内容	评分方法	评分
图像信息（10 分）	图像上应清晰显示患者姓名、性别、年龄、医院名称、检查号、检查日期、检查时间、设备型号、kV、mAs、层厚、层间隔、左右标识等信息	一条信息不符 扣 1 分，上限 10 分	
操作规范（40 分）	1. 患者信息正确 2. 扫描部位正确 3. 描序参数设置：100～120kV，自动 mAs（70～300mAs） 4. 重建算法：软组织算法及高分辨肺窗算法 5. 层厚设置：扫描层厚≤5mm，重建薄层≤1.5mm 6. 增强扫描：常规至少扫描动脉期和实质期，注射碘对比剂 60～80ml，注射速率 2.0～3.0ml/s；婴幼儿应酌情减量减速	此项满分40，一条不符扣 5 分	
图像评价（50 分）	1. 扫描范围完整：从肺尖至肺底 2. 平扫图像要求 （1）肺窗：肺纹理清晰，距胸膜 1cm 以内的小血管能够显示；清晰显示病变与邻近结构的关系 （2）纵隔窗：清晰显示纵隔内气管、心脏大血管、淋巴结、肺门等解剖结构，清晰显示病变与邻近纵隔结构的关系 （3）骨窗：清晰显示胸廓诸骨的骨皮质和骨小梁及病变与胸廓诸骨的关系 （4）高分辨力 CT 扫描：清晰显示次级肺小叶结构 （5）MPR：多层面、多方位直观显示病变与邻近结构的关系 （6）根据实际情况增加 MinIP、VR 等重建技术 3. 增强扫描图像要求 （1）根据病变及临床需求调整延迟时间，扫描层面与平扫图像对应 （2）清晰显示胸部病变的强化特点及其与邻近结构的关系 4. 无体外金属伪影及运动伪影	每条平均分配分值，根据实际情况评分	

参考文献

[1] 中华医学会放射技术分会传染病影像技术专业委员会结核学组，中华医学会结核病学分会影像专业委员会. 胸部 CT 扫描规范化专家共识 [J]. 中国医疗设备，2020，35（2）：185-189.

[2] 中华医学会放射学分会. 影像诊断科管理规范与质控标准 [M]. 北京：人民卫生出版社，2017：157-159.

[3] Laurent F，Montaudon M，Corneloup O. CT and MRI of Lung Cancer[J]. Respiration, 2006, 73（2）：133-142.

表 7-2-10　胸主动脉 CT 血管造影图像质量评价表

检查编号：　　　　扫描技师：　　　　评价时间：　　　　评价结果：

备注：85 分以上为优，70 ～ 85 分为良，60 ～ 70 分为合格，低于 60 分不合格

评价项目	具体内容	评分方法	评分
图像信息 （10 分）	图像上应清晰显示患者姓名、性别、年龄、医院名称、检查号、检查日期、检查时间、设备型号、kV、mAs、层厚、层间隔、左右标识等信息	一条信息不符扣 1 分，上限 10 分	
操作规范 （40 分）	1. 患者信息正确 2. 扫描部位正确 3. 描序参数设置：80 ～ 120kV，自动 mAs（100 ～ 300mAs） 4. 重建算法：高分辨肺窗算法及软组织算法 5. 层厚设置：扫描层厚 ≤ 5mm，重建薄层 ≤ 1mm 6. 增强扫描：碘对比剂注射速率 3.5 ～ 4.5ml/s，总量 60 ～ 80ml。采用智能跟踪技术，到达阈值后自动触发扫描；婴幼儿酌情减量减速	此项满分 40，一条不符扣 5 分	
图像评价 （50 分）	1. 扫描范围完整：从胸廓入口至膈肌平面 2. 平扫图像要求 （1）清晰显示胸主动脉的位置、形态、密度、走行及分支情况，清晰显示病变与邻近组织的关系 （2）清晰显示扫描范围内心脏、纵隔、肺门及双肺等结构 3. 增强扫描图像要求 （1）清晰显示胸主动脉的走行、分支和充盈情况 （2）清晰显示胸主动脉病变特征（如夹层破口位置、范围、动脉瘤大小、形态及有无破裂等情况） （3）清晰显示胸主动脉病变与邻近器官的位置关系 4. MPR、CPR、MIP、VR 等后处理图像：多方位、立体、直观清晰显示主动脉的走行、分支、充盈情况及病变与邻近结构的关系 5. 无体外金属伪影及运动伪影	每条平均分配分值，根据实际情况评分	

参考文献

[1] 中华医学会影像技术分会，中华医学会放射学分会 .CT 检查技术专家共识 [J]. 中华放射学杂志，2016，50（12）：916-928.

[2] 张龙江，卢光明 . 全身 CT 血管成像诊断学 [M]. 北京：人民军医出版社，2012：132-156.

表 7-2-11 肺动脉 CT 血管造影图像质量评价表

| 检查编号： | | 扫描技师： | 评价时间： | | 评价结果： |

备注：85 分以上为优，70 ～ 85 分为良，60 ～ 70 分为合格，低于 60 分不合格

评价项目	具体内容	评分方法	评分
图像信息 （10 分）	图像上应清晰显示患者姓名、性别、年龄、医院名称、检查号、检查日期、检查时间、设备型号、kV、mAs、层厚、层间隔、左右标识等信息	一条信息不符扣 1 分，上限 10 分	
操作规范 （40 分）	1. 患者信息正确 2. 扫描部位正确 3. 描序参数设置：100 ～ 120kV，自动 mAs（100 ～ 300mAs） 4. 重建算法：软组织算法 5. 层厚设置：扫描层厚≤ 5mm，重建薄层≤ 1mm 6. 增强扫描：小剂量团注测试，获得时间 - 密度曲线，得到肺动脉干达到峰值的时间，以测试时流速注射对比剂 20 ～ 40ml，肺动脉 CT 值延迟时间 = 峰值时间 +0.5 ～ 2 秒，婴幼儿应酌情减量（智能追踪法或经验值法亦可）	此项满分 40，一条不符扣 5 分	
图像评价 （50 分）	1. 扫描范围完整：扫描范围从胸廓入口至肺下界膈面 2. 平扫图像要求 （1）清晰显示肺动脉的位置、形态、密度、走行及分支情况，清晰显示病变与邻近组织的关系 （2）清晰显示扫描范围内心脏、纵隔、肺门及双肺等结构 （3）如怀疑胸廓骨质病变，需重建骨窗图像 3. 增强扫描图像要求 （1）清晰显示肺动脉起源及走行，清晰显示肺动脉充盈情况，肺动脉内血栓或肿瘤等病变与肺动脉的位置关系 （2）为了更好地评价肺动脉，肺动脉内的 CT 值至少达到 300 ～ 350Hu；各级肺动脉内对比剂浓度高；肺静脉强化程度明显弱于肺动脉 （3）右心及上腔静脉内对比剂浓度较低，且无明显硬化伪影 4. MPR、MIP、VR 等后处理图像：多方位、立体、直观清晰显示肺动脉各级分支血管走行及充盈情况，管腔内栓子大小、分布及范围或肿瘤等病变与肺动脉的关系 5. 无体外金属伪影及呼吸运动伪影，无阶梯样或截断伪影	每条平均分配分值，根据实际情况评分	

参考文献

[1] 中华医学会影像技术分会，中华医学会放射学分会 . CT 检查技术专家共识 [J]. 中华放射学杂志，2016，50（12）：916-928.

[2] 王鸣鹏 . 医学影像技术学 -CT 检查技术卷（2012 版）[M]. 北京：人民卫生出版社，2012：220-223.

表 7-2-12　肺静脉 CT 血管造影图像质量评价表

检查编号：　　　　　扫描技师：　　　　　评价时间：　　　　　评价结果：

备注：85 分以上为优，70 ~ 85 分为良，60 ~ 70 分为合格，低于 60 分不合格

评价项目	具体内容	评分方法	评分
图像信息 （10分）	图像上应清晰显示患者姓名、性别、年龄、医院名称、检查号、检查日期、检查时间、设备型号、kV、mAs、层厚、层间隔、左右标识等信息	一条信息不符扣 1 分，上限 10 分	
操作规范 （40分）	1. 患者信息正确 2. 扫描部位正确 3. 描序参数设置：120kV，自动 mAs（100 ~ 300mAs） 4. 重建算法：软组织算法 5. 层厚设置：扫描层厚≤ 5mm，重建薄层≤ 1.25mm 6. 增强扫描：对比剂注射速率 4.0 ~ 5.0ml/s，总量 50 ~ 65ml，监测层面为肺静脉层面，CT 值达到阈值后，自动或手动触发扫描；婴幼儿应适当减量减速	此项满分 40，一条不符扣 5 分	
图像评价 （50分）	1. 扫描范围完整：肺尖到肺底 2. 平扫图像要求 （1）清晰显示肺静脉的位置、形态、密度、走行及分支情况，清晰显示病变与邻近组织的关系 （2）清晰显示扫描范围内心脏、纵隔、肺门及双肺等结构 3. 增强扫描图像要求 （1）左心房、肺静脉主干、段级肺静脉及亚段级肺静脉显示清晰，清晰显示病变与左心房或肺静脉的关系 （2）肺静脉与肺动脉强化程度呈明显差异，左心房和近段肺静脉明显强化，CT 值≥ 300Hu；对比剂已流出肺动脉，肺动脉不显影或显影浅淡 4. MPR、MIP、VR 等后处理图像：多方位、立体、直观显示肺静脉的引流及各级肺静脉走行，观察病变与肺静脉、左心耳及左心房等结构的关系 5. 无体外金属伪影及运动伪影	每条平均分配分值，根据实际情况评分	

参考文献

[1] 中华医学会放射学分会. 影像诊断科管理规范与质控标准 [M]. 北京：人民卫生出版社，2017：161.

[2] 万兵，邬政宏，张芳，等. 64 层螺旋 CT 触发阈值对肺静脉成像质量的影响 [J]. 中国医疗设备，2019，34（7）：73-75，86.

表 7-2-13 心脏 / 四腔心增强 CT 扫描图像质量评价表

检查编号： 扫描技师： 评价时间： 评价结果：

备注：85 分以上为优，70 ～ 85 分为良，60 ～ 70 分为合格，低于 60 分不合格

评价项目	具体内容	评分方法	评分
图像信息 （10分）	图像上应清晰显示患者姓名、性别、年龄、医院名称、检查号、检查日期、检查时间、设备型号、kV、mAs、层厚、层间隔、左右标识等信息	一条信息不符扣1分，上限10分	
操作规范 （40分）	1. 患者信息正确 2. 扫描部位正确 3. 描序参数设置：100 ～ 120kV，自动 mAs（100 ～ 300mAs） 4. 重建算法：软组织算法 5. 层厚设置：扫描层厚≤ 5mm，重建薄层≤ 1mm 6. 增强扫描：注射碘对比剂 30 ～ 80ml，注射速率 4 ～ 6ml/s；婴幼儿酌情减量减速。采用智能跟踪技术，当肺动脉和主动脉处 CT 值均达到阈值手动触发，延迟 3 ～ 5 秒屏气扫描	此项满分40，一条不符扣5分	
图像评价 （50分）	1. 扫描范围完整：扫描范围为主动脉弓上方平面至横膈平面 2. 平扫图像要求：清晰显示心脏大血管的结构及排列、管壁及各瓣膜区钙化评估 3. 增强扫描图像要求 （1）清晰显示心脏大血管、心肌游离壁、室间隔壁与房室腔大小等解剖结构，根据病变和临床需求清晰显示病变与房室腔及心脏大血管的关系 （2）无高浓度对比剂引起的硬化伪影 4. MPR、MIP、VR 等后处理图像：多方位、立体直观显示心脏或胸内大血管病变与邻近结构的关系 5. 无体外金属伪影及运动伪影	每条平均分配分值，根据实际情况评分	

参考文献

[1] Jacobs J E, Box L M, Desjardins B, et al. ACR practice guideline for the performance and interpretation of cardiac computed tomography (CT).[J]. Journal of the American College of Radiology, 2006，3(9)：677-685.

[2] 中华医学会心血管病学分会影像学组，中国医师协会放射医师分会心血管专业委员会. 无创性心血管影像学技术临床适用标准中国专家共识 [J]. 中华心血管病杂志，2020，48（11）：906-921.

[3] Francone M，Budde RPJ，Bremerich J，et al. CT and MR imaging prior to transcatheter aortic valve implantation：standardisation of scanning protocols，measurements and reporting-a consensus document by the European Society of Cardiovascular Radiology （ESCR）[J]. Eur Radiol, 2020, 30（5）：2627-2650.

表 7-2-14 冠状动脉 CT 血管造影图像质量评价表

检查编号： 扫描技师： 评价时间： 评价结果：

备注：85 分以上为优，70 ～ 85 分为良，60 ～ 70 分为合格，低于 60 分不合格

评价项目	具体内容	评分方法	评分
图像信息 （10 分）	图像上应清晰显示患者姓名、性别、年龄、医院名称、检查号、检查日期、检查时间、设备型号、kV、mAs、层厚、层间隔、左右标识等信息	一条信息不符扣 1 分，上限 10 分	
操作规范 （40 分）	1. 患者信息正确 2. 扫描部位正确 3. 描序参数设置：100 ～ 120kV，自动 mAs（100 ～ 300mAs） 4. 重建算法：软组织算法 5. 层厚设置：平扫层厚≤ 2.5mm；冠状动脉 CTA 设置机器可达到最薄层厚（≤ 1mm） 6. 增强扫描：对比剂注射速率 4.0 ～ 6.5ml/s，总量 50 ～ 100ml 注射对比剂，对比剂注射后 8 ～ 10 秒开始监测主动脉根部，达到阈值后自动或手动触发扫描；婴幼儿应酌情减量减速	此项满分 40，一条不符扣 5 分	
图像评价 （50 分）	1. 扫描范围完整 （1）根据检查需要设定扫描范围，常规从气管隆突下 1cm 至心底，包括整个心脏 （2）冠状动脉旁路移植术后复查静脉桥，扫描范围从主动脉至心底，包括整个心脏大血管 （3）冠状动脉旁路移植术后复查动脉桥，扫描范围从锁骨至心底，包括整个胸骨、心脏大血管 2. 平扫图像要求 （1）清晰显示升主动脉近段、左右冠状动脉及其主要分支起源及走行 （2）清晰分辨冠状动脉壁及各瓣膜钙化 3. 增强扫描图像要求 （1）包括收缩期和舒张期采集 （2）左主干及三支冠状动脉近中段腔内 CT 值 350 ～ 450Hu，远端及较粗大分支强化明显，静脉污染较轻，不影响动脉的观察 （3）清晰显示冠状动脉主干及其主要分支的斑块及特征；清晰显示支架形态及支架内管腔情况；完整显示桥血管及吻合口情况 （4）动态 CT 心肌灌注成像清晰显示心肌强化并可评估心肌缺血情况，评价心肌结构与功能 4. CPR、VR 等后处理图像：多方位、立体直观显示冠状动脉起源、走行、管壁及管腔情况，清晰显示病变特点及与邻近结构的关系 5. 无体外金属伪影及运动伪影	每条平均分配分值，根据实际情况评分	

参考文献

[1] 中华放射学杂志心脏冠状动脉多排 CT 临床应用协作组 . 心脏冠状动脉多排 CT 临床应用专家共识 [J]. 中华放射学杂志，2011，45（1）：9-17.

[2] 国家心血管病专业质控中心心血管影像质控专家工作组，中华医学会放射学分会心胸学组，《中华放射学杂志》心脏冠状动脉多排 CT 临床应用指南写作专家组 . 冠状动脉 CT 血管成像的适用标准及诊断报告书写规范 [J]. 中华放射学杂志，2020，54（11）：1044-1055.

[3] Daniel B Mark，Daniel S Berman，Matthew J Budoff，et al.ACCF/ACR/AHA/NASCI/SAIP/SCAI/SCCT 2010 expert consensus document on coronary computed tomographic angiography：a report of the American College of Cardiology Foundation Task Force on Expert Consensus Documents[J].Journal of the American College of Cardiology，2010，55（23）：2663-2699.

表 7-2-15　胸痛三联征（肺动脉、冠状动脉、胸主动脉）CT 扫描图像质量评价表

检查编号：	扫描技师：	评价时间：	评价结果：	

备注：85 分以上为优，70 ～ 85 分为良，60 ～ 70 分为合格，低于 60 分不合格

评价项目	具体内容	评分方法	评分
图像信息 （10 分）	图像上应清晰显示患者姓名、性别、年龄、医院名称、检查号、检查日期、检查时间、设备型号、kV、mAs、层厚、层间隔、左右标识等信息	一条信息不符合扣 1 分，上限 10 分	
操作规范 （40 分）	1. 患者信息正确 2. 扫描部位正确 3. 描序参数设置：100 ～ 120kV，200 ～ 300mAs 4. 重建算法：软组织窗算法 5. 层厚设置：扫描层厚≤ 5mm，重建薄层≤ 1mm 6. 增强扫描：小剂量注射碘对比剂 10 ～ 20ml，注射速率 4.5 ～ 6.0ml/ s，获取肺动脉、冠状动脉、主动脉到达峰值时间，分别行肺动脉、冠状动脉、主动脉的扫描。注射方案 I 期：根据患者体重和对比剂浓度选择流速，总注射时间 10 ～ 14 秒；II 期：流速 2.0 ～ 3.0ml/s，注射 10 ～ 20ml 对比剂；III 期：流速 2.0 ～ 3.0ml/s，注射 50ml 生理盐水	此项满分 40，一条不符扣 5 分	
图像评价 （50 分）	1. 扫描范围完整：必须包括整个胸主动脉以及心脏 2. 扫描图像要求 （1）清晰显示主动脉及其主要分支（头臂干、锁骨下动脉、颈总动脉起始部）、左右冠状动脉、肺动脉及其分支血管的起源、走行及管壁、管腔结构 （2）合理的增强目标是冠状动脉 CT 值 300 ～ 450 Hu，肺动脉 CT 值高于 200 Hu，主动脉 CT 值高于 250 Hu （3）清晰显示病变血管对比剂充盈情况及其与邻近结构的关系 3. MPR、MIP、VR 等后处理图像：多方位、立体、直观显示冠状动脉、肺动脉及主动脉等解剖结构及病变与邻近组织的关系 4. 无体外金属伪影及运动伪影	每条平均分配分值，根据实际情况评分	

参考文献

[1] 中华医学会影像技术分会. 急性胸痛三联征多层螺旋 CT 检查技术专家共识 [J]. 中华放射学杂志，
    2021，55（1）：12-18.
[2] 中华医学会放射学分会心胸学组，《中华放射学杂志》心脏冠状动脉多排 CT 临床应用指南写作专家组.
    心脏冠状动脉 CT 血管成像技术规范化应用中国指南 [J]. 中华放射学杂志，2017，51（10）：732-743.
[3] 国晶晶. 解读"国际心血管 CT 协会 TAVI/TAVR 相关 CT 成像的专家共识" [J]. 国际医学放射学杂志，
    2019，42（3）：334-340.

表 7-2-16 上腹部 CT 扫描图像质量评价表

检查编号： 扫描技师： 评价时间： 评价结果：

备注：85 分以上为优，70 ～ 85 分为良，60 ～ 70 分为合格，低于 60 分不合格

评价项目	具体内容	评分方法	评分
图像信息 （10 分）	图像上应清晰显示患者姓名、性别、年龄、医院名称、检查号、检查日期、检查时间、设备型号、kV、mAs、层厚、层间隔、左右标识等信息	一条信息不符扣 1 分，上限 10 分	
操作规范 （40 分）	1. 患者信息正确 2. 扫描部位正确 3. 描序参数设置：100 ～ 120kV，自动 mAs（200 ～ 300mAs） 4. 重建算法：软组织算法 5. 层厚设置：胆管、胰腺、肾上腺扫描层厚 2 ～ 3mm，重建薄层≤ 1mm；其余脏器扫描层厚≤ 5mm，重建薄层≤ 1mm 6. 增强扫描：注射碘对比剂 60 ～ 80ml，注射速率 2.5 ～ 3.5ml/s，婴幼儿酌情减量减速 （1）肝脏、脾脏增强常规采用三期扫描，动脉期延迟扫描时间 25 ～ 30 秒，门静脉期延迟扫描时间 50 ～ 60 秒，实质期（平衡期）延迟扫描时间 120 ～ 180 秒 （2）胰腺增强常规采用双期扫描，视病变情况调整延迟时间	此项满分 40，一条不符扣 5 分	
图像评价 （50 分）	1. 扫描范围完整：常规从膈顶扫描至脾下极，病变较大时应将病变扫描完整 2. 平扫图像要求：清晰显示上腹部各脏器大小、形态和边界，并能清晰显示病变与周围结构的关系 3. 增强扫描图像要求 （1）各期强化特点：动脉期：肝动脉明显强化，门静脉可轻度强化；门静脉期：肝实质明显强化，门静脉、肝静脉强化均匀；实质期：肝实质仍明显强化，肝内静脉密度仍高于肝实质 （2）清晰显示病变的强化特点及其与周围结构的关系 4. 无体外金属伪影及运动伪影	每条平均分配分值，根据实际情况评分	

参考文献

[1] 石明国.医用影像设备（CT/MR/DSA）成像原理与临床应用 [M].北京：人民卫生出版社，2013：215-217.

[2] 余建明，曾勇明.医学影像检查技术学 [M].北京：人民卫生出版社，2016：90-92.

表 7-2-17　中腹部 CT 扫描图像质量评价表

检查编号：	扫描技师：	评价时间：	评价结果：

备注：85 分以上为优，70～85 分为良，60～70 分为合格，低于 60 分不合格

评价项目	具体内容	评分方法	评分
图像信息（10 分）	图像上应清晰显示患者姓名、性别、年龄、医院名称、检查号、检查日期、检查时间、设备型号、kV、mAs、层厚、层间隔、左右标识等信息	一条信息不符扣 1 分，上限 10 分	
操作规范（40 分）	1. 患者信息正确 2. 扫描部位正确 3. 描序参数设置：100～120kV，自动 mAs（200～300mAs） 4. 重建算法：软组织算法 5. 层厚设置：肾上腺扫描层厚 2～3mm，重建薄层≤1mm；肾脏扫描层厚≤5mm，重建薄层≤1mm 6. 增强扫描：注射碘对比剂 60～80ml，注射速率 2.5～3.5ml/s，婴幼儿酌情减量减速，肾脏行三期扫描，皮质期延迟 25～30 秒，髓质期延迟 50～60 秒，排泄期延迟 3～5 分钟。肾上腺行双期扫描	此项满分40，一条不符扣 5 分	
图像评价（50 分）	1. 扫描范围完整 （1）肾脏从肾上极扫描到肾下极 （2）肾上腺从肾上腺上缘扫描到肾门 2. 平扫图像要求：清晰显示肾上腺 / 肾脏大小、形态和边界，并能清晰显示病变与周围结构的关系 3. 增强扫描图像要求 （1）肾脏各期强化特点：肾动脉期可清晰分辨肾皮质、髓质，实质期皮髓质分界不清，排泄期肾盂、肾盏及双侧输尿管显影清晰 （2）肾上腺均匀强化 （3）清晰显示肾上腺 / 肾脏病变强化特点及其与周围组织的关系 4. 无体外金属伪影及运动伪影	每条平均分配分值，根据实际情况评分	

参考文献

[1] 石明国.医用影像设备（CT/MR/DSA）成像原理与临床应用 [M].北京：人民卫生出版社，2013：218-219.

[2] 余建明，曾勇明.医学影像检查技术学 [M].北京：人民卫生出版社，2016：90-92.

[3] 中华医学会影像技术分会，中华医学会放射学分会.CT 检查技术专家共识 [J].中华放射学杂志，2016，50（12）：916-928.

表 7-2-18　下腹部 CT 扫描图像质量评价表

检查编号：　　　　　扫描技师：　　　　　评价时间：　　　　　评价结果：

备注：85 分以上为优，70 ～ 85 分为良，60 ～ 70 分为合格，低于 60 分不合格

评价项目	具体内容	评分方法	评分
图像信息 （10 分）	图像上应清晰显示患者姓名、性别、年龄、医院名称、检查号、检查日期、检查时间、设备型号、kV、mAs、层厚、层间隔、左右标识等信息	一条信息不符扣 1 分，上限 10 分	
操作规范 （40 分）	1. 患者信息正确 2. 扫描部位正确 3. 描序参数设置：100 ～ 120kV，自动 mAs（100 ～ 250mAs） 4. 重建算法：软组织算法 5. 层厚设置：扫描层厚≤ 5mm，重建薄层≤ 1mm 6. 增强扫描：常规采用三期扫描，注射碘对比剂 60 ～ 80ml，注射速率 2.5 ～ 3.5ml/s；动脉期延迟扫描时间 30 ～ 35 秒，静脉期延迟扫描时间 60 ～ 75 秒，延迟期排泄迟扫描时间 3 ～ 5 分钟	此项满分 40，一条不符扣 5 分	
图像评价 （50 分）	1. 扫描范围完整：自耻骨联合下缘至髂前上棘 2. 平扫图像要求 （1）膀胱中等程度充盈扩张，清晰显示子宫和附件 / 前列腺和精囊结构 （2）清晰显示下腹部 / 盆腔病变与邻近结构的关系 （3）感兴趣区肠道清洁程度较好，无较多内容物残留，无气体积聚，可清晰辨别病变与邻近结构的关系 （4）清晰显示盆腔大血管的形态、边缘，盆壁各组肌肉的解剖结构及病变与邻近结构的关系 3. 增强扫描图像要求 （1）根据病变及临床需求选择调整延迟时间，扫描层面与平扫图像对应 （2）清晰显示病变的强化特点及其与邻近结构的关系 4. 无体外金属伪影及运动伪影	每条平均分配分值，根据实际情况评分	

参考文献

[1] 中华医学会放射学分会 . 影像诊断科管理规范与质控标准 [M]. 北京：人民卫生出版社，2017：94，167-168.

[2] 郑晓林，许达生 . 盆腔疾病 CT、MR 鉴别诊断学 [M]. 西安：世界图书出版公司，2013：52.

表 7-2-19　腹主动脉 CT 血管造影图像质量评价表

检查编号：　　　　　　扫描技师：　　　　　评价时间：　　　　　评价结果：

备注：85 分以上为优，70 ～ 85 分为良，60 ～ 70 分为合格，低于 60 分不合格

评价项目	具体内容	评分方法	评分
图像信息（10 分）	图像上应清晰显示患者姓名、性别、年龄、医院名称、检查号、检查日期、检查时间、设备型号、kV、mAs、层厚、层间隔、左右标识等信息	一条信息不符扣 1 分，上限 10 分	
操作规范（40 分）	1. 患者信息正确 2. 扫描部位正确 3. 描序参数设置：100 ～ 120kV，180 ～ 250mAs 4. 重建算法：软组织算法 5. 层厚设置：扫描层厚≤ 5mm，重建薄层≤ 1mm 6. 增强扫描：依据患者体重以 1.0 ～ 2.0ml/kg 的比例注射对比剂，速率 3.5 ～ 4.5ml/s，采用自动触发扫描方式进行扫描；婴幼儿酌情减量减速	此项满分40，一条不符扣5 分	
图像评价（50 分）	1. 扫描范围完整：从膈肌层面至股动脉（腹股沟处） 2. 扫描图像要求 （1）图像包含完整的腹主动脉，即从主动脉膈肌裂孔向下至双侧髂内、外动脉 （2）轴位图像上，腹主动脉及其一级分支（腹腔干、肠系膜上动脉、双肾动脉等）结构显示清晰，静脉不显影或显影浅淡 （3）清晰显示病变血管情况及其与邻近结构的位置关系 3. 重建图像要求：MPR、MIP、VR 等后处理图像：直观、立体地显示腹主动脉及其主要分支血管的走行，血管病变的位置、分布及受累范围，清晰显示病变与邻近结构的关系 4. 无外金属伪影及运动伪影	每条平均分配分值，根据实际情况评分	

参考文献

[1] 中华医学会影像技术分会，中华医学会放射学分会 . CT 检查技术专家共识 [J]. 中华放射学杂志，2016，50（12）：916-928.

[2] 中华医学会放射学分会 . 影像诊断科管理规范与质控标准（2017 版）[M]. 北京：人民卫生出版社，2017：93，166-167.

[3] 王鸣鹏 . 医学影像技术学 -CT 检查技术卷（2012 版）[M]. 北京：人民卫生出版社，2012：226-230.

表 7-2-20　小肠造影 CT 图像质量评价表

检查编号：	扫描技师：	评价时间：	评价结果：

备注：85 分以上为优，70 ～ 85 分为良，60 ～ 70 分为合格，低于 60 分不合格

评价项目	具体内容	评分方法	评分
图像信息 （10 分）	图像上应清晰显示患者姓名、性别、年龄、医院名称、检查号、检查日期、检查时间、设备型号、kV、mAs、层厚、层间隔、左右标识等信息	一条信息不符扣 1 分，上限 10 分	
操作规范 （40 分）	1. 患者信息正确 2. 扫描部位正确 3. 描序参数设置：80 ～ 120kV，自动 mAs（250 ～ 300mAs） 4. 重建算法：软组织算法 5. 层厚设置：扫描层厚≤ 5mm，重建薄层≤ 1mm 6. 增强扫描：患者应做好肠道准备；注射碘对比剂按体重 1.0 ～ 2.0ml/kg，注射速率 4.0 ～ 5.0ml/s；采用对比剂智能跟踪技术自动触发扫描，行动脉期和静脉期双期扫描	此项满分 40，一条不符扣 5 分	
图像评价 （50 分）	1. 扫描范围完整 2. 平扫要求 （1）肠管适度充盈（充盈直径应＞ 1.5cm），且充盈小肠占全部小肠 80% 以上，可清晰显示周围脂肪组织 （2）可清晰显示腹腔其他脏器结构 3. 增强扫描要求 （1）可清晰显示病变的强化方式及程度；因小肠呈逐渐强化，门静脉期小肠壁 CT 值最高，肠壁显示最清晰，对比度高 （2）在肠管充盈的前提下可准确测量肠壁厚度 （3）MPR 重建图像清晰，病变显示清晰 4. 无体外金属伪影及运动伪影	每条平均分配分值，根据实际情况评分	

参考文献

[1] Horton KM, Fishman EK. The current status of multidetector row CT and three-dimensional imaging of the small bowel[J]. Radiologic Clinics of North America，2003, 41（2）：199-212.

[2] 何伯圣，龚沈初，盛美虹，等 . 口服低张等渗甘露醇法 MSCT 小肠造影的正常表现 [J]. 交通医学，2013（4）：323-326.

[3] 黄燕兰 . 64 排 CT 小肠造影（CTE）在肠道炎性病变的诊断价值及临床意义 [J]. 影像研究与医学应用，2019, 3（03）：34-35.

表 7-2-21 颈椎 CT 扫描图像质量评价表

检查编号： 扫描技师： 评价时间： 评价结果：

备注：85 分以上为优，70～85 分为良，60～70 分为合格，低于 60 分不合格

评价项目	具体内容	评分方法	评分
图像信息 （10 分）	图像上应清晰显示患者姓名、性别、年龄、医院名称、检查号、检查日期、检查时间、设备型号、kV、mAs、层厚、层间隔、左右标识等信息	一条信息不符扣 1 分，上限 10 分	
操作规范 （40 分）	1. 患者信息正确 2. 扫描部位正确 3. 描序参数设置：120kV，自动 mAs（80～300mAs） 4. 重建算法：软组织算法及骨算法 5. 层厚设置：扫描层厚 3～5mm，重建薄层≤ 1mm 6. 增强扫描：常规不做增强，如需增强至少应扫描动脉期和静脉期	此项满分40，一条不符扣 5 分	
图像评价 （50 分）	1. 扫描范围完整：枕骨大孔至第一胸椎上部层面 2. 平扫图像要求 （1）软组织窗：清晰显示椎间盘、黄韧带、椎管、椎管内及颈椎椎体及附件、椎旁周围软组织等结构；如有病变，能清晰显示病变与周围结构的关系 （2）骨窗：清晰显示各颈椎椎体及其附件、椎间小关节、骨小梁及骨皮质等结构，清晰显示病变与及相邻结构的关系 3. 增强扫描图像要求 （1）至少包含动脉期与静脉期，扫描范围与平扫层面对应 （2）清晰显示病变的强化特点及其与邻近结构的关系 4. MPR、VR 重建图像：清晰直观显示颈椎及椎旁组织等结构，清晰显示病变与邻近结构的关系 5. 无体外金属伪影及运动伪影	每条平均分配分值，根据实际情况评分	

参考文献

[1] 中华医学会放射学分会 . 影像诊断科管理规范与质控标准 [M]. 北京：人民卫生出版社，2017：95-96，168-169.

[2] 中华医学会影像技术分会，中华医学会放射学分会 . CT 检查技术专家共识 [J]. 中华放射学杂志，2016，50（12）：916-928.

表 7-2-22　胸椎 CT 扫描图像质量评价表

检查编号：　　　　　扫描技师：　　　　　评价时间：　　　　　评价结果：

备注：85 分以上为优，70 ～ 85 分为良，60 ～ 70 分为合格，低于 60 分不合格

评价项目	具体内容	评分方法	评分
图像信息 （10 分）	图像上应清晰显示患者姓名、性别、年龄、医院名称、检查号、检查日期、检查时间、设备型号、kV、mAs、层厚、层间隔、左右标识等信息	一条信息不符扣 1 分，上限 10 分	
操作规范 （40 分）	1. 患者信息正确 2. 扫描部位正确 3. 描序参数设置：100 ～ 120kV，自动 mAs（80 ～ 300mAs） 4. 重建算法：软组织算法及骨算法 5. 层厚设置：扫描层厚 3 ～ 5mm，重建薄层 ≤ 3mm 6. 增强扫描：常规不做增强，如需增强至少应扫描动脉期和静脉期	此项满分 40，一条不符扣 5 分	
图像评价 （50 分）	1. 扫描范围完整：从颈 7 ～腰 1 椎体上部，包含所有椎体及椎间盘 2. 平扫图像要求 （1）软组织窗：清晰显示胸椎椎体周围软组织、椎间盘、黄韧带、椎管及椎管内等结构；如有病变，可清晰显示病变与周围结构的关系 （2）骨窗：可清晰显示胸椎椎体、附件、椎间小关节、骨皮质和骨小梁等结构；清晰显示病变及其与邻近结构的关系 3. 增强扫描图像要求 （1）至少包含动脉期与静脉期，扫描范围与平扫层面对应 （2）能显示病变的强化特点及其与邻近结构的关系 4. MPR、VR 重建图像：清晰直观显示胸椎及椎旁周围组织等结构，清晰直观显示胸椎或其周围病变与邻近结构的关系 5. 无体外金属伪影及运动伪影	每条平均分配分值，根据实际情况评分	

参考文献

Raniga SB，Skalski MR，Kirwadi A，et al. Thoracolumbar Spine Injury at CT：Trauma/Emergency Radiology[J]. Radiographics, 2016, 36（7）：2234-2235.

表 7-2-23 腰椎 CT 扫描图像质量评价表

检查编号：	扫描技师：	评价时间：	评价结果：

备注：85 分以上为优，70 ～ 85 分为良，60 ～ 70 分为合格，低于 60 分不合格

评价项目	具体内容	评分方法	评分
图像信息（10 分）	图像上应清晰显示患者姓名、性别、年龄、医院名称、检查号、检查日期、检查时间、设备型号、kV、mAs、层厚、层间隔、左右标识等信息	一条信息不符 扣 1 分，上限 10 分	
操作规范（40 分）	1. 患者信息正确 2. 扫描部位正确 3. 描序参数设置：100 ～ 120kV，自动 mAs（80 ～ 300mAs） 4. 重建算法：软组织算法及骨算法 5. 层厚设置：扫描层厚 3 ～ 5mm，重建薄层 ≤ 1mm 6. 增强扫描：常规不做增强，如需增强至少应扫描动脉期和静脉期	此项满分 40，一条不符扣 5 分	
图像评价（50 分）	1. 扫描范围完整：从胸 12 ～骶 1 椎体上部，腰椎间盘常规包括 L2 ～ 3、L3 ～ 4、L4 ～ 5、L5 ～ S1 共 4 个椎间盘 2. 平扫图像要求 （1）软组织窗：清晰分辨椎间盘、韧带、硬脊膜、椎管及椎旁软组织等结构，清晰显示病变与邻近结构的关系 （2）骨窗：清晰分辨椎体及附件骨皮质和骨小梁,清晰显示椎间孔、椎间小关节、小关节间隙等解剖结构，无伪影 3. 增强扫描图像要求 （1）根据病变及临床需求选择延迟时间，扫描层面与平扫图像对应 （2）清楚显示病变的强化特点及其与邻近组织的关系 4. MPR、VR 后处理图像：清晰直观显示腰椎及椎旁周围组织等结构，清晰直观显示腰椎及其周围病变与邻近结构的关系 5. 无体外金属伪影及运动伪影	每条平均分配分值，根据实际情况评分	

参考文献

[1] Ghodasara N，Yi P H，Clark K，et al. Postoperative Spinal CT：What the Radiologist Needs to Know[J]. Radiographics，2019，39（6）：1840-1861.

[2] 中华医学会影像技术分会，中华医学会放射学分会 .CT 检查技术专家共识 [J]. 中华放射学杂志，2016，50（12）：916-928.

表 7-2-24　骶尾椎 CT 扫描图像质量评价表

检查编号：　　　　　扫描技师：　　　　　评价时间：　　　　　评价结果：

备注：85 分以上为优，70～85 分为良，60～70 分为合格，低于 60 分不合格

评价项目	具体内容	评分方法	评分
图像信息 （10 分）	图像上应清晰显示患者姓名、性别、年龄、医院名称、检查号、检查日期、检查时间、设备型号、kV、mAs、层厚、层间隔、左右标识等信息	一条信息不符扣 1 分，上限 10 分	
操作规范 （40 分）	1. 患者信息正确 2. 扫描部位正确 3. 描序参数设置：100～120kV，自动 mAs（80～300mAs） 4. 重建算法：软组织算法及骨算法 5. 层厚设置：扫描层厚 3～5mm，重建薄层≤1mm 6. 增强扫描：常规不做增强，如需增强至少应扫描动脉期和静脉期	此项满分 40，一条不符扣 5 分	
图像评价 （50 分）	1. 扫描范围完整：应包含骶尾椎所有椎体 2. 平扫图像要求 （1）软组织窗：清晰分辨椎间盘、韧带、硬脊膜、椎管及椎旁软组织等结构，清晰显示病变与邻近结构的关系 （2）骨窗：清晰分辨椎体及附件骨皮质和骨小梁，清晰显示椎间孔、椎间小关节、小关节间隙等解剖结构，无伪影 3. 增强扫描图像要求 （1）根据病变及临床需求选择延迟时间，扫描层面与平扫图像对应 （2）清楚显示病变的强化特点及其与邻近组织的关系 4. MPR、VR 等后处理图像：清晰直观显示骶尾椎及椎旁周围组织等结构，清晰显示骶尾椎及其周围病变与邻近结构的关系 5. 无体外金属伪影及运动伪影	每条平均分配分值，根据实际情况评分	

参考文献

中华医学会影像技术分会，中华医学会放射学分会 . CT 检查技术专家共识 [J]. 中华放射学杂志，2016，50（12）：916-928.

表 7-2-25　上臂 / 前臂 CT 扫描图像质量评价表

检查编号：　　　　　扫描技师：　　　　　评价时间：　　　　　评价结果：

备注：85 分以上为优，70 ～ 85 分为良，60 ～ 70 分为合格，低于 60 分不合格

评价项目	具体内容	评分方法	评分
图像信息 （10 分）	图像上应清晰显示患者姓名、性别、年龄、医院名称、检查号、检查日期、检查时间、设备型号、kV、mAs、层厚、层间隔、左右标识等信息	一条信息不符 扣 1 分，上限 10 分	
操作规范 （40 分）	1. 患者信息正确 2. 扫描部位正确 3. 描序参数设置：120kV，100 ～ 150mAs 4. 重建算法：标准算法及骨算法 5. 层厚设置：扫描层厚 2 ～ 3mm，重建薄层 ≤ 1mm 6. 增强扫描：对比剂注射速率 2.0 ～ 3.0ml/s，总量 60 ～ 80ml，延迟 25 ～ 30 秒扫描动脉期，60 ～ 70 秒扫描静脉期；婴幼儿应酌情减量减速	此项满分40，一条不符扣 5 分	
图像评价 （50 分）	1. 扫描范围完整：包括整个上臂 / 前臂，并至少包含一个感兴趣部位骨的相邻关节 2. 平扫图像要求 （1）软组织窗：清晰显示上臂 / 前臂周围肌肉和其他软组织结构及异常改变 （2）骨窗：清晰显示上臂 / 前臂即肱骨 / 尺桡骨的骨质，清晰显示病灶特点及其与周围结构之间的关系 3. 增强扫描图像要求 （1）根据病变及临床需求选择延迟时间，扫描层面与平扫图像对应 （2）清晰显示上臂 / 前臂病变的强化特点及其与周围组织的关系 4. MPR、VR 等后处理图像：清晰直观显示肱骨 / 尺桡骨及感兴趣区邻近关节的结构，病变与邻近结构的关系 5. 无体外金属伪影及运动伪影	每条平均分配分值，根据实际情况评分	

参考文献

[1] 梁碧玲 . 骨与关节疾病影像诊断学 [M]. 北京：人民卫生出版社，2016：84，209-215.

[2] 于兹喜 . 医学影像检查技术学 [M]. 北京：人民卫生出版社，2010：134-137，160.

表 7-2-26　肩关节 CT 扫描图像质量评价表

检查编号：　　　　　扫描技师：　　　　　评价时间：　　　　　评价结果：

备注：85 分以上为优，70 ～ 85 分为良，60 ～ 70 分为合格，低于 60 分不合格

评价项目	具体内容	评分方法	评分
图像信息 （10 分）	图像上应清晰显示患者姓名、性别、年龄、医院名称、检查号、检查日期、检查时间、设备型号、kV、mAs、层厚、层间隔、左右标识等信息	一条信息不符扣 1 分，上限 10 分	
操作规范 （40 分）	1. 患者信息正确 2. 扫描部位正确 3. 描序参数设置：120kV，200 ～ 350mAs 4. 重建算法：标准算法及骨算法 5. 层厚设置：扫描厚 2 ～ 3mm，重建薄层 ≤ 1mm 6. 增强扫描：对比剂注射速率 2.0 ～ 3.0ml/s，总量 60 ～ 80ml，延迟 25 ～ 30 秒扫描动脉期，60 ～ 70 秒扫描静脉期；婴幼儿应酌情减量减速	此项满分 40，一条不符扣 5 分	
图像评价 （50 分）	1. 扫描范围完整：从双侧肩峰上 2cm 向下包括整个肩关节 2. 平扫图像要求 （1）软组织窗：清晰显示肩关节周围肌肉和其他软组织结构及异常变化，关节囊轮廓可辨，清晰显示病变特点及其与邻近软组织的关系 （2）骨窗：清晰显示肩关节各骨的骨皮质和骨小梁；肩锁关节、盂肱关节和胸锁关节间隙及毗邻关系显示清晰；清晰显示病变特点及其与周围组织的关系 3. 增强扫描图像要求 （1）根据病变及临床需求调整延迟时间，扫描层面与平扫图像对应 （2）清晰显示肩关节病变的强化特点及其与周围结构的关系 4. MPR、VR 等后处理图像：清晰直观显示肱骨近段、肩胛骨及锁骨等解剖结构，直观显示肩关节病变及其与邻近结构的关系 5. 无体外金属伪影及运动伪影	每条平均分配分值，根据实际情况评分	

参考文献

[1] 中华医学会放射学分会 . 影像诊断科管理规范与质控标准（2017 版）[M]. 北京：人民卫生出版社，2017：97，171.

[2] 梁碧玲 . 骨与关节疾病影像诊断学 [M]. 北京：人民卫生出版社，2016：84，209-215.

表 7-2-27 肘关节 CT 扫描图像质量评价表

检查编号：　　　　　扫描技师：　　　　　评价时间：　　　　　评价结果：

备注：85 分以上为优，70～85 分为良，60～70 分为合格，低于 60 分不合格

评价项目	具体内容	评分方法	评分
图像信息 （10 分）	图像上应清晰显示患者姓名、性别、年龄、医院名称、检查号、检查日期、检查时间、设备型号、kV、mAs、层厚、层间隔、左右标识等信息	一条信息不符扣 1 分，上限 10 分	
操作规范 （40 分）	1. 患者信息正确 2. 扫描部位正确 3. 描序参数设置：100～120kV，200～350mAs 4. 重建算法：标准算法及骨算法 5. 层厚设置：扫描层厚 2～3mm，层间距 2～3mm，重建薄层 ≤1mm 6. 增强扫描：常规至少扫描动脉期和静脉期（同上臂/前臂增强）	此项满分 40，一条不符扣 5 分	
图像评价 （50 分）	1. 扫描范围完整：从肱骨远段至尺桡骨近段，包含整个肘关节 2. 平扫图像要求 （1）软组织窗：清晰显示肘关节周围肌肉和其他软组织结构及异常改变，关节囊轮廓可辨，清晰显示病变特点及其与邻近组织的关系 （2）骨窗：清晰显示肘关节骨质结构及病变特点；肱桡关节、肱尺关节及上尺桡关节间隙显示清晰 3. 增强扫描图像要求 （1）根据病变及临床需求调整延迟时间，扫描层面与平扫图像对应 （2）清晰显示肘关节病变的强化特点及其与周围结构的关系 4. MPR、VR 等后处理图像：清晰、直观显示肘关节各骨解剖结构及关节间隙；直观显示肘关节病变及其与邻近结构的关系 5. 无体外金属伪影及运动伪影	每条平均分配分值，根据实际情况评分	

参考文献

[1] 中华医学会放射学分会 . 影像诊断科管理规范与质控标准（2017 版）[M]. 北京：人民卫生出版社，2017：97，171.

[2] 梁碧玲 . 骨与关节疾病影像诊断学 [M]. 北京：人民卫生出版社，2016：84.

表 7-2-28　腕关节 / 掌指骨 CT 扫描图像质量评价表

检查编号：　　　　　扫描技师：　　　　　评价时间：　　　　　评价结果：

备注：85 分以上为优，70 ～ 85 分为良，60 ～ 70 分为合格，低于 60 分不合格

评价项目	具体内容	评分方法	评分
图像信息（10 分）	图像上应清晰显示患者姓名、性别、年龄、医院名称、检查号、检查日期、检查时间、设备型号、kV、mAs、层厚、层间隔、左右标识等信息	一条信息不符扣 1 分，上限 10 分	
操作规范（40 分）	1. 患者信息正确 2. 扫描部位正确 3. 描序参数设置：100 ～ 120kV，80 ～ 100mAs 4. 重建算法：标准算法及骨算法 5. 层厚设置：扫描层厚 3mm，重建薄层 ≤ 3mm 6. 增强扫描：常规至少扫描动脉期和静脉期（同上臂 / 前臂增强）	此项满分 40，一条不符扣 5 分	
图像评价（50 分）	1. 扫描范围完整：包括整个腕关节及掌骨，骨折或肿瘤病变需覆盖病变区域 2. 平扫图像要求 （1）软组织窗：清晰显示腕关节 / 掌指骨周围肌肉和其他软组织结构及异常改变，关节囊轮廓可辨，清晰显示病变特点及其与周围组织的关系 （2）骨窗：清晰显示腕关节 / 掌指骨骨质结构及病变特点；清晰显示腕关节、下尺桡关节及腕骨间小关节间隙、掌指关节及指间关节 3. 增强扫描图像要求 （1）根据病变及临床需求调整延迟时间，扫描层面与平扫图像对应 （2）清晰显示腕关节 / 掌指骨病变的强化特点及其与周围结构的关系 4. MPR、VR 等后处理图像：清晰直观显示腕关节解剖结构及其关节间隙；直观显示腕关节病变及其与邻近结构的关系 5. 无体外金属伪影及运动伪影	每条平均分配分值，根据实际情况评分	

参考文献

[1] 梁碧玲 . 骨与关节疾病影像诊断学 [M]. 北京：人民卫生出版社，2016：84.

[2] Ahlawat S，Corl FM，Fishman EK，et al. MDCT of the hand and wrist：beyond trauma[J]. Emerg Radiol，2015，22（3）：307-314.

表 7-2-29　上肢 CT 血管造影图像质量评价表

检查编号：　　　　扫描技师：　　　　评价时间：　　　　评价结果：

备注：85 分以上为优，70 ～ 85 分为良，60 ～ 70 分为合格，低于 60 分不合格

评价项目	具体内容	评分方法	评分
图像信息 （10 分）	图像上应清晰显示患者姓名、性别、年龄、医院名称、检查号、检查日期、检查时间、设备型号、kV、mAs、层厚、层间隔、左右标识等信息	一条信息不符 扣 1 分，上限 10 分	
操作规范 （40 分）	1. 患者信息正确 2. 扫描部位正确 3. 描序参数设置：120kV，80 ～ 100mAs 4. 重建算法：软组织算法及骨算法 5. 层厚设置：扫描层厚≤ 5 mm，重建薄层≤ 1.5mm 6. 增强扫描：对比剂注射速率 3.0 ～ 4.0ml/s，总量 60 ～ 80ml。延迟 23 ～ 28 秒扫描或采用智能跟踪技术自动触发扫描	此项满分40，一条不符扣5 分	
图像评价 （50 分）	1. 扫描范围完整：包含整个上肢及同侧肩关节（需包括肢体周围皮肤） 2. 图像要求 （1）图像完整包含主动脉弓及其上方头臂干、左颈总动脉及左锁骨下动脉三支动脉起源 （2）清晰显示左 / 右锁骨下动脉、腋动脉、肘动脉、尺动脉、桡动脉、骨间总动脉、骨间前动脉及骨间后动脉等上肢动脉及其所属分支血管起源及走行；静脉污染低 （3）清晰显示病变血管管壁、管腔情况，上肢动脉与周围组织有良好的对比，静脉结构应尽可能少显示 （4）清晰显示上肢动脉病变血管与周围软组织的位置关系 3. MIP、VR 或 MPR、CPR 等后处理图像：直观、多方位及立体显示上肢动脉主干及其所属分支的形态及异常改变 4. 无体外金属伪影及运动伪影，无阶梯样或截断伪影	每条平均分配分值，根据实际情况评分	

参考文献

[1] 中华医学会影像技术分会，中华医学会放射学分会 . CT 检查技术专家共识 [J]. 中华放射学杂志，2016，50（12）：916-928.

[2] 中华医学会放射学分会 . 影像诊断科管理规范与质控标准（2017 版）[M]. 北京：人民卫生出版社，2017：97，171.

表 7-2-30　大腿 / 小腿 CT 扫描图像质量评价表

检查编号：　　　　　扫描技师：　　　　　评价时间：　　　　　评价结果：

备注：85 分以上为优，70 ~ 85 分为良，60 ~ 70 分为合格，低于 60 分不合格

评价项目	具体内容	评分方法	评分
图像信息（10 分）	图像上应清晰显示患者姓名、性别、年龄、医院名称、检查号、检查日期、检查时间、设备型号、kV、mAs、层厚、层间隔、左右标识等信息	一条信息不符扣 1 分，上限 10 分	
操作规范（40 分）	1. 患者信息正确 2. 扫描部位正确 3. 描序参数设置：90 ~ 100kV，80 ~ 100mAs 4. 重建算法：软组织算法及骨算法 5. 层厚设置：扫描层厚 5 ~ 7mm，重建薄层≤ 5mm 6. 增强扫描：注射碘对比剂 60 ~ 80ml，注射速率 2.0 ~ 3.0ml/s，延迟 30 ~ 35 秒扫动脉期，延迟 60 ~ 70 秒扫静脉期；婴幼儿应酌情减量减速	此项满分 40，一条不符扣 5 分	
图像评价（50 分）	1. 扫描范围完整：包括整个大腿 / 小腿，并至少包含一个感兴趣部位骨的相邻关节 2. 平扫图像要求 （1）软组织窗：清晰显示下肢肌肉及其他软组织结构及异常改变，感兴趣部位骨相邻关节的关节囊轮廓可辨；清晰显示骨或软组织病变特点及其与邻近组织的关系 （2）骨窗：清晰显示股骨 / 胫腓骨 / 髌骨等下肢骨质结构及相关的关节间隙，清晰显示病变特点及其与邻近骨质的关系 3. 增强扫描图像要求 （1）动脉期：清晰显示下肢动脉管壁及管腔结构，静脉显影浅淡；骨及软组织病变的强化特点及其与周围组织的关系 （2）静脉期：肌肉强化，与邻近肌肉脂肪间隙形成对比；清晰显示骨及软组织病变的强化特点及其与周围组织的关系 4. MPR、VR 等后处理图像：直观、多方位及立体显示病灶与周围组织的关系 5. 无体外金属伪影及运动伪影	每条平均分配分值，根据实际情况评分	

参考文献

[1] 中华医学会放射学分会，影像诊断科管理规范与质控标准（2017 版）[M]. 北京：人民卫生出版社，2017，97，171.

[2] S. Demehri, A Muhit, W Zbijewski, et al. Assessment of image quality in soft tissue and bone visualization tasks for a dedicated extremity cone-beam CT system[J]. European Radiology, 2015, 25（6）: 1742-1751.

表 7-2-31　髋关节 CT 扫描图像质量评价表

检查编号：　　　　　扫描技师：　　　　　评价时间：　　　　　评价结果：

备注：85 分以上为优，70～85 分为良，60～70 分为合格，低于 60 分不合格

评价项目	具体内容	评分方法	评分
图像信息 （10 分）	图像上应清晰显示患者姓名、性别、年龄、医院名称、检查号、检查日期、检查时间、设备型号、kV、mAs、层厚、层间隔、左右标识等信息	一条信息不符扣 1 分，上限 10 分	
操作规范 （40 分）	1. 患者信息正确 2. 扫描部位正确 3. 描序参数设置：100～120kV，150～250mAs 4. 重建算法：标准算法及骨算法 5. 层厚设置：扫描层厚≤3mm，重建薄层≤1.5mm 6. 增强扫描：对比剂注射速率 2.0～3.0ml/s，总量 60～80ml，延迟 30～35 秒扫描动脉期，60～70 秒扫描静脉期；婴幼儿应酌情减量减速	此项满分40，一条不符扣5 分	
图像评价 （50 分）	1. 扫描范围完整：从髋臼上方 2cm 向下扫描至股骨小转子下缘，包括整个髋关节及周围软组织 2. 平扫图像要求 （1）软组织窗：清晰显示髋关节周围肌肉及其他软组织结构及异常改变，关节囊轮廓可辨，清晰显示病变与周围组织的关系 （2）骨窗：清晰显示髋关节骨质结构及病变特点；髋关节间隙显示清晰 3. 增强扫描图像要求 （1）根据病变及临床需求调整延迟时间，扫描层面与平扫图像对应 （2）清晰显示髋关节病变的强化特点及其与周围结构的关系 4. MPR、VR 等后处理图像：清晰直观显示髋关节各骨解剖结构及髋关节间隙；直观显示髋关节病变及其与邻近结构的关系 5. 无体外金属伪影及运动伪影	每条平均分配分值，根据实际情况评分	

参考文献

[1] 中华医学会放射学分会 . 影像诊断科管理规范与质控标准 [M]. 北京：人民卫生出版社，2017：94-97，167-171.

[2] 中华医学影像技术分会，中华医学会放射学会 . CT 检查技术专家共识 [J]. 中华放射学杂志，2016，50（12）：916-928.

表 7-2-32　骶髂关节 CT 扫描图像质量评价表

检查编号：	扫描技师：	评价时间：	评价结果：

备注：85 分以上为优，70～85 分为良，60～70 分为合格，低于 60 分不合格

评价项目	具体内容	评分方法	评分
图像信息 （10 分）	图像上应清晰显示患者姓名、性别、年龄、医院名称、检查号、检查日期、检查时间、设备型号、kV、mAs、层厚、层间隔、左右标识等信息	一条信息不符扣 1 分，上限 10 分	
操作规范 （40 分）	1. 患者信息正确 2. 扫描部位正确 3. 描序参数设置：100～120kV，自动 mAs（150～250mAs） 4. 重建算法：软组织算法及骨算法 5. 层厚设置：扫描层厚≤3mm，重建薄层≤1.5mm 6. 增强扫描：常规不进行增强扫描	此项满分40，一条不符扣5 分	
图像评价 （50 分）	1. 扫描范围完整：包括整个骶骨和髂骨连接处 2. 平扫图像要求 （1）软组织窗：清晰显示骶髂关节周围肌肉及其他软组织结构及异常改变 （2）骨窗：清晰显示骶髂关节骨质结构及病变特点；骶髂关节间隙显示清晰 3. 增强扫描图像要求 （1）根据病变及临床需求调整延迟时间，扫描层面与平扫图像对应 （2）清晰显示骶髂关节病变的强化特点及其与周围结构的关系 4. MPR、VR 图像：清晰直观显示骶髂关节各骨解剖结构，清晰直观显示骶髂关节病变及其与邻近结构的关系 5. 无体外金属伪影及运动伪影	每条平均分配分值，根据实际情况评分	

参考文献

[1] 中华医学会放射学分会 . 影像诊断科管理规范与质控标准（2017 版）[M]. 北京：人民卫生出版社，2017：94-97，167-171.

[2] Guglielmi G，De Serio A，Leone A，et al. Imaging of sacroiliac joints[J]. Rays, 2000, 25（1）:63-74.

表 7-2-33　膝关节 CT 扫描图像质量评价表

检查编号：　　　　　　扫描技师：　　　　　评价时间：　　　　　评价结果：

备注：85 分以上为优，70～85 分为良，60～70 分为合格，低于 60 分不合格

评价项目	具体内容	评分方法	评分
图像信息 （10 分）	图像上应清晰显示患者姓名、性别、年龄、医院名称、检查号、检查日期、检查时间、设备型号、kV、mAs、层厚、层间隔、左右标识等信息	一条信息不符 扣 1 分，上限 10 分	
操作规范 （40 分）	1. 患者信息正确 2. 扫描部位正确 3. 描序参数设置：90～100kV，80～100mAs 4. 重建算法：软组织算法及骨算法 5. 层厚设置：扫描层厚 3～5mm，重建薄层 ≤ 1mm 6. 增强扫描：注射碘对比剂 60～70ml，注射速率 2.0～3.0ml/s，延迟 50～60 秒扫描；婴幼儿应酌情减量减速	此项满分40，一条不符扣 5 分	
图像评价 （50 分）	1. 扫描范围完整：包括整个膝关节及周围软组织 2. 平扫图像要求 （1）软组织窗：清晰显示膝关节周围肌肉及其他软组织结构及异常改变，关节囊轮廓可辨，清晰显示病变特点及其与邻近结构的关系 （2）骨窗：清晰显示膝关节骨质结构及病变特点；膝关节、髌股关节、上胫腓关节间隙显示清晰 3. 增强扫描图像要求 （1）根据病变及临床需求调整延迟时间，扫描层面与平扫图像对应 （2）清晰显示膝关节病变的强化特点及其与周围结构的关系 4. MPR、VR 等后处理图像：清晰直观显示膝关节各骨解剖结构及关节间隙；直观显示膝关节病变及其与邻近结构的关系 5. 无体外金属伪影及运动伪影	每条平均分配分值，根据实际情况评分	

参考文献

[1] ACR–SPR–SSR Practice parameter for the performance of radiography of the extremities. Revised, 2018（Resolution 6）．

[2] Roemer F W，Demehri S，Omoumi P，et al. State of the Art：Imaging of Osteoarthritis—Revisited 2020[J]. Radiology，2020，296（1）：5-21.

表 7-2-34　下肢 CT 血管造影图像质量评价表

检查编号：　　　　　扫描技师：　　　　　评价时间：　　　　　评价结果：

备注：85 分以上为优，70 ～ 85 分为良，60 ～ 70 分为合格，低于 60 分不合格

评价项目	具体内容	评分方法	评分
图像信息 （10 分）	图像上应清晰显示患者姓名、性别、年龄、医院名称、检查号、检查日期、检查时间、设备型号、kV、mAs、层厚、层间隔、左右标识等信息	一条信息不符扣 1 分，上限 10 分	
操作规范 （40 分）	1. 患者信息正确 2. 扫描部位正确 3. 描序参数设置：100 ～ 120kV，80 ～ 100mAs 4. 重建算法：软组织算法及骨算法 5. 层厚设置：扫描层厚≤ 5mm，重建层厚 0.50 ～ 1.25mm 6. 增强扫描：对比剂总量 80 ～ 100ml，注射速率 3.0 ～ 4.0ml/s（注射时间至少为 30 秒）。使用对比剂智能跟踪技术，监测肾动脉水平以下腹主动脉，达到阈值后延迟 7 ～ 14 秒扫描	此项满分 40，一条不符扣 5 分	
图像评价 （50 分）	1. 扫描范围完整：从髂动脉分叉上方，约腰 4 水平至足尖，必要时包含腹主动脉 2. 图像要求 （1）清晰显示下肢动脉及所属分支血管管壁及管腔充盈情况 （2）清晰显示病变与邻近器官、软组织的位置关系，无硬化伪影及静脉污染 3. MPR、CPR、MIP、VR 等后处理图像：多角度、立体直观显示下肢动脉病变与邻近血管、骨骼及软组织的位置关系 4. 无体外金属伪影及运动伪影	每条平均分配分值，根据实际情况评分	

参考文献

[1] 中华医学会放射学分会，下肢动脉 CTA 扫描技术专家共识协作组 . 下肢动脉 CT 血管成像扫描技术专家共识 [J]. 中华放射学杂志，2019，53（2）：88-92.

[2] 中华医学会影像技术分会，中华医学会放射学分会 . CT 检查技术专家共识 [J]. 中华放射学杂志，2016，50（12）：916-928.

表 7-2-35 踝关节/足骨 CT 扫描图像质量评价表

检查编号： 扫描技师： 评价时间： 评价结果：

备注：85 分以上为优，70 ～ 85 分为良，60 ～ 70 分为合格，低于 60 分不合格

评价项目	具体内容	评分方法	评分
图像信息 （10 分）	图像上应清晰显示患者姓名、性别、年龄、医院名称、检查号、检查日期、检查时间、设备型号、kV、mAs、层厚、层间隔、左右标识等信息	一条信息不符扣 1 分，上限 10 分	
操作规范 （40 分）	1. 患者信息正确 2. 扫描部位正确 3. 描序参数设置：120kV，80 ～ 100mAs 4. 重建算法：标准算法及骨算法 5. 层厚设置：扫描层厚 2 ～ 3mm，重建薄层 ≤ 1mm 6. 增强扫描：对比剂注射速率 2.0 ～ 3.0ml/s，总量 60 ～ 80ml，延迟 60 ～ 70 秒启动扫描；婴幼儿应酌情减量减速	此项满分 40，一条不符扣 5 分	
图像评价 （50 分）	1. 扫描范围完整：踝关节扫描应包括整个踝关节；足部扫描应包括踝关节及足部 2. 平扫图像要求 （1）软组织窗：清晰显示踝关节/足部周围肌肉及其他软组织结构，清晰显示病变特点及其与周围软组织的关系 （2）骨窗：清晰显示踝关节/足部各骨的骨皮质和骨小梁及其各关节间隙，清晰显示病变特点及其与邻近踝关节/足部各骨的关系 3. 增强图像要求 （1）根据病变及临床需求调整延迟时间，扫描层面与平扫图像对应 （2）清晰显示踝关节/足部病变强化特点及其与邻近软组织及骨的关系 4. MPR、VR 等后处理图像：多层面、多方位显示踝关节/足部病变特点及其与邻近结构的关系 5. 无体外金属伪影及运动伪影	每条平均分配分值，根据实际情况评分	

参考文献

[1] Vosoughi AR, Tabatabaei M. CT scan assessment of the dimensions and morphological variations of the peroneal tubercle.[J].Foot Ankle Surg, 2021, 27（1）：40-45.

[2] 梁碧玲 . 骨与关节疾病影像诊断学 [M]. 北京：人民卫生出版社，2016：84.

第三节　MRI 常见部位图像质量评价表

1. 头颅 MRI 图像质量评价表（表 7-3-1）

2. 垂体 / 鞍区 MRI 图像质量评价表（表 7-3-2）

3. 眼眶 / 眼球 MRI 图像质量评价表（表 7-3-3）

4. 鼻窦 / 鼻咽 / 口咽 MRI 图像质量评价表（表 7-3-4）

5. 面 / 听 / 三叉神经 MRI 图像质量评价表（表 7-3-5）

6. 颈部软组织 / 甲状腺 MRI 图像质量评价表（表 7-3-6）

7. 颈部血管 MRI 图像质量评价表（表 7-3-7）

8. 胸部纵隔 MRI 图像质量评价表（表 7-3-8）

9. 心脏 MRI 图像质量评价表（表 7-3-9）

10. 胸 / 腹部大血管 MRI 图像质量评价表（表 7-3-10）

11. 乳腺 MRI 图像质量评价表（表 7-3-11）

12. 上 / 中腹部（常规）MRI 图像质量评价表（表 7-3-12）

13. 肝胆特异性对比剂（钆塞酸二钠）增强 MRI 图像质量评价表（表 7-3-13）

14. 小肠 MRI 造影图像质量评价表（表 7-3-14）

15. 女性盆腔及子宫 MRI 图像质量评价表（表 7-3-15）

16. 直肠 MRI 图像质量评价表（表 7-3-16）

17. 男性盆腔及前列腺 MRI 图像质量评价表（表 7-3-17）

18. 颈椎 MRI 图像质量评价表（表 7-3-18）

19. 胸椎 MRI 图像质量评价表（表 7-3-19）

20. 腰椎 MRI 图像质量评价表（表 7-3-20）

21. 骶尾椎 MRI 图像质量评价表（表 7-3-21）

22. 颈丛、臂丛神经 MRI 图像质量评价表（表 7-3-22）

23. 腰、骶丛 MRI 图像质量评价表（表 7-3-23）

24. 肩关节 MRI 图像质量评价表（表 7-3-24）

25. 上臂 / 前臂 MRI 图像质量评价表（表 7-3-25）

26. 肘关节 MRI 图像质量评价表（表 7-3-26）

27. 腕 / 掌指骨关节 MRI 图像质量评价表（表 7-3-27）

28. 骶髂关节 MRI 图像质量评价表（表 7-3-28）

29. 髋关节 MRI 图像质量评价表（表 7-3-29）

30. 大腿 / 小腿 MRI 图像质量评价表（表 7-3-30）

31. 膝关节 MRI 图像质量评价表（表 7-3-31）

32. 踝关节 / 足部 MRI 图像质量评价表（表 7-3-32）

33. 胎儿 MRI 图像质量评价表（表 7-3-33）

34. 急性缺血性脑卒中 MRI 图像质量评价表（表 7-3-34）

35. MRI 水成像（MRCP、MRU）图像质量评价表（表 7-3-35）

表 7-3-1 头颅 MRI 图像质量评价表

检查编号：　　　　　扫描技师：　　　　　评价时间：　　　　　评价结果：

备注：85 分以上为优，70～85 分为良，60～70 分为合格，低于 60 分不合格

评价项目	具体内容	评分方法	评分
图像信息（10 分）	图像上应清晰显示患者姓名、性别、年龄、医院名称、检查号、检查日期、检查时间、设备型号、使用线圈、FOV、层厚、层间隔、左右标识等信息	一条信息不符 扣 1 分，上限 10 分	
操作规范（40 分）	1. 患者信息正确 2. 扫描部位正确 3. 使用线圈正确：头部或头颈联合线圈 4. 扫描序列规范 　平扫序列：横断位 T_2WI、T_1WI、T_2 FLAIR；矢状位 T_1WI 或 T_2WI 　增强序列：横断、冠状、矢状位 T_1WI 序列 5. 参数设置合理：层厚 4～5mm，层间距 0.5～1mm 6. 其他扫描序列 　薄层斜冠位 T_2WI FLAIR；脑功能成像（DWI、ASL、DTI、SWI 等）颅内血管成像 TOF MRA 或 PC 法、MRV；MRS 扫描	此项满分40，一条不符扣 5 分	
图像评价（50 分）	1. 扫描范围完整：从枕骨大孔至颅顶 2. 平扫图像要求：清晰显示颅脑两侧结构；可清晰分辨大脑灰、白质及异常信号病灶 3. 增强扫描图像要求：与平扫图像层面位置保持一致；清晰显示病变的强化特征及其和邻近结构的关系 4. 血管成像要求：背景抑制好，清晰显示血管起源及走行，清晰显示血管主干及其分支。常规后处理：3D-MIP 5、MRS 的图像：基线平稳，常规利用氢质子（^1H）磁共振波谱显示 N-乙酰天冬氨酸（NAA）、胆碱（Cho）和乳酸（LAC）等代谢产物的峰值曲线 6. 无体外异物伪影及运动伪影	一条不符最多扣 10 分，可根据实际情况调整	

参考文献

[1] 曹厚德. 现代医学影像技术学 [M]. 上海：上海科学技术出版社，2016：574-577.

[2] 中华医学会影像技术分会，中华医学会放射学分会. MRI 检查技术专家共识 [J]. 中华放射学杂志，2016，50（10）：724-739.

表 7-3-2　垂体 / 鞍区 MRI 图像质量评价表

检查编号：　　　　扫描技师：　　　　评价时间：　　　　评价结果：

备注：85 分以上为优，70 ～ 85 分为良，60 ～ 70 分为合格，低于 60 分不合格

评价项目	具体内容	评分方法	评分
图像信息（10 分）	图像上应清晰显示患者姓名、性别、年龄、医院名称、检查号、检查日期、检查时间、设备型号、使用线圈、FOV、层厚、层间隔、左右标识等信息	一条信息不符扣 1 分，上限 10 分	
操作规范（40 分）	1. 患者信息正确 2. 扫描部位正确 3. 使用线圈正确：头部或头颈联合线圈 4. 扫描序列规范 　平扫序列：横断位、矢状位 T_1WI、T_2WI 序列；冠状位 T_1WI、T_2WI 序列 　增强序列：常规扫描冠状位、矢状位 fs T_1WI 序列，辅以轴位扫描序列 5. 扫描参数设置：层厚≤ 3.0mm，层间距≤ 0.5mm 6. 其他扫描序列：冠状位动态增强扫描（Dyn OCor T1+C），时间分辨力 10 ～ 30 秒 / 期或更短，时相＞ 6 期，总扫描时间＞ 2 分钟	一项不符合扣 5 分	
图像评价（50 分）	1. 扫描范围完整：从前床突至后床突 2. 平扫图像要求：清晰显示垂体、垂体柄、视交叉及其周围结构和异常改变 3. 增强扫描图像要求：与平扫图像层面位置保持一致；清晰显示垂体的强化特点及其周围结构；清晰显示病变的强化特征及其与邻近结构的关系 4. 无体外异物伪影及运动伪影	一条不符最多扣 10 分，可根据实际情况调整	

参考文献

[1] 中华医学会影像技术分会，中华医学会放射学分会 . MRI 检查技术专家共识 [J] . 中华放射学杂志，2016，50（10）：724-739.

[2] Fenstermaker R，Abad A. Imaging of Pituitary and Parasellar Disorders[J]. Continuum （Minneap Minn）. 2016, 22（5，Neuroimaging）：1574-1594.

表 7-3-3　眼眶 / 眼球 MRI 图像质量评价表

检查编号：　　　　　扫描技师：　　　　　评价时间：　　　　　评价结果：

备注：85 分以上为优，70 ～ 85 分为良，60 ～ 70 分为合格，低于 60 分不合格

评价项目	具体内容	评分方法	评分
图像信息 （10 分）	图像上应清晰显示患者姓名、性别、年龄、医院名称、检查号、检查日期、检查时间、设备型号、使用线圈、FOV、层厚、层间隔、左右标识等信息	一条信息不符扣 1 分，上限 10 分	
操作规范 （40 分）	1. 患者信息正确 2. 扫描部位正确 3. 使用线圈正确：头部或头颈联合线圈 4. 扫描序列规范 　平扫序列：以横断位为主，扫描 T_2WI、T_1WI、脂肪抑制 T_2WI 序列，冠状位脂肪抑制 T_2WI 序列 　增强序列：横断、冠状、斜矢状位 T_1WI 序列 5. 扫描参数设置：层厚≤ 3.0mm，层间距≤ 0.5mm 6. 其他扫描序列：可适当加扫斜矢状位脂肪抑制 T_2WI 序列	一项不符合扣 5 分	
图像评价 （50 分）	1. 扫描范围完整：眼眶上下壁，前后包括眼睑和视交叉 2. 平扫图像要求 （1）两侧眼球及眼眶结构对称 （2）清晰显示眼球各结构、视神经的全貌、眼外肌、肌锥内间隙、肌锥外间隙及其异常改变等；脂肪抑制序列信号均匀 3. 增强扫描图像要求 （1）至少一个方位的序列与平扫保持一致 （2）与平扫图像层面位置保持一致 （3）清晰显示病变的强化特征及其与邻近结构的关系 4. 无体外异物伪影及运动伪影	一条不符最多扣 10 分，可根据实际情况调整	

参考文献

[1]　曹厚德 . 现代医学影像技术学 [M]. 上海：上海科学技术出版社，2016：665-668.

[2]　Fanea L. Reference 3 T MRI parameters of the normal Human eye[J]. Phys Med, 2018,47：50-57.

表 7-3-4　鼻窦 / 鼻咽 / 口咽 MRI 图像质量评价表

检查编号：　　　　扫描技师：　　　　评价时间：　　　　评价结果：

备注：85 分以上为优，70 ～ 85 分为良，60 ～ 70 分为合格，低于 60 分不合格

评价项目	具体内容	评分方法	评分
图像信息（10 分）	图像上应清晰显示患者姓名、性别、年龄、医院名称、检查号、检查日期、检查时间、设备型号、使用线圈、FOV、层厚、层间隔、左右标识等信息	一条信息不符扣 1 分，上限 10 分	
操作规范（40 分）	1. 患者信息正确 2. 扫描部位正确 3. 使用线圈正确：头部或头颈联合线圈 4. 扫描序列规范 　平扫序列：横断位 T_1WI 及 T_2WI、冠状位 T_2WI 抑脂序列、矢状位 T_1WI 　增强序列：横断位、冠状位及矢状位 T_1WI，其中 1 个断面行脂肪抑制序列 5. 扫描参数设置：层厚 3.0 ～ 4.0mm，层间距 ≤ 1mm 6. 其他扫描序列：DWI 功能成像	一项不符合扣 5 分	
图像评价（50 分）	1. 扫描范围完整 　鼻窦：口底至额窦上界，前后从额窦前壁至鼻咽腔后部 　鼻咽：蝶窦上缘至会厌软骨下缘 　口咽：硬腭至颈 5 水平 2. 平扫图像要求 （1）鼻窦 / 鼻咽 / 口咽结构对称 （2）清晰显示鼻窦 / 鼻咽 / 口咽的骨及软组织结构 （3）脂肪抑制序列信号均匀 3. 增强扫描图像要求 （1）至少一个方位的序列与平扫保持一致 （2）与平扫图像层面位置保持一致 （3）清晰显示病变的强化特征及其和邻近结构的关系 4. 无体外异物伪影及运动伪影	一条不符最多扣 10 分，可根据实际情况调整	

参考文献

[1] 于兹喜 . 医学影像检查技术学 [M]. 北京：人民卫生出版社，2016：132.

[2] Abdel Khalek Abdel Razek A，King A. MRI and CT of nasopharyngeal carcinoma[J]. AJR Am J Roentgenol, 2012 Jan，198（1）：11-18.

表 7-3-5　面 / 听 / 三叉神经 MRI 图像质量评价表

检查编号：　　　　　扫描技师：　　　　　评价时间：　　　　　评价结果：

备注：85 分以上为优，70 ～ 85 分为良，60 ～ 70 分为合格，低于 60 分不合格

评价项目	具体内容	评分方法	评分
图像信息 （10 分）	图像上应清晰显示患者姓名、性别、年龄、医院名称、检查号、检查日期、检查时间、设备型号、使用线圈、FOV、层厚、层间隔、左右标识等信息	一条信息不符扣 1 分，上限 10 分	
操作规范 （40 分）	1. 患者信息正确 2. 扫描部位正确 3. 使用线圈正确：头部或头颈联合线圈 4. 扫描序列规范 　平扫序列：横断位 T_2WI、T_1WI、3D-FIESTA；冠状位抑脂 T_2WI 　增强序列：横断位、冠状位抑脂 T_1WI 5. 扫描参数设置：层厚≤ 3.0mm，层间距≤ 0.5mm 6. 其他扫描序列：3D TOF MRA、矢状位脂肪抑制 T_1WI+C、3D fs T_1WI+C	一项不符合扣 5 分	
图像评价 （50 分）	1. 扫描范围完整：包括脑桥 2. 平扫图像要求 （1）双侧面 / 听 / 三叉神经对称显示 （2）清晰显示面 / 听 / 三叉神经起源和走行情况，清晰显示靶神经与邻近血管的关系及其异常改变 3. 增强扫描图像要求 （1）至少一个方位的序列与平扫保持一致 （2）与平扫图像层面位置保持一致 （3）清晰显示病变的强化特征及其和邻近结构的关系 4. 后处理图像：MPR、3D-MIP，清晰显示靶神经与血管的毗邻关系 5. 无体外异物伪影及运动伪影	一条不符最多扣 10 分，可根据实际情况调整	

参考文献

[1] 于兹喜 . 医学影像检查技术学 [M]. 北京：人民卫生出版社，2010：132-133.

[2] 中华医学会影像技术分会，中华医学会放射学分会 . MRI 检查技术专家共识 [J]. 中华放射学杂志，2016，50（10）：724-739.

表 7-3-6 颈部软组织 / 甲状腺 MRI 图像质量评价表

检查编号： 扫描技师： 评价时间： 评价结果：

备注：85 分以上为优，70～85 分为良，60～70 分为合格，低于 60 分不合格

评价项目	具体内容	评分方法	评分
图像信息 （10 分）	图像上应清晰显示患者姓名、性别、年龄、医院名称、检查号、检查日期、检查时间、设备型号、使用线圈、FOV、层厚、层间隔、左右标识等信息	一条信息不符扣 1 分，上限 10 分	
操作规范 （40 分）	1. 患者信息正确 2. 扫描部位正确 3. 使用线圈正确：头颈联合线圈或颈部专用软体线圈 4. 扫描序列规范 　平扫序列：横断位 T_2WI、T_1WI、脂肪抑制 T_2WI，冠状位和矢状位 T_2WI 或 T_1WI 　增强序列：横断冠状矢状位脂肪抑制 T_1WI 序列 5. 扫描参数设置：层厚≤ 5mm，层间隔≤ 1mm 6. 其他扫描序列：DWI 功能成像	一项不符合扣 5 分	
图像评价 （50 分）	1. 扫描范围完整：自硬腭至颈 5 水平 2. 平扫图像要求 （1）颈部两侧结构对称 （2）脂肪抑制序列信号均匀 （3）清晰显示颈部不同的组织结构，包括喉、甲状腺、颈部淋巴结及颈部各间隙等 3. 增强扫描图像要求 （1）至少一个方位的序列与平扫保持一致 （2）与平扫图像层面位置保持一致 （3）清晰显示颈部病变的强化特征及其和邻近结构的关系 4. 无体外异物伪影及运动伪影	一条不符最多扣 10 分，可根据实际情况调整	

参考文献

[1] 中华医学会影像技术分会，中华医学会放射学分会 . MRI 检查技术专家共识 [J] . 中华放射学杂志，2016，50（10）：724-739.

[2] 中华医学会放射学分会 . 放射科管理规范与质控标准 [M]. 北京：人民卫生出版社，2017.

表 7-3-7　颈部血管 MRI 图像质量评价表

检查编号：　　　　　　扫描技师：　　　　　　评价时间：　　　　　　评价结果：

备注：85 分以上为优，70 ～ 85 分为良，60 ～ 70 分为合格，低于 60 分不合格

评价项目	具体内容	评分方法	评分
图像信息 （10 分）	图像上应清晰显示患者姓名、性别、年龄、医院名称、检查号、检查日期、检查时间、设备型号、使用线圈、FOV、层厚、层间隔、左右标识等信息	一条信息不符扣 1 分，上限 10 分	
操作规范 （40）分	1. 患者信息正确 2. 扫描部位正确 3. 使用线圈正确：头颈联合线圈或颈部专用软体线圈 4. 扫描序列规范 　平扫序列 　动脉：3D TOF MRA、3D PC MRA 　静脉：2D TOF MRV、3D PC MRV 　增强序列：采用 3D-CE-MRA 序列行动态多期增强扫描 5. 扫描参数设置：3 ～ 4 个三维块，重叠 20% ～ 30%	一项不符合扣 5 分	
图像评价 （50 分）	1. 扫描范围完整：枕骨大孔至锁骨下区（自主动脉弓下方平面至颅底） 2. 图像要求 （1）颈部血管结构与背景对比良好，清晰显示颈部血管管径、走行及异常改变 （2）双侧颈总动脉、颈外、颈内动脉及椎 - 基底动脉血管轮廓清晰，血管分叉和主要分支清晰可辨 3. 图像后处理：3D-MIP、VR，多角度旋转三维成像，清晰显示病变与周围组织的关系 4. 无体外异物伪影及运动伪影	一条不符最多扣 10 分，可根据实际情况调整	

参考文献

[1] 杨正汉，冯逢，王霄英.磁共振成像技术指南 - 检查规范、临床策略及新技术应用 [M].北京：人民军医出版社，2010：565-575.

[2] 于兹喜.医学影像检查技术学 [M].北京：人民卫生出版社，2010：137-139.

表 7-3-8　胸部纵隔 MRI 图像质量评价表

检查编号：　　　　　扫描技师：　　　　　评价时间：　　　　　评价结果：

备注：85 分以上为优，70 ～ 85 分为良，60 ～ 70 分为合格，低于 60 分不合格

评价项目	具体内容	评分方法	评分
图像信息 （10 分）	图像上应清晰显示患者姓名、性别、年龄、医院名称、检查号、检查日期、检查时间、设备型号、使用线圈、FOV、层厚、层间隔、左右标识等信息	一条信息不符扣 1 分，上限 10 分	
操作规范 （40 分）	1. 患者信息正确 2. 扫描部位正确 3. 使用线圈正确：腹部线圈，使用呼吸、心电门控 4. 扫描序列规范 　平扫序列：横断位 T_2WI、T_1WI，矢状位 T_2WI，冠状位 T_2WI，横断位 DWI 　增强序列：冠、矢、横断位 T_1WI（屏气、抑脂）序列 5. 扫描参数设置：层厚≤ 8mm，层间距≤ 2mm 6. 其他扫描序列：横断位抑脂 T_1WI 三期以上动态扫描、冠状位 mDIXON-BH	一项不符合扣 5 分	
图像评价 （50 分）	1. 扫描范围完整：从胸廓入口至膈肌 2. 平扫图像要求 （1）胸廓两侧结构对称 （2）纵隔各结构间对比良好，清晰显示纵隔内心脏大血管、肺门、淋巴结、纵隔脂肪等组织结构及其异常改变；清晰显示胸部肌肉及其他软组织 3. 增强扫描图像要求 （1）至少一个方位的序列与平扫保持一致 （2）尽量与平扫图像层面位置保持一致 （3）清晰显示病变的强化特征及其和邻近结构的关系 4. 无体外异物伪影及运动伪影	一条不符最多扣 10 分，可根据实际情况调整	

参考文献

[1] 杨正汉，冯逢，王霄英 . 磁共振成像技术指南 - 检查规范、临床策略及新技术应用 [M]. 北京：人民军医出版社，2010：546-574.

[2] 中华医学会影像技术分会，中华医学会放射学分会 . MRI 检查技术专家共识 [J] . 中华放射学杂志，2016，50（10）：724-739.

表 7-3-9　心脏 MRI 图像质量评价表

检查编号：　　　　　　扫描技师：　　　　　　评价时间：　　　　　　评价结果：

备注：85 分以上为优，70 ～ 85 分为良，60 ～ 70 分为合格，低于 60 分不合格

评价项目	具体内容	评分方法	评分
图像信息 （10 分）	图像上应清晰显示患者姓名、性别、年龄、医院名称、检查号、检查日期、检查时间、设备型号、使用线圈、FOV、层厚、层间隔、左右标识等信息	一条信息不符扣 1 分，上限 10 分	
操作规范 （40 分）	1. 患者信息正确 2. 扫描部位正确 3. 使用线圈正确：心脏专用线圈，使用呼吸、心电、指脉门控 4. 扫描序列规范 （1）成像方位：四腔心位、短轴位、左心室长轴位、左心室流出道、右心室流出道、右心室长轴位 （2）平扫序列：黑血序列，可采用心电触发双反转 T_2WI 及三反转抑脂 T_2WI 黑血序列；亮血序列：可采用 Balance-SSFP/FIESTA/True FISP 等序列 （3）增强序列：IR-EPI 多时相 T_1WI 成像、IR-GRE T_1WI 序列、心肌灌注成像、心肌延迟增强（LGE） 5. 其他扫描序列：T_1 mapping、T_2 mapping、DWI、Q-flow、Tagging 等	一项不符合扣 5 分	
图像评价 （50 分）	1. 扫描范围完整：整个心脏 2. 扫描图像要求 （1）平扫：可清晰显示心肌、心腔、瓣膜、心包、血管壁、血管腔等结构 （2）功能电影成像：全心功能及局部心肌功能显示良好 （3）心肌灌注成像：短轴位图像可清晰显示心肌及心腔 （4）心肌延迟强化成像：短轴位、四腔心及三腔心成像方位角度标准，正常心肌呈低信号 3. 无体外异物伪影及运动伪影	一条不符最多扣 10 分，可根据实际情况调整	

参考文献

[1] 张英魁，黎丽，李金峰 . 实用磁共振成像原理与技术解读 [M]. 北京：北京大学医学出版社，2021：329-350.

[2] Garg P，Swift AJ，Zhong L，et al. Assessment of mitral valve regurgitation by cardiovascular magnetic resonance imaging[J]. Nat Rev Cardiol, 2020, 17（5）：298-312.

[3] Bucciarelli-Ducci C，Ostenfeld E，Baldassarre LA，et al. Cardiovascular disease in women：insights from magnetic resonance imaging[J]. J Cardiovasc Magn Reson, 2020, 22（1）：71.

表 7-3-10　胸 / 腹部大血管 MRI 图像质量评价表

检查编号：　　　　　扫描技师：　　　　　评价时间：　　　　　评价结果：

备注：85 分以上为优，70 ～ 85 分为良，60 ～ 70 分为合格，低于 60 分不合格

评价项目	具体内容	评分方法	评分
图像信息 （10 分）	图像上应清晰显示患者姓名、性别、年龄、医院名称、检查号、检查日期、检查时间、设备型号、使用线圈、FOV、层厚、层间隔、左右标识等信息	一条信息不符扣 1 分，上限 10 分	
操作规范 （40 分）	1. 患者信息正确 2. 扫描部位正确 3. 使用线圈正确：体线圈或腹部线圈联合，使用呼吸门控 4. 扫描序列规范 　平扫序列：横断位脂肪抑制 T_2WI、T_1WI；冠状位 T_2WI 序列 　增强序列：采用冠状位 3D-CE-MRA 序列行动态多期增强扫描 5. 扫描参数设置：层厚≤ 2mm，层间距≤ 1mm 6. 其他扫描序列：横断位 T_2WI（抑脂、不抑脂）；IFIR 非对比剂肾动脉成像	一项不符合扣 5 分	
图像评价 （50 分）	1. 扫描范围完整：胸主动脉：肺尖至膈肌脚；腹主动脉：膈顶至双侧髂动脉 2. 图像要求 （1）背景组织信号抑制良好，胸 / 腹主动脉轮廓清晰，清晰显示血管的起源、走行、形态及异常改变 （2）清晰显示病变强化特点及周围结构之间的关系 3. 图像后处理：3D-MIP、VR，多角度旋转三维成像；清晰显示病变与周围组织的关系 4. 无体外异物伪影及运动伪影	一条不符最多扣 10 分，可根据实际情况调整	

参考文献

[1] 中华医学会放射学分会 . 放射科管理规范与质控标准 [M]. 北京：人民卫生出版社，2017：192.

[2] 于兹喜 . 医学影像检查技术学 [M]. 北京：人民卫生出版社，2010：134-137.

表 7-3-11　乳腺 MRI 图像质量评价表

检查编号：　　　　　扫描技师：　　　　　评价时间：　　　　　评价结果：

备注：85 分以上为优，70 ～ 85 分为良，60 ～ 70 分为合格，低于 60 分不合格

评价项目	具体内容	评分方法	评分
图像信息 （10 分）	图像上应清晰显示患者姓名、性别、年龄、医院名称、检查号、检查日期、检查时间、设备型号、使用线圈、FOV、层厚、层间隔、左右标识等信息	一条信息不符扣 1 分，上限 10 分	
操作规范 （40 分）	1. 患者信息正确 2. 扫描部位正确 3. 使用线圈正确：乳腺线圈 4. 扫描序列规范 　平扫序列：横断位 T_2WI（抑脂、不抑脂）、T_1WI、冠状位 T_2WI、DWI 序列（b 值 =1000） 　增强序列：横断位高空间分辨力快速抑脂 T_1WI 动态序列，每期间隔 ≤ 2 分钟，扫描时间 8 分钟以上。冠状位增强扫描范围要求完全显示腋窝淋巴结 5. 扫描参数设置：包含双乳的小 FOV 扫描，层厚 ≤ 3mm，层间距 ≤ 0.5mm 6. 其他扫描序列：反转恢复序列	一项不符合扣 5 分	
图像评价 （50 分）	1. 扫描范围完整 2. 平扫图像要求 （1）双侧乳腺结构对称显示 （2）乳腺位于中心区域，乳头呈切线位 （3）各序列上乳腺腺体、脂肪、皮肤及肌肉组织显示清晰 （4）能清晰显示病灶及其周围侵犯范围 （5）脂肪抑制序列抑脂均匀 （6）假体检查时，假体清晰可见 3. 增强扫描图像要求 （1）至少一个方位的序列和平扫保持一致 （2）尽量与平扫图像层面位置保持一致 （3）能显示正常腺体、病灶的强化特征及其关系 4. 无体外异物伪影及运动伪影	一条不符最多扣 10 分，可根据实际情况调整	

参考文献

[1] 中华医学会影像技术分会，中华医学会放射学分会 . 乳腺影像检查技术专家共识 [J]. 中华放射学杂志，2016，50（008）：561-565.

[2] Lippincott Williams & Wilkins. 乳腺影像诊断手册 [M]. 刘佩芳译 . 北京：人民卫生出版社，2009：162.

[3] 程流泉 , 龙莉艳 . 乳腺 MRI 手册 . 北京：人民军医出版社，2013：123-125.

[4] Mann RM，Cho N，Moy L. Breast MRI：State of the Art[J]. Radiology, 2019, 292（3）：520-536.

[5] Gradishar W J, Anderson BO, Abraham J, et al. Breast Cancer, Version 3.2020, NCCN Clinical Practice

Guidelines in Oncology[J]. Journal of the National Comprehensive Cancer Network: JNCCN, 2020, 18(4): 452-478.

表 7-3-12　上 / 中腹部（常规）MRI 图像质量评价表

检查编号：　　　　　扫描技师：　　　　　评价时间：　　　　　评价结果：

备注：85 分以上为优，70～85 分为良，60～70 分为合格，低于 60 分不合格

评价项目	具体内容	评分方法	评分
图像信息 （10 分）	图像上应清晰显示患者姓名、性别、年龄、医院名称、检查号、检查日期、检查时间、设备型号、使用线圈、FOV、层厚、层间隔、左右标识等信息	一条信息不符扣 1 分，上限 10 分	
操作规范 （40 分）	1. 患者信息正确 2. 扫描部位正确 3. 使用线圈正确：体线圈联合腹部线圈，使用呼吸门控 4. 扫描序列规范 　平扫序列：冠状位 T_2WI；横断位 T_2WI、T_2W SPAIR、DWI 及 mDIXON 　增强序列：横断位抑脂 T_1WI 动态扫描（三期以上）、冠状位 mDIXON 序列 5. 扫描参数设置：层厚 ≤ 5mm，层间距 ≤ 1mm 6. 其他扫描序列：MRCP	一项不符合扣 5 分	
图像评价 （50 分）	1. 扫描范围完整：从膈顶至肝右叶下缘，脾大者应包含整个脾脏 2. 平扫图像要求：清晰显示肝、胆、脾、胰、双肾及肾上腺的形态、大小、边缘和信号强度及其异常改变 3. 增强扫描图像要求 （1）至少一个方位的序列和平扫保持一致 （2）与平扫图像层面位置保持一致 （3）包含动脉期、门静脉期及延迟期图像 （4）清晰显示不同期相肝、脾及双肾的强化特点 （5）清晰显示病变的强化特征及其和邻近结构的关系 4. 无体外异物伪影及运动伪影	一条不符最多扣 10 分，可根据实际情况调整	

参考文献

[1] 中华医学会放射学分会 . 放射科管理规范与质控标准 [M]. 北京：人民卫生出版社，2017：185-188.

[2] 张英魁，黎丽，李金锋 . 实用磁共振成像原理与技术解读 [M]. 北京：北京大学医学出版社，2021：373.

[3] Zech CJ，Ba-Ssalamah A，Berg T，et al. Consensus report from the 8th International Forum for Liver Magnetic Resonance Imaging[J]. Eur Radiol, 2020, 30（1）：370-382.

表 7-3-13　肝胆特异性对比剂（钆塞酸二钠）增强 MRI 图像质量评价表

检查编号：　　　　扫描技师：　　　　评价时间：　　　　评价结果：

备注：85 分以上为优，70～85 分为良，60～70 分为合格，低于 60 分不合格

评价项目	具体内容	评分方法	评分
图像信息（10 分）	图像上应清晰显示患者姓名、性别、年龄、医院名称、检查号、检查日期、检查时间、设备型号、使用线圈、FOV、层厚、层间隔、左右标识等信息	一条信息不符扣 1 分，上限 10 分	
操作规范（40 分）	1. 患者信息正确 2. 扫描部位正确 3. 使用线圈正确：体线圈联合腹部线圈，使用呼吸门控，并借助呼吸压力垫、弹性呼吸带等工具 4. 扫描序列规范 （1）常规推荐序列和方法依次为：横断面正、反相位梯度回波序列 T_1WI；横断面脂肪抑制 T_1WI （2）注射肝胆特异性对比剂钆塞酸二钠后，使用快速平行梯度回波序列多期动脉期扫描、门静脉期、延迟期、移行期、肝胆特异性期 （3）延迟时间内可扫描横断位呼吸触发快速自旋回波脂肪抑制 T_2WI、DWI 序列，冠状位 T_1WI 5. 扫描参数设置：横断位层厚≤ 5mm，层间距≤ 1mm 6. 其他扫描序列：胰胆管成像、磁敏感加权成像	一项不符合扣 5 分	
图像评价（50 分）	1. 扫描范围完整：从膈顶至肝右叶下缘，脾大者应包全脾脏 2. 平扫图像要求 （1）肝脏、胆囊、胰腺、脾脏及部分双肾结构基本显示 （2）组织对比度良好，分界清楚 （3）图像信噪比高，可清楚分辨正常及异常信号灶 （4）图像空间分辨力高 3. 增强扫描图像基本要求 （1）至少一个方位的序列和平扫保持一致 （2）尽量与平扫图像层面位置保持一致 （3）组织对比度良好，分界清楚 4. 增强扫描各期相图像要求 （1）动脉期：推荐获取肝脏动脉晚期增强图像：肝动脉及其分支完全强化、肝门静脉强化、肝静脉未见强化 （2）门静脉期：肝静脉，门静脉都强化，肝脏实质强化达到峰值 （3）延迟期：门静脉和肝静脉强化，但程度低于门静脉期，肝实质强化但程度通常低于门静脉期 （4）移行期：肝脏血管和肝脏实质信号强度相近，对比剂在肝实质细胞内和细胞外间隙均充分分布 （5）肝胆特异性期：肝实质信号高于肝脏血管信号，观察到对比剂排泄至胆道系统 5. 无体外异物伪影、运动伪影（如呼吸运动、血管搏动、胃肠道蠕动伪影等）	一条不符最多扣 10 分，可根据实际情况调整	

备注：

1. 对比剂注射情况：肝胆特异性对比剂钆塞酸二钠，如普美显等。注射方案：右侧肘静脉，手推或高压注射器注射，速率为 1ml/s，用量为 0.025mmol/kg，相当于 0.1ml/kg 体重。对比剂注射后使用 30ml 生理盐水冲管。

2. 扫描方案注意事项：尽量减少动脉期图像运动伪影：检查患者屏气能力，放松和训练患者，使用慢团注注射（1ml/s）；

如果可以，伴随着获取和屏气命令的开始，使用可获得多动脉期的序列（如 DISCO、TWIST-VIBE、4D-eTHRIVE 等）；增强前，查看肝功能相关指标及 Child 评级；优化肝胆特异性期射频脉冲翻转角，增大翻转角可增加肝实质背景及病灶对比度（1.5T 20 ～ 30 度，3.0T 15 ～ 20 度）

参考文献

[1] 中华医学会影像技术分会国际交流学组.肝胆特异性对比剂钆塞酸二钠增强 MRI 扫描方案专家共识 [J]. 临床肝胆病杂志，2020，36（3）：519-521.

[2] 中华医学会放射学分会腹部学组.肝胆特异性 MRI 对比剂钆塞酸二钠临床应用专家共识 [J]. 临床肝胆病杂志，2016，32（12）：2236-2241.

表 7-3-14　小肠 MRI 造影图像质量评价表

检查编号：　　　　扫描技师：　　　　评价时间：　　　　评价结果：

备注：85 分以上为优，70 ～ 85 分为良，60 ～ 70 分为合格，低于 60 分不合格

评价项目	具体内容	评分方法	评分
图像信息（10 分）	图像上应清晰显示患者姓名、性别、年龄、医院名称、检查号、检查日期、检查时间、设备型号、使用线圈、FOV、层厚、层间隔、左右标识等信息	一条信息不符扣 1 分，上限 10 分	
操作规范（40 分）	1. 患者信息正确 2. 扫描部位正确 3. 使用线圈正确：体线圈联合腹部线圈 4. 扫描序列规范 扫描前患者应做好肠道准备 　平扫序列：横断位：T$_2$WI、平衡式稳态自由进动序列（FIESTA）、抑脂 T$_2$WI、DWI、冠状位：T$_2$WI、抑脂 T$_2$WI 　增强序列：横断位抑脂 T$_1$WI 三期以上动态扫描、冠状位 T$_1$WI 抑脂序列 5. 扫描参数设置：层厚 5 ～ 8mm，层间距 1 ～ 2mm 6. 其他扫描序列：DWI、冠状位 FIESTA、电影序列	一项不符合扣 5 分	
图像评价（50 分）	1. 扫描范围完整：全小肠 2. 平扫图像要求 （1）整个小肠管腔充分扩张且连贯一致、均匀性充盈、肠腔与肠壁对比明显 （2）能清晰显示小肠肠壁的厚度、管腔大小及其异常改变 3. 增强扫描图像要求 （1）至少一个方位的序列和平扫保持一致 （2）尽量与平扫图像层面位置保持一致 （3）系膜血管显示清晰 （4）抑脂序列脂肪抑制均匀 （5）能清晰显示正常肠壁和病灶的异常强化 4. 无体外异物伪影及运动伪影	一条不符最多扣 10 分，可根据实际情况调整	

参考文献

[1] 中华医学会放射学分会.放射科管理规范与质控标准 [M].北京：人民卫生出版社，2017：189-190.

[2] 周智洋，孟晓春译.临床腹部磁共振诊断学：原则•时机•方法 [M].北京：人民军医出版社，2015：377-379.

[3] Griffin N，Westerland O. The Role of Magnetic Resonance Enterography in the Evaluation of Non-Crohn's Pathologies[J]. Semin Ultrasound CT MR, 2016, 37（4）：292-300.

表 7-3-15　女性盆腔及子宫 MRI 图像质量评价表

检查编号：　　　　　扫描技师：　　　　　评价时间：　　　　　评价结果：

备注：85 分以上为优，70～85 分为良，60～70 分为合格，低于 60 分不合格

评价项目	具体内容	评分方法	评分
图像信息 （10 分）	图像上应清晰显示患者姓名、性别、年龄、医院名称、检查号、检查日期、检查时间、设备型号、使用线圈、FOV、层厚、层间隔、左右标识等信息	一条信息不符扣 1 分，上限 10 分	
操作规范 （40 分）	1. 患者信息正确 2. 扫描部位正确 3. 使用线圈正确：体线圈联合腹部线圈 4. 扫描序列规范 　平扫序列：横断位：T$_2$WI、T$_1$WI、T$_2$WI（脂肪抑制）、DWI，矢状位 T$_2$WI（脂肪抑制），冠状位 T$_2$WI（脂肪抑制） 　增强序列：三个方位 T$_1$WI 脂肪抑制序列 5. 扫描参数设置：层厚≤ 5mm，层间距≤ 1mm 6. 其他扫描序列：矢状位 DWI	一项不符合扣 5 分	
图像评价 （50 分）	1. 扫描范围完整：自髂嵴上缘至耻骨联合上缘 2. 平扫图像要求 （1）清晰显示盆腔正常组织及其异常改变 （2）膀胱充盈良好，清晰显示子宫、双侧附件及膀胱、直肠等邻近的组织器官 （3）清晰显示病变与邻近组织的关系 3. 增强扫描图像要求 （1）至少一个方位的序列和平扫保持一致 （2）与平扫图像层面位置保持一致 （3）清晰显示正常结构和病变强化特点及其与邻近组织的关系 4. 无体外异物伪影及运动伪影	一条不符最多扣 10 分，可根据实际情况调整	

参考文献

[1] Luca Saba. 盆腔、骨肌系统影像学精要 [M].陈敏，袁慧书，薛华丹（译）.北京：科学出版社，2020：67-76.

[2] 钟镜联，胡辉军，曾伟科，等.全身 MRI 扫描技术彩色图解 [M].长沙：湖南科学技术出版社，2020：

263-269.

表 7-3-16 直肠 MRI 图像质量评价表

检查编号：　　　　扫描技师：　　　　评价时间：　　　　评价结果：

备注：85 分以上为优，70 ～ 85 分为良，60 ～ 70 分为合格，低于 60 分不合格

评价项目	具体内容	评分方法	评分
图像信息 （10 分）	图像上应清晰显示患者姓名、性别、年龄、医院名称、检查号、检查日期、检查时间、设备型号、使用线圈、FOV、层厚、层间隔、左右标识等信息	一条信息不符扣 1 分，上限 10 分	
操作规范 （40 分）	1. 患者信息正确 2. 扫描部位正确 3. 使用线圈正确：体线圈联合腹部线圈 4. 扫描序列规范 　平扫序列：横断位：T_1WI、mDIXON、T_2WI SPAIR、DWI、高分辨小视野矢状位，斜横断位，斜冠状位 T_2WI 　增强序列：动态灌注 DCE 序列，时间分辨力 ≤ 10 秒 / 期，时相 ≥ 50 期；三个方位 T_1WI（脂肪抑制序列） 5. 扫描参数设置：层厚 ≤ 3mm 6. 其他扫描序列：DWI（可选多 b 值）	一项不符合扣 5 分	
图像评价 （50 分）	1. 扫描范围完整：包括整段直肠及部分乙状结肠 2. 平扫图像要求 （1）扫描方向应平行或垂直于病变区肠管长轴 （2）直肠壁显示清晰，并与直肠系膜形成良好对比 （3）高分辨 T_2WI 可清楚分辨直肠壁各层结构、病变及与周围组织的毗邻关系 3. 增强扫描图像要求 （1）至少一个方位的序列和平扫保持一致 （2）尽量与平扫图像层面位置保持一致 （3）首选动态灌注增强扫描，或至少三期扫描 （4）能清晰显示正常直肠与病变的血供及结构关系 4. 无体外异物伪影及运动伪影	一条不符最多扣 10 分，可根据实际情况调整	

参考文献

[1] 卢光明 . 动态对比增强 MRI 的应用与进展 [J]. 中华放射学杂志，2015，49（6）：406-409.

[2] 国家卫生健康委 . 中国结直肠癌诊疗规范（2020 年版）[J]. 中国实用外科杂志，2020，40（06）：600-630.

[3] 中国医师协会结直肠肿瘤专业委员会诊疗技术专委会，中华医学会放射学分会腹部学组 . 直肠癌 MR 扫描及结构式报告规范专家共识 [J] . 中华放射学杂志，2021，55（11）：1121-1127.

[4] Richard C. Semelka. 腹部盆腔 MRI[M]. 唐光健译 . 北京：科学技术文献出版社，2020：680-741.

表 7-3-17　男性盆腔及前列腺 MRI 图像质量评价表

检查编号：　　　　　扫描技师：　　　　　评价时间：　　　　　评价结果：

备注：85 分以上为优，70～85 分为良，60～70 分为合格，低于 60 分不合格

评价项目	具体内容	评分方法	评分
图像信息（10 分）	图像上应清晰显示患者姓名、性别、年龄、医院名称、检查号、检查日期、检查时间、设备型号、使用线圈、FOV、层厚、层间隔、左右标识等信息	一条信息不符扣 1 分，上限 10 分	
操作规范（40 分）	1. 患者信息正确 2. 扫描部位正确 3. 使用线圈正确：直肠内线圈或体线圈联合腹部线圈 4. 扫描序列规范 　平扫序列：横断位：T_2WI、T_1WI、T_2WI（脂肪抑制）、DWI、矢状位 T_2WI（脂肪抑制）、冠状位 T_2WI（脂肪抑制） 　增强序列：常规三个方位 T_1WI 脂肪抑制序列，前列腺增强应扫横断位小 FOV 的 DCE 序列 5. 扫描参数设置：盆腔：层厚≤ 5mm；前列腺：层厚≤ 3mm 6. 其他扫描序列：矢状位 DWI	一项不符合扣 5 分	
图像评价（50 分）	1. 扫描范围完整：自髂嵴上缘至耻骨联合上缘 2. 平扫图像要求 （1）盆壁两侧对称显示 （2）可清晰分辨盆腔正常组织及异常信号灶 （3）清晰显示膀胱、精囊、前列腺分带、尿道、直肠及邻近脏器组织的细微结构 3. 增强扫描图像要求 （1）至少一个方位的序列和平扫保持一致 （2）首选动态灌注增强扫描，或至少三期扫描 （3）能清晰显示正常结构和病变的血供及与邻近组织的关系 4. 无体外异物伪影及运动伪影	一条不符最多扣 10 分，可根据实际情况调整	

参考文献

[1] Bt A，Abr B，Mah C，et al. Prostate Imaging Reporting and Data System Version 2.1：2019 Update of Prostate Imaging Reporting and Data System Version 2 - ScienceDirect[J]. European Urology, 2019, 76（3）：340-351.

[2] 李拔森，王良. 第二版前列腺影像报告和数据系统（PI-RADS）解读 [J]. 中华放射学杂志，2015，49（10）：798-800.

[3] 中华医学会影像技术分会，中华医学会放射学分会. MRI 检查技术专家共识 [J]. 中华放射学杂志，2016，50（10）：724-739.

表 7-3-18 颈椎 MRI 图像质量评价表

检查编号：　　　　扫描技师：　　　　评价时间：　　　　评价结果：

备注：85 分以上为优，70～85 分为良，60～70 分为合格，低于 60 分不合格

评价项目	具体内容	评分方法	评分
图像信息（10 分）	图像上应清晰显示患者姓名、性别、年龄、医院名称、检查号、检查日期、检查时间、设备型号、使用线圈、FOV、层厚、层间隔、左右标识等信息	一条信息不符扣 1 分，上限 10 分	
操作规范（40 分）	1. 患者信息正确 2. 扫描部位正确 3. 使用线圈正确：脊柱线圈 4. 扫描序列规范 　平扫序列：矢状位 T_1WI、T_2WI、T_2STIR、横断位 T_2WI 　增强序列：横断位、冠状位、矢状位抑脂 T_1WI 序列 5. 扫描参数设置：层厚≤ 3mm，层间距≤ 1mm 6. 其他扫描序列：冠状位 T_1WI、T_2WI、3D 序列	一项不符合扣 5 分	
图像评价（50 分）	1. 扫描范围完整：上自鞍顶，下至第 2 胸椎 2. 平扫图像要求 （1）清晰显示颈椎椎体及附件、椎间盘、黄韧带、椎管、脊髓、椎旁周围软组织等结构 （2）清晰显示病变与周围结构的关系 3. 增强扫描图像要求 （1）至少一个方位的序列和平扫保持一致 （2）与平扫图像层面位置保持一致 （3）清晰显示正常结构和病变的强化特点及其与邻近结构关系 4. 无体外异物伪影及运动伪影	一条不符最多扣 10 分，可根据实际情况调整	

参考文献

[1] Thomas H.Berquist. 肌肉骨骼系统磁共振成像 -[M]. 孙贞魁，李明华（译）. 北京：科学出版社，2020：101-167.

[2] Winegar BA，Kay MD，Taljanovic M. Magnetic resonance imaging of the spine[J]. Pol J Radiol, 2020, 85：e550-e574.

表 7-3-19　胸椎 MRI 图像质量评价表

检查编号：　　　　　扫描技师：　　　　　评价时间：　　　　　评价结果：

备注：85 分以上为优，70～85 分为良，60～70 分为合格，低于 60 分不合格

评价项目	具体内容	评分方法	评分
图像信息 （10 分）	图像上应清晰显示患者姓名、性别、年龄、医院名称、检查号、检查日期、检查时间、设备型号、使用线圈、FOV、层厚、层间隔、左右标识等信息	一条信息不符扣 1 分，上限 10 分	
操作规范 （40 分）	1. 患者信息正确 2. 扫描部位正确 3. 使用线圈正确：脊柱线圈 4. 扫描序列规范 　平扫序列：矢状位 T_1WI、T_2WI、T_2STIR、横断位 T_2WI 　增强序列：横断位、冠状位、矢状位抑脂 T_1WI 序列 5. 扫描参数设置：层厚≤ 3mm，层间距≤ 1mm 6. 其他扫描序列：冠状位 T_1WI、T_2WI、3D 序列	一项不符合扣 5 分	
图像评价 （50 分）	1. 扫描范围完整：覆盖胸椎椎体及其附件，范围为 颈 7～腰 1 水平 2. 平扫图像要求 （1）清晰显示胸椎椎体及附件、椎间盘、黄韧带、椎管、脊髓、椎旁周围软组织等结构 （2）清晰显示病变与周围结构的关系 3. 增强扫描图像要求 （1）至少一个方位的序列和平扫保持一致 （2）与平扫图像层面位置保持一致 （3）清晰显示正常结构和病变的强化特点及其与邻近结构关系 4. 无体外异物伪影及运动伪影	一条不符最多扣 10 分，可根据实际情况调整	

参考文献

[1] 孙贞魁，李明华（译）. 肌肉骨骼系统磁共振成像 [M]. 北京：科学出版社，2020：101-167.

[2] 陈敏，袁慧书，薛华丹（译）. 盆腔、骨肌系统影像学精要 -[M]. 北京：科学出版社，2020：187-191.

[3] Winegar BA，Kay MD，Taljanovic M. Magnetic resonance imaging of the spine[J]. Pol J Radiol, 2020, 85：e550-e574.

表 7-3-20　腰椎 MRI 图像质量评价表

检查编号：　　　　　扫描技师：　　　　　评价时间：　　　　　评价结果：

备注：85 分以上为优，70 ～ 85 分为良，60 ～ 70 分为合格，低于 60 分不合格

评价项目	具体内容	评分方法	评分
图像信息 （10 分）	图像上应清晰显示患者姓名、性别、年龄、医院名称、检查号、检查日期、检查时间、设备型号、使用线圈、FOV、层厚、层间隔、左右标识等信息	一条信息不符扣 1 分，上限 10 分	
操作规范 （40 分）	1. 患者信息正确 2. 扫描部位正确 3. 使用线圈正确：脊柱线圈 4. 扫描序列规范 　平扫序列：矢状位 T_1WI、T_2WI、T_2 STIR、横断位 T_2WI 　增强序列：横断位、冠状位、矢状位抑脂 T_1WI 序列 5. 扫描参数设置：层厚≤ 3mm，层间距≤ 1mm 6. 其他扫描序列：冠状位 T_1WI、T_2WI、3D 序列	一项不符合扣 5 分	
图像评价 （50 分）	1. 扫描范围完整：覆盖腰椎椎体及其附件，范围为胸 12 ～骶 1 水平 2. 平扫图像要求 （1）清晰显示腰椎椎体及附件、椎间盘、黄韧带、椎管、脊髓、圆锥、终丝、马尾、椎旁周围软组织等结构 （2）清晰显示病变与周围结构的关系 3. 增强扫描图像要求 （1）至少一个方位的序列和平扫保持一致 （2）与平扫图像层面位置保持一致 （3）清晰显示正常结构和病变的强化特点及其与邻近结构关系 4. 无体外异物伪影及运动伪影	一条不符最多扣 10 分，可根据实际情况调整	

参考文献

[1]　陈敏，袁慧书，薛华丹（译）. 盆腔、骨肌系统影像学精要 [M]. 北京：科学出版社，2020：187-191.

[2]　Winegar BA，Kay MD，Taljanovic M. Magnetic resonance imaging of the spine[J]. Pol J Radiol，2020，85：e550-e574.

[3]　孙贞魁，李明华（译）. 肌肉骨骼系统磁共振成像 [M]. 北京：科学出版社，2020：101-167.

表 7-3-21 骶尾椎 MRI 图像质量评价表

检查编号：　　　　扫描技师：　　　　评价时间：　　　　评价结果：

备注：85 分以上为优，70 ～ 85 分为良，60 ～ 70 分为合格，低于 60 分不合格

评价项目	具体内容	评分方法	评分
图像信息 （10 分）	图像上应清晰显示患者姓名、性别、年龄、医院名称、检查号、检查日期、检查时间、设备型号、使用线圈、FOV、层厚、层间隔、左右标识等信息	一条信息不符扣 1 分，上限 10 分	
操作规范 （40 分）	1. 患者信息正确 2. 扫描部位正确 3. 使用线圈正确：脊柱线圈 4. 扫描序列规范 　平扫序列：矢状位 T_1WI、T_2WI、T_2STIR、横断位 T_2WI 　增强序列：横断位、冠状位、矢状位抑脂 T_1WI 序列 5. 扫描参数设置：层厚≤ 3mm，层间距≤ 1mm 6. 其他扫描序列：冠状位 T_1WI、T_2WI、3D 序列	一项不符合扣 5 分	
图像评价 （50 分）	1. 扫描范围完整：覆盖骶尾椎椎体及其附件，范围为腰 5 ～尾椎下端 2. 平扫图像要求：清晰显示骶尾椎椎体及其附件、椎旁软组织、骶管、终丝、马尾及其异常改变 3. 增强扫描图像要求 （1）至少一个方位的序列和平扫保持一致 （2）与平扫图像层面位置保持一致 （3）清晰显示正常结构和病变的强化特点及其与邻近结构关系 4. 无体外异物伪影及运动伪影	一条不符最多扣 10 分，可根据实际情况调整	

参考文献

[1] 孙贞魁，李明华（译）. 肌肉骨骼系统磁共振成像 [M]. 北京：科学出版社，2020：101-167.

[2] 陈敏，袁慧书，薛华丹（译）. 盆腔、骨肌系统影像学精要 [M]. 北京：科学出版社，2020：187-191.

[3] Winegar BA，Kay MD，Taljanovic M. Magnetic resonance imaging of the spine[J]. Pol J Radiol, 2020, 85：e550-e574.

表 7-3-22　颈丛、臂丛神经 MRI 图像质量评价表

检查编号：　　　　　扫描技师：　　　　　评价时间：　　　　　评价结果：

备注：85 分以上为优，70 ～ 85 分为良，60 ～ 70 分为合格，低于 60 分不合格

评价项目	具体内容	评分方法	评分
图像信息 （10 分）	图像上应清晰显示患者姓名、性别、年龄、医院名称、检查号、检查日期、检查时间、设备型号、使用线圈、FOV、层厚、层间隔、左右标识等信息	一条信息不符扣 1 分，上限 10 分	
操作规范 （40 分）	1. 患者信息正确 2. 扫描部位正确 3. 使用线圈正确：头颈联合线圈 4. 扫描序列规范 　　平扫序列：矢状位 T_2WI、横断位 T_2 STIR、冠状位 3D-STIR 　　增强序列：横断位、冠状位、矢状位抑脂 T_1WI、冠状位 3D-STIR 5. 扫描参数设置：层厚≤ 3mm，层间距≤ 1mm 6. 其他扫描序列：DWI、冠状位抑脂 T_1WI	一项不符合扣 5 分	
图像评价 （50 分）	1. 扫描范围完整：颈椎至上胸段 2. 平扫图像要求：清楚显示颈丛、臂丛神经起源、走行及异常改变，清晰显示病变与邻近结构的关系 3. 增强扫描图像要求 （1）至少一个方位的序列和平扫保持一致 （2）与平扫图像层面位置保持一致 （3）清晰显示颈丛、臂丛和病变的强化特点及其与邻近结构的关系 4. 图像后处理：3D-MIP、MPR，可清晰、直观显示颈丛、臂丛神经全貌及病变与邻近结构的关系 5. 无体外异物伪影及运动伪影	一条不符最多扣 10 分，可根据实际情况调整	

参考文献

[1] 孙贞魁，李明华（译）. 肌肉骨骼系统磁共振成像 [M]. 北京：科学出版社，2020：494-515.

[2] 杨正汉，冯逢，王霄英. 磁共振成像技术指南 - 检查规范、临床策略及新技术应用 [M]. 北京：人民军医出版社，2010：537-545.

表 7-3-23 腰、骶丛 MRI 图像质量评价表

检查编号：　　　　　　扫描技师：　　　　　　评价时间：　　　　　　评价结果：

备注：85 分以上为优，70～85 分为良，60～70 分为合格，低于 60 分不合格

评价项目	具体内容	评分方法	评分
图像信息 （10 分）	图像上应清晰显示患者姓名、性别、年龄、医院名称、检查号、检查日期、检查时间、设备型号、使用线圈、FOV、层厚、层间隔、左右标识等信息	一条信息不符扣 1 分，上限 10 分	
操作规范 （40 分）	1. 患者信息正确 2. 扫描部位正确 3. 使用线圈正确：体线圈或脊柱线圈联合 4. 扫描序列规范 　平扫序列：矢状位 T_2WI、横断位 T_2 STIR、冠状位 3D-STIR 　增强序列：横断位、冠状位、矢状位抑脂 T_1WI、冠状位 3D-STIR 5. 扫描参数设置：层厚≤ 3mm，层间距≤ 1mm 6. 其他扫描序列：DWI、冠状位抑脂 T_1WI	一项不符合扣 5 分	
图像评价 （50 分）	1. 扫描范围完整：胸 12 至全部骶尾椎 2. 平扫图像要求：清楚显示腰、骶丛神经起源、走行及异常改变，清晰显示病变与邻近结构的关系 3. 增强扫描图像要求 （1）至少一个方位的序列和平扫保持一致 （2）与平扫图像层面位置保持一致 （3）清晰显示腰、骶丛和病变的强化特点及其与邻近结构的关系 4. 图像后处理：3D-MIP、MPR，可清晰、直观显示腰、骶丛神经全貌及病变与邻近结构的关系 5. 无体外异物伪影及运动伪影	一条不符最多扣 10 分，可根据实际情况调整	

参考文献

[1] 中华医学会影像技术分会，中华医学会放射学分会 . MRI 检查技术专家共识 [J] . 中华放射学杂志，2016，50（10）：724-739.

[2] 曹和涛，万娟，侯冬梅，等 . 马尾神经根冗余 MRI 特征分析 [J]. 临床放射学杂志，2020，39（04）：658-663.

[3] 杨正汉，冯逢，王霄英 . 磁共振成像技术指南 - 检查规范、临床策略及新技术应用 [M]. 北京：人民军医出版社，2010：537-545.

表 7-3-24 肩关节 MRI 图像质量评价表

检查编号： 扫描技师： 评价时间： 评价结果：

备注：85 分以上为优，70 ～ 85 分为良，60 ～ 70 分为合格，低于 60 分不合格

评价项目	具体内容	评分方法	评分
图像信息 （10 分）	图像上应清晰显示患者姓名、性别、年龄、医院名称、检查号、检查日期、检查时间、设备型号、使用线圈、FOV、层厚、层间隔、左右标识等信息	一条信息不符扣 1 分，上限 10 分	
操作规范 （40 分）	1. 患者信息正确 2. 扫描部位正确 3. 使用线圈正确：肩关节线圈或柔性线圈 4. 扫描序列规范 　　平扫序列：横断位抑脂 T_2WI；斜冠状位 T_1WI、抑脂 T_2WI、斜矢状位抑脂 T_2WI 　　增强序列：横断位、斜冠状位、斜矢状位抑脂 T_1WI 序列 5. 扫描参数设置：层厚≤ 4mm，层间距≤ 1mm 6. 其他扫描序列：横断位 T_1WI、T_2WI、DWI、抑脂 PDWI 序列等	一项不符合扣 5 分	
图像评价 （50 分）	1. 扫描范围完整：上至肩锁关节上方，下至肱骨外科颈下方，包括全部肩关节结构 2. 平扫图像要求 （1）斜冠状位与冈上肌走行方向一致，斜矢状位与冈上肌走行方向垂直 （2）清晰显示肩关节各骨、关节软骨、关节囊、邻近肌腱（肩袖）、韧带等结构及异常改变 3. 增强扫描图像要求 （1）至少一个方位的序列和平扫保持一致 （2）与平扫图像层面位置保持一致 （3）清晰显示病变的强化特点及其与邻近结构的关系 4. 无体外异物伪影及运动伪影	一条不符最多扣 10 分，可根据实际情况调整	

参考文献

[1] 李文美 . MRI 检查技术专家共识 [J]. 中华放射学杂志，2016，50（010）：724-739.

[2] 孙贞魁，李明华（译）. 肌肉骨骼系统磁共振成像 [M]. 北京：科学出版社，2020：494-578.

表 7-3-25　上臂 / 前臂 MRI 图像质量评价表

检查编号：　　　　　扫描技师：　　　　　评价时间：　　　　　评价结果：

备注：85 分以上为优，70 ～ 85 分为良，60 ～ 70 分为合格，低于 60 分不合格

评价项目	具体内容	评分方法	评分
图像信息 （10 分）	图像上应清晰显示患者姓名、性别、年龄、医院名称、检查号、检查日期、检查时间、设备型号、使用线圈、FOV、层厚、层间隔、左右标识等信息	一条信息不符扣 1 分，上限 10 分	
操作规范 （40 分）	1. 患者信息正确 2. 扫描部位正确 3. 使用线圈正确：体线圈或柔性线圈 4. 扫描序列规范 　平扫序列：横断位抑脂 T_2WI、T_1WI；冠状位 T_1WI、T_2 STIR、矢状位抑脂 T_2WI 　增强序列：横断位、冠状位、矢状位抑脂 T_1WI 序列 5. 扫描参数设置：层厚 3 ～ 5mm，层间距 ≤ 1mm 6. 其他扫描序列：矢状位 T_1WI、横断位 DWI 、SWI 序列等	一项不符合扣 5 分	
图像评价 （50 分）	1. 扫描范围完整：包括整个上臂 / 前臂，并至少包含一个感兴趣部位骨的相邻关节 2. 平扫图像要求 （1）斜冠状位平行于长骨冠状面，斜矢状位与斜冠状位垂直 （2）清晰显示上臂 / 前臂的骨质、肌群、肌腱、脂肪等结构及异常改变 3. 增强扫描图像要求 （1）至少一个方位的序列和平扫保持一致 （2）与平扫图像层面位置保持一致 （3）清晰显示病变的强化特点及其与邻近结构的关系 4. 无体外异物伪影及运动伪影	一条不符最多扣 10 分，可根据实际情况调整	

参考文献

[1] 孙贞魁，李明华（译）. 肌肉骨骼系统磁共振成像 [M]. 北京：科学出版社，2020：494-578.

[2] 郭启勇，刘士远. 放射科住院医师规范化培训手册 [M]. 北京：人民卫生出版社，2017：56-59.

表 7-3-26　肘关节 MRI 图像质量评价表

检查编号：	扫描技师：	评价时间：	评价结果：

备注：85 分以上为优，70 ～ 85 分为良，60 ～ 70 分为合格，低于 60 分不合格

评价项目	具体内容	评分方法	评分
图像信息 （10 分）	图像上应清晰显示患者姓名、性别、年龄、医院名称、检查号、检查日期、检查时间、设备型号、使用线圈、FOV、层厚、层间隔、左右标识等信息	一条信息不符扣 1 分，上限 10 分	
操作规范 （40 分）	1. 患者信息正确 2. 扫描部位正确 3. 使用线圈正确：体线圈或柔性线圈 4. 扫描序列规范 　　平扫序列：横断位抑脂 T_2WI、冠状位 T_1WI、T_2 STIR、矢状位 T_1WI 　　增强序列：横断位、冠状位、矢状位抑脂 T_1WI 序列 5. 扫描参数设置：层厚≤ 3mm，层间距≤ 1mm 6. 其他扫描序列：横断位 T_1WI、DWI、抑脂 PDWI 序列等	一项不符合扣 5 分	
图像评价 （50 分）	1. 扫描范围完整：肱骨下段至尺桡骨上段，包括全部肘关节结构 2. 平扫图像要求 （1）斜冠状位平行于肱骨干冠状面，斜矢状位与斜冠状位垂直 （2）清晰显示肘关节各骨、关节软骨、关节囊、邻近肌腱、韧带等结构及异常改变 3. 增强扫描图像要求 （1）至少一个方位的序列和平扫保持一致 （2）与平扫图像层面位置保持一致 （3）清晰显示病变的强化特点及其与邻近结构的关系 4. 无体外异物伪影及运动伪影	一条不符最多扣 10 分，可根据实际情况调整	

参考文献

[1] 孙贞魁，李明华（译）. 肌肉骨骼系统磁共振成像 [M]. 北京：科学出版社，2020：579-632.

[2] 郭启勇，刘士远 . 放射科住院医师规范化培训手册 [M]. 北京：人民卫生出版社，2017：56-59.

[3] Lombardi A，Ashir A，Gorbachova T，et al. Magnetic resonance imaging of the elbow[J]. Pol J Radiol, 2020,85：e440-e460.

表 7-3-27　腕 / 掌指骨关节 MRI 图像质量评价表

检查编号：　　　　　　扫描技师：　　　　　　评价时间：　　　　　　评价结果：

备注：85 分以上为优，70～85 分为良，60～70 分为合格，低于 60 分不合格

评价项目	具体内容	评分方法	评分
图像信息 （10 分）	图像上应清晰显示患者姓名、性别、年龄、医院名称、检查号、检查日期、检查时间、设备型号、使用线圈、FOV、层厚、层间隔、左右标识等信息	一条信息不符扣 1 分，上限 10 分	
操作规范 （40 分）	1. 患者信息正确 2. 扫描部位正确 3. 使用线圈正确：柔性线圈或腕关节专用线圈 4. 扫描序列规范 　平扫序列：横断位抑脂 T_2WI、T_1WI、冠状位 T_1WI、抑脂 T_2WI、矢状位 T_1WI 　增强序列：横断位、冠状位、矢状位抑脂 T_1WI 序列 5. 扫描参数设置：层厚 ≤ 3mm，层间距 ≤ 1mm 6. 其他扫描序列：冠状位 T_2 STIR、矢状位 T_2WI、横断位 DWI、抑脂 PDWI 序列等	一项不符合扣 5 分	
图像评价 （50 分）	1. 扫描范围完整：腕关节，包括整个腕关节；掌指骨：尺桡骨下段至手指末端 2. 平扫图像要求 （1）斜冠状位平行于尺桡骨、第 2～5 掌骨及指骨的冠状面，斜矢状位与斜冠状位垂直 （2）清晰显示腕关节 / 掌指骨各骨、关节软骨、关节囊、肌腱、韧带等结构及异常改变 3. 增强扫描图像要求 （1）至少一个方位的序列和平扫保持一致 （2）与平扫图像层面位置保持一致 （3）清晰显示病变的强化特点及其与邻近结构的关系 4. 无体外异物伪影及运动伪影	一条不符最多扣 10 分，可根据实际情况调整	

参考文献

[1] 孙贞魁，李明华（译）. 肌肉骨骼系统磁共振成像 [M]. 北京：科学出版社，2020：633-704.

[2] 杨正汉，冯逢，王霄英. 磁共振成像技术指南 - 检查规范、临床策略及新技术应用 [M]. 北京：人民军医出版社，2010：753-760.

[3] Vassa R，Garg A，Omar IM. Magnetic resonance imaging of the wrist and hand[J]. Pol J Radiol, 2020, 85: e461-e488.

表 7-3-28　骶髂关节 MRI 图像质量评价表

检查编号：　　　　扫描技师：　　　　评价时间：　　　　评价结果：

备注：85 分以上为优，70～85 分为良，60～70 分为合格，低于 60 分不合格

评价项目	具体内容	评分方法	评分
图像信息（10 分）	图像上应清晰显示患者姓名、性别、年龄、医院名称、检查号、检查日期、检查时间、设备型号、使用线圈、FOV、层厚、层间隔、左右标识等信息	一条信息不符扣 1 分，上限 10 分	
操作规范（40 分）	1. 患者信息正确 2. 扫描部位正确 3. 使用线圈正确：体线圈或脊柱线圈联合 4. 扫描序列规范 　平扫序列：斜横断位抑脂 T_2WI、T_1WI、斜冠状位 T_1WI、抑脂 T_2WI 　增强序列：横断位、斜冠状位抑脂 T_1WI 序列 5. 扫描参数设置：层厚≤ 3mm，层间距≤ 1mm 6. 其他扫描序列：冠状位 T_2 STIR、矢状位抑脂 T_2WI 序列等	一项不符合扣 5 分	
图像评价（50 分）	1. 扫描范围完整：包全两侧骶髂关节 2. 平扫图像要求 （1）斜冠状位平行于骶骨中线，斜轴位与斜冠状位垂直 （2）清晰显示相应骶髂关节关节面骨性结构、关节间隙、滑膜、周围软组织及其异常改变 3. 增强扫描图像要求 （1）至少一个方位的序列和平扫保持一致 （2）与平扫图像层面位置保持一致 （3）清晰显示病变的强化特点及其与邻近结构的关系 4. 无体外异物伪影及运动伪影	一条不符最多扣 10 分，可根据实际情况调整	

参考文献

[1] 中华医学会影像技术分会，中华医学会放射学分会. MRI 检查技术专家共识 [J]. 中华放射学杂志，2016，50（10）：724-739.

[2] 中华医学会放射学分会. 放射科管理规范与质控标准 [M]. 北京：人民卫生出版社，2017：204-205.

[3] 孙贞魁，李明华（译）. 肌肉骨骼系统磁共振成像 [M]. 北京：科学出版社，2020：168-263.

表 7-3-29　髋关节 MRI 图像质量评价表

检查编号：　　　　　扫描技师：　　　　　评价时间：　　　　　评价结果：

备注：85 分以上为优，70 ～ 85 分为良，60 ～ 70 分为合格，低于 60 分不合格

评价项目	具体内容	评分方法	评分
图像信息 （10 分）	图像上应清晰显示患者姓名、性别、年龄、医院名称、检查号、检查日期、检查时间、设备型号、使用线圈、FOV、层厚、层间隔、左右标识等信息	一条信息不符扣 1 分，上限 10 分	
操作规范 （40 分）	1. 患者信息正确 2. 扫描部位正确 3. 使用线圈正确：体线圈或脊柱线圈联合 4. 扫描序列规范 　平扫序列：横断位抑脂 T_2WI、T_1WI、冠状位 T_1WI、抑脂 T_2WI 　增强序列：横断位、冠状位抑脂 T_1WI 序列 5. 扫描参数设置：层厚 ≤ 3mm，层间距 ≤ 1mm 6. 其他扫描序列：冠状位 STIR、、斜矢状位抑脂 T_2WI 序列等	一项不符合扣 5 分	
图像评价 （50 分）	1. 扫描范围完整：髋白至股骨小转子 2. 平扫图像要求：清晰显示髋白、股骨头、股骨颈、股骨大转子、关节间隙、关节软骨、滑膜、肌肉、韧带等结构及其异常改变 3. 增强扫描图像要求 （1）至少一个方位的序列和平扫保持一致 （2）与平扫图像层面位置保持一致 （3）清晰显示病变的强化特点及其与邻近结构的关系 4. 无体外异物伪影及运动伪影	一条不符最多扣 10 分，可根据实际情况调整	

参考文献

[1] 孙贞魁，李明华（译）. 肌肉骨骼系统磁共振成像 [M]. 北京：科学出版社，2020：168-263.

[2] Mak MS，Teh J. Magnetic resonance imaging of the hip：anatomy and pathology[J]. Pol J Radiol, 2020, 85：e489-e508.

表 7-3-30　大腿 / 小腿 MRI 图像质量评价表

检查编号：　　　　　扫描技师：　　　　　评价时间：　　　　　评价结果：

备注：85 分以上为优，70 ～ 85 分为良，60 ～ 70 分为合格，低于 60 分不合格

评价项目	具体内容	评分方法	评分
图像信息 （10 分）	图像上应清晰显示患者姓名、性别、年龄、医院名称、检查号、检查日期、检查时间、设备型号、使用线圈、FOV、层厚、层间隔、左右标识等信息	一条信息不符扣 1 分，上限 10 分	
操作规范 （40 分）	1. 患者信息正确 2. 扫描部位正确 3. 使用线圈正确：体线圈或柔性线圈 4. 扫描序列规范 　平扫序列：横断位抑脂 T_2WI、T_1WI；冠状位 T_1WI、T_2WI STIR、矢状位抑脂 T_2WI 　增强序列：横断位、冠状位、矢状位抑脂 T_1WI 序列 5. 扫描参数设置：层厚 4 ～ 6mm，层间距≤ 2mm 6. 其他扫描序列：矢状位 T_1WI、横断位 DWI、SWI 序列等	一项不符合扣 5 分	
图像评价 （50 分）	1. 扫描范围完整：包括整个大腿 / 小腿，并至少包含一个感兴趣部位骨的相邻关节 2. 平扫图像要求 （1）冠状位平行于长骨冠状面，斜矢状位与斜冠状位垂直 （2）清晰显示大腿 / 小腿的骨质、肌群、肌腱、脂肪等结构及异常改变 3. 增强扫描图像要求 （1）至少一个方位的序列和平扫保持一致 （2）与平扫图像层面位置保持一致 （3）清晰显示病变的强化特点及其与邻近结构的关系 4. 无体外异物伪影及运动伪影	一条不符最多扣 10 分，可根据实际情况调整	

参考文献

[1] 郭启勇，刘士远 . 放射科住院医师规范化培训手册 [M]. 北京：人民卫生出版社，2017：56-59.

[2] 中华医学会放射学分会骨关节学组，中国医师协会放射医师分会肌骨学组，中华医学会骨科学分会骨质疏松学组，等 . 骨质疏松的影像学与骨密度诊断专家共识 [J] . 中华放射学杂志，2020，54（08）：745-752.

表 7-3-31　膝关节 MRI 图像质量评价表

检查编号：　　　　　扫描技师：　　　　　评价时间：　　　　　评价结果：

备注：85 分以上为优，70～85 分为良，60～70 分为合格，低于 60 分不合格

评价项目	具体内容	评分方法	评分
图像信息 （10 分）	图像上应清晰显示患者姓名、性别、年龄、医院名称、检查号、检查日期、检查时间、设备型号、使用线圈、FOV、层厚、层间隔、左右标识等信息	一条信息不符扣 1 分，上限 10 分	
操作规范 （40 分）	1. 患者信息正确 2. 扫描部位正确 3. 使用线圈正确：膝关节线圈或柔性线圈 4. 扫描序列规范 　平扫序列：横断位抑脂 T_2WI、冠状位 T_1WI、抑脂 T_2WI、矢状位 T_1WI、抑脂 PDWI 　增强序列：横断位、冠状位、矢状位抑脂 T_1WI 序列 5. 扫描参数设置：层厚 3～4mm，层间距≤ 1mm 6. 其他扫描序列：冠状位 STIR、横断位 PDWI、DWI、矢状位抑脂 T_2WI 序列等	一项不符合扣 5 分	
图像评价 （50 分）	1. 扫描范围完整：髌上囊至胫骨结节 2. 平扫图像要求：清晰显示膝关节的骨性结构、关节软骨、关节间隙、关节囊、韧带、半月板、周围软组织结构及其异常改变 3. 增强扫描图像要求 （1）至少一个方位的序列和平扫保持一致 （2）与平扫图像层面位置保持一致 （3）清晰显示病变的强化特点及其与邻近结构的关系 4. 无体外异物伪影及运动伪影	一条不符最多扣 10 分，可根据实际情况调整	

参考文献

[1] 杨正汉，冯逢，王霄英. 磁共振成像技术指南 - 检查规范、临床策略及新技术应用 [M]. 北京：人民军医出版社，2010：775-783.

[2] Chien A，Weaver JS，Kinne E，et al. Magnetic resonance imaging of the knee[J]. Pol J Radiol, 2020,85：e509-e531.

表 7-3-32　踝关节 / 足部 MRI 图像质量评价表

检查编号：　　　　　扫描技师：　　　　　评价时间：　　　　　评价结果：

备注：85 分以上为优，70 ~ 85 分为良，60 ~ 70 分为合格，低于 60 分不合格

评价项目	具体内容	评分方法	评分
图像信息（10 分）	图像上应清晰显示患者姓名、性别、年龄、医院名称、检查号、检查日期、检查时间、设备型号、使用线圈、FOV、层厚、层间隔、左右标识等信息	一条信息不符扣 1 分，上限 10 分	
操作规范（40 分）	1. 患者信息正确 2. 扫描部位正确 3. 使用线圈正确：踝关节线圈或柔性线圈 4. 扫描序列规范 　平扫序列：横断位抑脂 T_2WI、冠状位 T_1WI、抑脂 T_2WI、矢状位 T_1WI、抑脂 PDWI 　增强序列：横断位、冠状位、矢状位抑脂 T_1WI 序列 5. 扫描参数设置：层厚 ≤ 3mm，层间距 ≤ 1mm 6. 其他扫描序列：冠状位 STIR、横断位 PDWI、DWI、矢状位抑脂 T_2WI 序列等	一项不符合扣 5 分	
图像评价（50 分）	1. 扫描范围完整：下胫腓关节至跟骨下缘 2. 平扫图像要求：清晰显示胫腓骨下段、跟骨、距骨、关节间隙、关节软骨、韧带、肌腱等结构及其异常改变 3. 增强扫描图像要求 （1）至少一个方位的序列和平扫保持一致 （2）与平扫图像层面位置保持一致 （3）清晰显示病变的强化特点及其与邻近结构的关系 4. 无体外异物伪影及运动伪影	一条不符最多扣 10 分，可根据实际情况调整	

参考文献

[1] 杨正汉，冯逢，王霄英 . 磁共振成像技术指南 - 检查规范、临床策略及新技术应用 [M]. 北京：人民军医出版社，2010：785-788.

[2] 中华医学会放射学分会骨关节学组，中国医师协会放射医师分会肌骨学组，中华医学会骨科学分会骨质疏松学组，等 . 骨质疏松的影像学与骨密度诊断专家共识 [J] . 中华放射学杂志，2020，54（8）：745-752.

表 7-3-33　胎儿 MRI 图像质量评价表

检查编号：　　　　　扫描技师：　　　　　评价时间：　　　　　评价结果：

备注：85 分以上为优，70 ～ 85 分为良，60 ～ 70 分为合格，低于 60 分不合格

评价项目	具体内容	评分方法	评分
图像信息 （10 分）	图像上应清晰显示患者姓名、性别、年龄、医院名称、检查号、检查日期、检查时间、设备型号、使用线圈、FOV、层厚、层间隔、左右标识等信息	一条信息不符扣 1 分，上限 10 分	
操作规范 （40 分）	1. 患者信息正确 2. 扫描部位正确 3. 使用线圈正确：体线圈或脊柱线圈联合 4. 扫描序列规范 　平扫序列：应用快速扫描序列，横断位 T_2WI、T_1WI、冠状位 T_2WI、矢状位 T_2WI 　增强序列：一般不做增强 5. 扫描参数设置：层厚 ≤ 4mm，层间距 ≤ 1mm 6. 其他扫描序列：MRCP、横断位抑脂 T_2WI、DWI 序列等	一项不符合扣 5 分	
图像评价 （50 分）	1. 扫描范围完整 　颅脑：包括全脑 　胸部：颈 7 水平至肋膈角 　腹部：包括膈肌顶部至耻骨联合或病变区域 　脊柱：包括全脊柱或病变椎体，可分段扫描 2. 平扫图像要求 　颅脑：清晰显示颅脑及各脑室形态结构、发育情况及异常改变 　胸部：清晰显示气管及左右主支气管、肺实质、膈肌等形态结构及异常改变 　腹部：清晰显示肝脏、胆囊、脾脏、肾脏、膀胱等实质器官形态结构及异常改变；清晰显示胃、小肠及结直肠等空腔器官形态结构及异常改变 　脊柱：清晰显示脊柱及脊髓形态结构、发育情况及异常改变 3. 无体外异物伪影，运动伪影不影响诊断	一条不符最多扣 10 分，可根据实际情况调整	

参考文献

[1] 中华医学会放射学分会儿科学组，中华医学会儿科学分会放射学组. 胎儿 MRI 中国专家共识 [J]. 中华放射学杂志，2020，54（12）：1153-1161.

[2] 尹训涛，陈伟，蔡萍，等. 胎儿与妊娠期母体疾病磁共振成像 [M]. 北京：北京大学医学出版社，2020：35-55.

[3] 刘倩，沈文，韩鹏慧，等. 胎儿 MRI 检查的 ISUOG 临床指南解读 [J]. 中国产前诊断杂志，2019，11（03）：54-60.

[4] 张恒，宁刚.《美国胎儿影像指南（2014）》胎儿 MRI 检查部分解读 [J]. 中华妇幼临床医学杂志，2017，13（03）：276-280.

表 7-3-34　急性缺血性脑卒中 MRI 图像质量评价表

检查编号：　　　　　　扫描技师：　　　　　　评价时间：　　　　　　评价结果：

备注：85 分以上为优，70 ～ 85 分为良，60 ～ 70 分为合格，低于 60 分不合格

评价项目	具体内容	评分方法	评分
图像信息 （10 分）	图像上应清晰显示患者姓名、性别、年龄、医院名称、检查号、检查日期、检查时间、设备型号、使用线圈、FOV、层厚、层间隔、左右标识等信息	一条信息不符合扣 1 分，上限 10 分	
操作规范 （40 分）	1. 患者信息正确 2. 扫描部位正确 3. 使用线圈正确：头颅专用或头颈联合线圈 4. 扫描序列规范：平扫序列，横断位 T_2WI FLAIR，TOF MRA，DWI，ASL 或 PWI 5. 扫描参数设置：常规层厚 4 ～ 5mm，层间距 0.5 ～ 1mm，MRA 序列层厚≤ 2mm，层间距 =0mm 6. 其他扫描序列：SWI、T_2WI、T_1WI	一项不符合扣 5 分	
图像评价 （50 分）	1. 扫描范围完整：DWI、T_2WI FLAIR、ASL 从颅顶至颅底，MRA：颈内动脉至颅顶 2. 影像显示清晰 　T_2 FLAIR：图像对比度良好，可清晰显示脑组织结构 　3D-TOF 序列：清晰显示颈内动脉、颅内动脉及其分支 　DWI 序列：清晰显示脑病变的水分子扩散情况 　ASL 或 PWI 序列：清晰显示脑组织灌注情况 3. 无体外异物伪影及运动伪影	一条最多扣 10 分，可根据实际情况调整	

参考文献

[1] 中华医学会神经病学分会，中华医学会神经病学分会脑血管病学组 . 中国急性缺血性脑卒中诊治指南 2018[J]. 中华神经科杂志，2018，51（9）：666-682.

[2] 谢锦兰，陈伟华，何凤莲，等 .3.0T 磁共振 3D-ASL 脑灌注在急性脑梗死的临床应用 [J]. 中华数字医学，2020，15（7）：4.

表 7-3-35　MRI 水成像（MRCP、MRU）图像质量评价表

检查编号：　　　　　扫描技师：　　　　　评价时间：　　　　　评价结果：			
备注：85 分以上为优，70～85 分为良，60～70 分为合格，低于 60 分不合格			
评价项目	具体内容	评分方法	评分
图像信息 （10 分）	图像上应清晰显示患者姓名、性别、年龄、医院名称、检查号、检查日期、检查时间、设备型号、使用线圈、FOV、层厚、层间隔、左右标识等信息	一条信息不符扣 1 分，上限 10 分	
操作规范 （40 分）	1. 患者信息正确 2. 扫描部位正确 3. 使用线圈正确：体线圈或腹部线圈联合 4. 扫描序列规范 　　平扫序列：横断位抑脂 T_2WI，冠状位 T_2WI，3D MRCP/MRU 　　增强序列：一般不做增强 5. 扫描参数设置 　　3D MRCP/MRU（屏气）层厚≤ 3mm 　　3D MRCP/MRU（呼吸触发）层厚≤ 1.8mm 6. 其他扫描序列：2D MRCP/MRU Radial（屏气快速扫描）层厚 40～50mm	一项不符合扣 5 分	
图像评价 （50 分）	1. 扫描范围完整：MRCP 从膈顶至肝右叶下缘，MRU 双侧肾脏至膀胱 2. 平扫图像要求：MRCP 清晰显示肝内外胆管、胰管、胆囊及胆囊管形态结构及异常改变；MRU 清晰显示肾盂、肾盏、输尿管、膀胱形态结构及异常改变 3. 图像后处理：3D-MIP 立体、清晰、直观地显示胰胆管及尿路成像 4. 无体外异物伪影及运动伪影	一条不符最多扣 10 分，可根据实际情况调整	

参考文献

[1] 中华医学会影像技术分会，中华医学会放射学分会. MRI 检查技术专家共识 [J]. 中华放射学杂志，2016，50（10）：724-739.

[2] Swensson J，Zaheer A，Conwell D，et al. Secretin-Enhanced MRCP：How and Why-AJR Expert Panel Narrative Review[J]. AJR Am J Roentgenol, 2021,216（5）：1139-1149.

第8章

诊断报告管理规范

第一节　诊断报告书写规范

1. 模板格式　要求与国家卫生健康委下属的放射诊断质控中心规定一致，且书写报告时应当使用中文和专业医学用语，其不相关词语不得滥用，标点符号清晰，报告出来不允许涂改，词语、词名要简练、推理要严密、术语要恰当、描述要形象、客观。

2. 登录PACS　所有医师均应使用自己的用户名和密码登录。因临时来科室工作的研究生和进修生可向科室网络管理员获取临时的用户名和密码。离开PACS工作站要注销用户名，以防别人盗用引起不必要的医疗纠纷。

3. 准备书写报告　当患者做完检查后，当天写报告的医师要登录系统，在PACS上书写报告。

4. 选择患者　报告录入前要认真核对患者的姓名、性别、ID号、检查号以及图像数目等。如有错误信息要及时更正，如本人无法解决，可请信息工程师协助解决。

5. 时间　医学影像诊断报告必须注明检查时间和诊断报告签发时间，签发时间又分为书写和审签两个时间，均应精确到月、日、小时、分钟。

6. 检查部位与方法　书写报告时，应写明扫描部位、范围、受检者体位。根据医学影像学检查的相关规定正确填写"检查方法"，如平扫、增强、薄层扫描等。

7. 图像所见　"图像所见"的描写可参照CT/MRI报告中各系统的结构化报告模版，并在模版的基础上进行修改，修改时注意模版中带"/"或"（）"的，为选择项目，书写报告时根据病例的具体情况加以选择或修改。修改完毕后应通读一遍，注意改正错别字，以免出错。书写应包括以下内容：①描述与临床诊断和（或）送检医师要求相关的内容；②临床诊断和送检医师要求以外阳性发现的描述。

8. 规范描述　评价检查的成功与否，对于不常出现的伪影应加以描述和说明；详细描述病灶的位置、数量、分布和大小，密度/信号，结构及边缘；与邻近组织等结构的关系；造影及增强后的表现；并写清检查范围内其他所见。

9. 诊断　"图像所见"完成后，再修改并完成"诊断"。影像学诊断一般要求结论定位准确，定性不强求。诊断学意见包括：①肯定性诊断意见；②参考性诊断意见，一般不超过3个；③建设性意见：提出进一步检查或治疗观察的建议。

10. 保存报告　初级医师在PACS上完成报告后，要认真检查，核对并保存初步报告。

上述工作完成后，使用医师要及时注销用户名，以便其他医师使用。

11. **医师签字** 诊断医师均需对报告进行签字，电子签名的打印形式则必须有登录管理的密码设置，保证为诊断医师本人的签字。为规范管理与统一装订，报告单大小建议采用 A4 大小纸张。

12. **中级审核** 负责当天报告的中级医师对初级医师的报告做进一步的审核和修改。无电子签名时应打印一份报告并签字。

13. **高级审查** 高职医师审查报告完成后，进行确认报告。对不需要进行修改的报告直接签字确认。无电子签名时，应对修改后的报告再打印一份并签字确认。

14. **无审核医师** 夜间或节假日急诊无审核医师时，应要在报告处注明"此报告为急诊临时报告，应以正式报告为准"等类似文字。

15. **报告发放** 报告审核通过后，患者可通过报告自助打印机自行打印，人工发放报告的情况下，应将已经审核的报告整理至"已写报告"文件夹，由工作人员发放并记录。

第二节 报告审核制度及质量要求

一、审核制度

1. 低年资住院医师在完成住院医师规范化培训的第一阶段（2～3年）培训内容期间，具有放射影像诊断常规、疑难报告书写权。

2. 高年资的住院医师或主治医师经科室评审小组考核合格后取得放射影像诊断报告审核权，其中能力较强的主治医师及以上职称者可取得疑难报告审核权。

3. 正高职称及各专业组组长医师在科室评审小组评审合格后具有放射影像特殊疑难病例报告审核权及报告复审权。

4. 书写 CT 和 MRI 诊断报告者，必须经过相应的 CT 或者 MRI 上岗专门培训并取得相关证书。实习生、研究生及部分低年资医师不能单独发出影像诊断报告，其书写的影像诊断报告必须经过上级医师审核方能发出。

5. 根据国家卫生健康委的相关要求，医学影像诊断报告应该实行"双签名"。有条件的三级医院应该执行影像诊断报告"双签名"制度。

6. 诊断报告书写或审核医师，对每份检查报告必须核对申请单、报告单中的受检者标识信息，包括受检者姓名、性别、年龄、科别、医学影像学检查号码、门诊号/住院号、病房号/床号、检查时间等。

7. 诊断报告书写或审核医师，对每份检查的图像，必须核对检查部位、名称和方法，是否达到送检医师的要求（针对性要强），不符合者需及时与主管该患者的经治医师联系商榷（亲自联系或请下级医师具体执行）。

8. 审核医师在审核报告过程中应注意修正住院医师错误或不恰当的专业描述用语，并保证描述与诊断结论的一致性，特别是诊断的准确性。必要时提出加做和（或）重做有关的医学影像检查，交书写医师落实执行。尽可能地减少误诊、漏诊的概率，提高报告的正确性。

9. 审核医师审核后在报告上签名，有电子化签名的医院，电子化签名必须符合相关要求，必须具有用户名和密码设置的本人唯一登录控制环节，打印的签名应该使用手写体电子版，字迹要清楚，没有电子签名的医院须医师本人手写签名。

二、诊断质量要求

1. 手术病例放射诊断定位正确率三级医院＞ 95%，二级医院＞ 85%；定性正确率三级医院＞ 80%，二级医院＞ 70%。

2. 大型 X 线机检查阳性率＞ 50%，CT 检查阳性率＞ 60%，MRI 检查阳性率＞ 60%。

3. 三级医院甲片率≥ 40%，废片率≤ 2%；二级医院甲片率≥ 35%，废片率≤ 3%；一级医院甲片率≥ 30%，废片率≤ 5%。

三、随访质量要求

1. 随访要有书面记录，资料要齐全。

2. 随访项目包括患者姓名、性别、年龄、科别、住院号、病室、病床、门诊号、X 线号 /CT 号 /MRI 号、病理号、手术日期、影像检查名称和诊断、手术记录、病理表现与诊断、书写报告医师及审核医师和随访者。

四、报告发放时间要求

1. X 线检查诊断报告

（1）急诊：摄影后 30 分钟内发出诊断报告书。

（2）普通门诊患者：摄影检查完成后 2 小时出诊断报告。

（3）需要讨论的急诊或普通患者，需在规定的报告发出时间内书面通知患者或家属，说明推迟发报告的理由，并告知报告发出的具体时间。

（4）特殊检查（下肢静脉造影、子宫输卵管造影、胃肠道造影、胆道造影等）检查完成后 24 小时内发出诊断报告书。

2. CT、MRI 检查诊断报告

（1）急诊检查完后 30 分钟内发出急诊临时报告书。

（2）一般门诊患者：24 小时内发出诊断报告书。

（3）特疑难病例 48 小时内发出报告诊断书。

（4）需要讨论的急诊或普通患者，需在规定的报告发出时间内书面通知患者或家属，说明推迟发报告的理由，并告知报告发出的具体时间。

第三节　诊断报告质控评分细则

影像诊断报告质控评分细则见表 8-3-1。

表 8-3-1 影像诊断报告质控评分细则（100 分制）

报告书写项目	标准分值	类别		欠缺内容	扣分	注释
一般资料	6	患者姓名、性别、年龄、科别、病室、病床、住院号缺一者，如果临床未填写，则注明"未填"二字		每缺一项扣1分		
检查部位	1			未写者扣1分		
检查方法	2	要求写 X 线摄影、CT/MRI 扫描、血管造影		未写者扣2分		
检查日期	1			未写者扣1分		
影像描述	50	字迹	要求字迹清晰可辨，无错字、别字、涂改及添加，上级医师修改时内容不能超过3处，且不影响整体效果	每项1分共5分		
		版面	版面整洁、布局合理	不符合要求扣5分		
		内容	主要病变：原则上按照主要病变的部位、大小或形状、密度或信号、邻近结构改变、并发症之顺序描写，较简易的病变按满足临床需要描述即可	每缺一项扣5分共30分		
			伴随病变：与主要病变无关的其他作为第二或第三诊断的疾病，且放在主要病变后描写	遗漏者扣5分共10分，无伴随疾病者，此项不扣分		
诊断	30	定位	要求写明病变具体的解剖部位，不能明确者写明范围	错误者扣5分		
		基本影像诊断	病变的基本影像表现，如肿块（占位）性病变、渗出性病变、骨质破坏、骨质增生、溃疡性病变等	错误者扣10分		
		主要诊断	原则上本次检查目的中发现的病变为第一诊断（包括重要的阴性所见），但如果发现有需急诊处理（如气胸、主动脉夹层）或有可能危及患者生命的（如肿瘤、脑出血）疾病则放在第一诊断	顺序错误扣3分		
		次要诊断	按照病变轻重缓急原则排列，不遗漏较重要的次要病变	遗漏者扣2分		
		定性诊断	列出在影像学限度内可能的疾病性质，如肿瘤、炎症、结核等。如诊断肿瘤，则尽量区别良恶性，确实确定不了的，需提出可能性大的倾向性意见或提出复诊或建议其他相关检查内容	缺乏定性分析的扣10分		

续表

报告书写项目	标准分值	类别		欠缺内容	扣分	注释
医师签名	5	书写医师签名	书写者本人签名	缺乏或代签者扣 2 分		
		审核医师签名	无独立报告权的医师必须有上级医师签名，有独立报告权的医师无须其他医师签名	缺乏者扣 3 分		
定位诊断	3	与临床或手术结果相符		不符合者扣 3 分		
定性诊断	2	指影像学限度内能够确定的疾病性质与临床相符（指良恶性或炎症、结核、出血等，不要求与病理细胞类型或细菌种类相符）		不符合者扣 2 分		

备注：三级医院：优良率应 ≥ 75%；二级医院：优良率应 ≥ 65%

参考文献

[1] 中华医学放射学分会，放射科管理规范与质控标准 [M]，北京：人民卫生出版社，2017：211-216.

[2] 黄仲奎，龙莉玲 . 放射科诊疗管理与质量控制 . 北京：人民军医出版社，2014：95-105.

[3] 方鹏，周丽娜，路一平 . 放射影像检查诊断报告术语书写规范价值 [J]. 实用医学影像杂志，2019，20（4）：428-429.

[4] 张斌，周明辉，郭洁 . 医学影像诊断的规范化思考 [J]. 中国现代医药杂志，2021，23（6）：92-94.

第 9 章

信息系统管理规范

医学影像信息系统（Picture Archiving and Communication Systems，PACS），与临床信息系统（Clinical Information System，CIS）、放射学信息系统（Radiology Information System，RIS）、医院信息系统（Hospital Information System，HIS）、实验室信息系统（Laboratory Information System，LIS）同属医院信息系统。

影像诊断科的 PACS/RIS 系统的构建与应用全面改变了传统影像诊断科的工作模式，从患者登录、工作列表、信息传输及存储、诊断报告的输入和打印等全部工作流程实现数字化的同时，也对传统的管理模式提出了挑战。没有科学的、严格的、适应数字化、信息化环境的先进管理，数字化影像诊断科发展就无从谈起。因此必须建立新的工作及管理制度，并形成新的工作秩序。如登录查询制度、信息传输制度、报告书写及签发制度、报告打印制度、图像报告调阅权限制度、设备维护制度，以及行政管理包括工作量统计、材料消耗报告等，使影像诊断科的图像管理、受检者的医疗信息及影像诊断科诊疗信息数字化、网络化、智能化成为可能。同时可以在 PACS 基础上，设置图像质量评分、初级报告评分、审核报告评分等功能，将影像质控融入到 PACS 日常应用中。

第一节　PACS/RIS 系统管理规定

作为医学影像数字化和信息化的产物，PACS/RIS 等影像系统是影像、通信、网络、计算机及存储等多学科、多领域的技术集成。要使得科室 PACS/RIS 中信息正常、高效、安全运行，影像诊断科必须抓好信息化的规范管理。

一、PACS/RIS 系统管理规定

1. 科室质控领导小组要设立专门信息化管理人员，负责维护、检查 PACS/RIS 系统的硬件、软件正常运行情况。

2. PACS/RIS 系统设备必须安置在符合标准的数据中心机房，配置有不间断电源，提供符合要求的温度、湿度控制，以保证计算机信息系统设备的稳定运行。

3. 建立信息系统的维护管理规范，各级管理人员应按照规范对系统进行定期检查、检测 PACS/RIS 参数、指标，保证系统处于正常运行状态。

4. 保证 PACS/RIS 基本功能达到要求，一经出错，应尽快找出问题并进行调试，使系统

准确、安全运行。

5. PACS/RIS 中管理人员、科室各类使用人员，应建立统一的安全管理机制，统一设定系统的访问权限。任何人不得超越权限进行操作，以保证系统正常运行和信息安全。

6. 影像诊断科信息，无论对受检者的医疗信息，还是科室的其他管理信息都是属于保密信息，全员必须有安全意识，不得泄露。

7. PACS/RIS 系统应满足法律法规的相关要求，通过国家认可的相关认证，如 CFDA 认证。

8. PACS/RIS 系统应支持行业的相关标准，包括 DICOM、HL7、IHE 等，应提供符合相应标准的数据接口，实现 PACS/RIS 系统与其他系统、设备之间标准化、规范化的数据交互与集成。

9. PACS/RIS 系统应建立完备的数据容灾，备份机制，包括服务器、存储硬件的备份及所有医疗数据的备份。当某些服务器失效时，容灾备份系统可以继续为医院提供影像工作流程，当某些存储设备失效时，可以从备份存储恢复数据，保证医疗数据不丢失。容灾备份系统建议放置在主机房之外的另一个机房中。

10. PACS/RIS 系统应提供完备的数据访问日志功能，系统应当记录任何用户对任何临床数据的访问、修改的信息，包括访问者、访问时间、访问的数据等信息，管理人员可以随时查询、追踪这些日志信息，进行质控监督和事后取证。

11. PACS/RIS 系统应建立安全防护机制，尤其是病毒防护，部署专业的防病毒软件，并且由专人进行维护、管理，定期升级防病毒库，定期进行防病毒检测。

12. 有条件的医院可以建立远程监控机制，由专业人员通过安全的网络和平台连接 PACS 系统服务器，提供 7×24 小时不间断、自动化的远程系统监控服务，通过主动预防式的服务减少系统故障风险，提高系统稳定性。

二、影像归档和通信系统 PACS 操作规范

患者检查前要在系统上预约、登记患者的基本资料，并确保输入的患者基本资料的准确性；检查号不能重号、错号。

1. 机房内的操作人员要严格按照检查单输入患者的资料，检查号的数字及字母的大小写都不能有错。设备上的性别输入栏不能为空。

2. 患者检查后，要及时保存患者的定位像。如打片时，可在打片的同时保存定位像。在上述工作完成后，在检查单上注明共扫描多少张图像（以便在 PACS 中核对）并及时将患者图像传送至 PACS。

3. 需要增强的患者，增强与平扫必须使用相同的检查号（包括患者的姓名、年龄、性别），并在增强后将患者的全部图像重新传送至 PACS。如果增强扫描是在平扫几天后发生，并且检查设备中已经不存在平扫的图像或者平扫检查已经在系统中确认，则患者的检查号要使用一个新的次序号，其流程如同一个新的患者检查。医师的报告应该书写在增强后的检查号内。

4. 患者完成所有检查后操作人员应对患者信息及检查部位再次进行检查确认，信息无误后可在系统确认收费，并及时上传图像。

5. 当天写报告医师应及时核对 PACS 上的患者图像是否齐全。如遇有检查图像确实已经传送，但 PACS 中又无法查到时，先在 PACS 上使用非匹配查询，查找所要查找的图像，如检查号错，通知操作人员更正检查号，上述工作完成后仍不能解决，则通知网管员落实解决。

第二节　PACS/RIS 基本功能与要求

1.PACS/RIS 与 HIS 的集成要求　　RIS 与 HIS 进行集成，在 HIS 和 PACS/RIS 间建立接口，PACS/RIS 的工作站可以直接获取患者信息和医嘱信息，提高影像诊断科的工作效率，可以将检查状态、报告信息、费用记账等信息从 PACS/RIS 回传 HIS。同时应实现影像诊断科与介入手术室、核医学、超声、内镜、病理等影像设备科室的联网互通，不同科室的诊断报告和图像资料可相互访问，有利于提高诊断的正确性。实现外院历史检查影像胶片及诊断报告的数字化转换、归档存储及调阅，有利于对比诊断。实现电子申请单功能，纸质申请单可以进行扫描或拍摄后保存，临床科室的医师能够查阅检查状态和便捷调阅图像，及时看到报告信息。

2. 登记和预约的功能要求　　医学影像检查需要合理的电子化日程安排，通过登记预约软件系统，实现联网操作和联网查看。在登记时，受检者的影像检查号码应该实现一人一号，号码唯一，老患者电脑将自动识别，实现信息整合。应具备 1 天内多次检查、受检者性别和检查部位的一致性的识别和提醒功能。具备检查类别的解剖系统分组或特定学组进行分组划归的功能（为诊断报告分亚专业工作的基础功能）。有条件的单位可以逐步实现诊间预约、网络化自助预约，并自助生成检查前准备和注意事项。

3. 检查流程中受检者的管理　　电子申请单生成后，应提醒受检者该项检查可能发生的费用，预约检查应打印导诊单告知受检者何时、何地接受何种检查。受检者到达检查机房时，可通过机房门口排队叫号系统了解等待检查的受检者的候诊队列。在受检者集中等候区域，应设置诊断报告待取信息的电子屏，以便受检者及时领取检查结果。有条件的单位可通过短信或其他方式通知受检者诊断报告已经处于完成待取状态。

4. 独立技师工作站软件的要求　　技师工作站是指技师在开始检查前利用 PACS/RIS 进行检查病例情况查询、检查情况记录、检查状态修改的软件系统。应实现受检者身份信息的核对，可通过身份证、诊疗卡、腕带等方式进行核对，确保受检者身份与检查记录一致。应实现检查技师姓名（工号）、检查信息的确认；实现录入检查时特殊情况（如对比剂）的说明；实现检查结束后的费用记账生效和门诊拒退费锁定；实现机房排队的队列销号联动和信息自动更新。具备语音叫号功能。对于受检者基本信息和检查信息，实现从 PACS/RIS 到设备的 Worklist 自动传输和录入功能。能够查看接收图像状态和数量，及时发现和纠正图像错漏。

5. 诊断报告处理的要求　相关软件设计要实现诊断报告书写和存储的准确、快速，具备模板功能且用户可以自定义模板，以提高报告生成速度。生成检查报告后，支持二级医师审核，支持国内外通用医学术语集。例如：报告处理方面，受检者的基本信息和检查信息应自动显示在报告书写版面上供参考和修改；待诊断列表中有优先级（如急诊）标志；报告书写版面实现所见即所得；报告单上显示受检者的统一号码、检查序号、检查时间、报告书写时间和审签时间，时间精确到分钟；有可修改的报告模板库；报告书写流程分直接书写诊断报告和初诊后再审签两类，能够保存报告修改的痕迹，报告不同版本之间前后对照显示差别；具备一定智能筛查错误报告的能力，如判断性别和器官的一致性，左右部位的一致性等。要实现报告的 PDF 转存；有提供传染病、肿瘤等分类、阳性或阴性等的分类选项；具备多种查询的功能等。同时，门诊受检者的报告完成后可以在等候报告处的显示屏告知。病房患者的诊断报告可直接由病房医师调阅或打印，急诊患者的临时报告可以自动生成醒目的急诊临时报告标识。有条件的单位建议实现诊断报告的数字签名。

6. 图像调阅和处理的要求　建立可靠的存储体系及备份方案，实现患者信息的长期保存。PACS/RIS 中图像的获取、保存和调阅应完全符合 DICOM 标准，至少 3 年在线，10 年近线或离线查阅。可对图像进行窗宽窗位调节、缩放、切割、翻转、注释、不同序列图像对照显示等操作。支持 JPG、BMP、TIFF 等多种格式存储，以及转化成 DICOM3.0 格式功能。支持设备间影像的传递，提供同时调阅患者不同时期、不同影像设备的影像及报告功能。支持 DICOM3.0 的打印输出，支持海量数据存储、迁移管理。诊断终端配置图像的常规后处理功能软件，如多平面重建（MPR），最大 / 最小密度投影（MIP）等功能。具备已存图像的胶片打印（图像排版）功能，并且将已排版胶片资料和注释进行完整保存，今后可供打印、调阅和质控评分。

7. PACS/RIS 建设的硬件要求　PACS/RIS 建设的硬件功能要达到基本的使用需求。要有独立的 PACS/RIS 专用服务器，原始影像检查资料要安全备份。影像诊断科医师工作时调阅图像全部采用专业显示器，用于 X 线摄片或乳腺钼靶数字化图像的调阅，其显示器数列矩阵不小于 3M。PACS/RIS 的传输网速建议不低于 1000M，调阅任何一例资料时第 1 幅图像呈现耗时少于或等于 2 秒，完整获取 1000 幅图像的用时不超过 10 秒。科室采用专业投影仪或大屏幕专业显示器进行集体读片。影像诊断科专用显示器观察普通摄影及胶片数字化扫描仪影像用分辨力要求：2048×2560 以上（14″×17″基准）；观察 CT/MRI/DSA/数字 X 线透视影像分辨力要求：1200×1600 或 1600×1200 以上（如为液晶显示器其分辨力应在 1280×1024 以上）。显示器亮度：65fL 以上（超声 / 核医学影像的观察允许 65fL 以下），显示器大小：20 寸以上（CT/MRI/ 超声 / 核医学影像允许在 19 寸大小），显示器扫描频率：垂直周波应在 70Hz 以上，显示器数量：一台电脑至少 2 个以上显视器。

8. 诊断报告自动分发、集中打印和自助打印功能　检查结果由诊断报告和影像介质（胶片、光盘等）组成，PACS 系统可实现图像和诊断报告的全院自动定向传送和病房打印，门诊受检者可通过自助终端实现自助获取诊断报告和胶片、光盘。有条件的医院可提供数字图像和诊断报告的互联网访问功能，支持影像数据的远程发送和接收，实现远程医疗。

9. 检查记录数据完整性要求　检查记录数据应当完整的包含受检者的信息（门诊号、住院号、患者姓名、性别、年龄、联系电话、地址等），申请信息（申请科室、申请医师、申请项目、申请时间、临床诊断、检查目的等），检查信息（检查号、检查时间、检查部位、费用、检查设备、操作技师等），图像信息（图像号、图像类型、图像数量、存储信息等），诊断报告信息（影像描述、诊断、初诊医师、审核医师、报告时间等），检查流程记录信息（申请、登记、拍摄、传图、初诊、审核、发布、查阅等流程的执行时间、执行人信息）等。

10. 有评价功能　设置图像质量和报告评价功能，初步报告医师提交报告之前，需对该患者图像质量进行评分，考核内容包括是否找错患者、检查部位是否正确、扫描范围包全、扫描序列是否完整、图像是否有伪影等，而审核报告医师在提交前，也需对初步报告医师进行评价，内容包括：是否进行前后检查对比、描述部位是否正确、病灶测量大小是否正确、有无错别字等。支持质控员维护评价项目内容，能够生成评价报表，以便及时发现和改进质量问题。

11. 查询和统计功能　支持姓名、影像号等多种形式的组合查询。可以统计用户工作量、门诊量、胶片量及费用信息等。

第三节　人工智能应用及规范

近年来，人工智能（artificial intelligence，AI）在医疗领域发展迅速，为医学影像在疾病精准诊疗带来创新和发展，可应用于疾病检测、病灶定量、良恶性鉴别及疗效评价等多个环节。运用 AI 技术对影像数据进行深度学习和决策判断，已经成了智能医疗的核心。AI 辅助诊断，是利用先进的计算机软硬件分析和处理数字放射图像，以发现并检出病灶，自动测量、分析，为诊断医师提供参考意见，但其结果目前只能作为"第二意见"，最终结果必须由具备诊断资质的医师来确认。

一、人工智能的发展现状

人工智能概念在 1956 年首次被提出来，是一门包括计算机科学、数学等多种学科在内的新的技术科学，其研究开发用于模拟、延伸和扩展人的智能的理论、方法、技术及应用系统。AI 的发展，为医学影像在疾病精准诊疗中的应用带来新的机遇，近 5 年来，医学影像 AI 领域论文发表量逐年增加，我国以近 20% 的占比仅次于美国（35%），位居世界第二。目前，我国有 100 多家医疗 AI 公司，其中约有 50% 从事医学影像 AI 产品开发。各医院部署的绝大多数 AI 系统，是与医学影像相关的。运用 AI 技术对影像数据进行深度学习和决策判断，已经成为智能医疗的核心。

我国自 2015 年起，连续高密度、高强度的发布一系列相关鼓励政策，做出关键性的战略布局。2017 年 12 月工业和信息化部印发的《促进新一代人工智能产业发展三年行动计划（2017—2020 年）》明确提出了要在医疗影像辅助诊断系统等领域率先取得突破。科技部在 2019 年 8 月发布了（国家新一代人工智能创新发展试轮区建设工作指引 1）指出要充分发挥地方在试验区建设中的主体作用，推动人工智能发展创新，打造一批具有重大引领带动作用的人工智能创新高地。在临床运用方面，我国人工智能医疗器械有了重大突破，科亚医疗的"冠脉血流储备分数计算软件"产品、安德医智旗下 BioMind "天医智"的"颅内肿瘤磁共振影像辅助诊断软件"、Airdoc 等的"糖尿病视网膜病变眼底图像辅助诊断软件"都已正式获批国家药品监督管理局（NMPA）。在医学影像中的应用主要是人体结构、病灶区的分割、疾病的早期诊断、解剖结构、病灶区的检测、提供疾病提示和辅助诊断等功能。

近年来，随着 AI 技术的不断发展和产学研用合作机制的不断完善，AI 已逐渐应用于医学影像工作全流程的各环节，无论是在检查前、检查中还是检查后，均发挥了重要的作用，同时其在以患者为中心的个体化诊疗过程中，也突显出巨大的应用潜力。

二、人工智能相关法律法规约束

虽然我国尚未出台专门针对人工智能数据的法律法规，但是近期我国自上而下密集地针对数据领域实施法律治理措施，为人工智能数据安全以及支撑我国人工智能健康发展建立了良好的开端。

1. 在医学影像 AI 产品的研发和应用中，应严格遵守《网络安全法》《基本医疗卫生与健康促进法》《信息安全技术个人信息安全规范》等法律法规，参照信息安全等级保护相应的要求，加强对网络威胁的防范。

2. 在数据的产生阶段，产生原始数据的个人应对数据享有绝对的所有权，企业在未经数据主体同意的情况下，泄露数据或滥用数据进行交易，会对个人隐私构成威胁，不利于数据交易市场的和谐发展。

3. 持有医疗数据的主体知情同意将其个人数据提供给医疗机构、企业等主体用作特定目的后，这些经过采集、存储的数据就由个人数据变成商业数据中的"原生数据"，该数据的持有者则对这些数据享有所有权。

4.《中华人民共和国宪法修正案》中公民的人格尊严、人身权、通信自由受法律保护：除因国家安全或者追查刑事犯罪的需要，由公安机关或者检察机关依照法律规定的程序对通信进行检查外，任何组织或者个人不得以任何理由侵犯公民的通信自由和通信秘密。

5. 2017 年发布的《中华人民共和国民法总则》提出：自然人享有生命权、身体权、健康权、姓名权、肖像权、名誉权、荣誉权、隐私权等权利。法人、非法人组织享有名称权、名誉权等权利。

6. 在数据管理方面，做好患者隐私保护和数据安全使用，是实现数据开放共享的前提。面对数据安全风险，根据《网络安全法》《人类遗传资源管理暂行办法》《国家健康医疗大数据标准、安全和服务管理办法（试行）》等法规，建设"以患者为中心"的个人医疗信息风险评估和防护体系，从数据处理、物理存储和访问控制等方面进行多层次数据安全控制，保证患者信息受保护和数据使用的可控。

7. 在医学影像 AI 产品的研发和应用过程中，要求严格遵守《网络安全法》《基本医疗卫生与健康促进法》《信息安全技术个人信息安全规范》等法律法规，参照信息安全等级保护相应的要求，加强对网络威胁的防范。

8. 依据《深度学习辅助决策医疗器械软件审评要点》，临床试验应符合《医疗器械临床试验质量管理规范》要求，基于 AI 产品的预期用途、使用场景和核心功能进行试验设计，明确观察指标、样本量估计、入排标准、随访及实施机构等，以确认该 AI 产品的安全性和有效性。

9. 我国发布《医疗器械软件注册技术审查指导原则》《医疗器械网络安全注册技术审查指导原则》《移动医疗器械注册技术审查指导原则》等通用指导原则，在临床评价领域先后发布了《医疗器械临床评价技术指导原则》《医疗器械临床试验设计指导原则》《接受医疗器械境外临床试验数据技术指导原则》等通用指导原则，这些指导原则均适用于人工智能医疗器械的注册申报。

三、人工智能质量评价与标准化

目前对于人工智能医疗器械的评价方法已经有相关机构展开了研究，质量评价是保证医学影像 AI 产品安全性与有效性的重要手段，我国医学影像 AI 产业近年来发展迅速，医学影像 AI 产品的质量评价可分为验证与确认两个环节。产品的验证方法可分为白盒测试和黑盒测试两种。根据药监局医疗器械技术审评中心发布的《深度学习辅助决策医疗器械软件审评要点》《肺炎 CT 影像辅助分诊与评估软件审评要点（试行）》等技术文件，产品注册上市阶段重点关注算法性能、软件特性、网络安全和移动医疗等方面。

1. 算法的性能多采用独立的测试集对产品进行检验，应要结合实际临床情况，降低测试集所带来的的误差。算法的性能评价需要明确、客观的评价指标，可分为三类：分类（辅助诊断）、检出（辅助检测）、分割（边缘勾勒）。

2. 医学影像 AI 软件产品的一般软件特性评价目前主要参考 GB/T 25000.51-2016（ISO/IEC 25051：2014）。国家药监部门 2015 年发布了《医疗器械软件注册技术审查指导原则》，该原则对医疗器械软件的一般性要求进行规定，并给出了通用性能指标的建议，目前《医疗器械软件注册技术审查指导原则（第二版）征求意见稿》于 2020 年 6 月 18 日发布。

3. 产品的有效性与安全性不仅取决于软件算法性能，还涉及移动终端的质量，这需要综合考量移动医疗的质量风险，可参照《移动医疗器械注册技术审查指导原则》中相关内容进行评价。

4. 2019 年，国家药监局批准成立了人工智能医疗器械标准化技术归口单位（简称"归口单位"），负责包括医学影像 AI 在内的人工智能医疗器械标准化工作。为推进各领域的标准研究，归口单位在 2020 年 4 月成立了 5 个标准研究组，围绕术语分类编码、数据质量与标注、软件特性与网络安全、产品质量评价方法、质量管理等专题开展工作。

5.《人工智能医疗器械质量要求和评价第 1 部分：术语》正在征求意见。该标准主要用于为人工智能医疗器械的质量评价提供统一的术语和定义，规范对指标、方法的描述。国家药监局在 2019 年 10 月 1 日实施了《医疗器械唯一标识系统规则》，推进各类医疗器械的唯一标识工作，促进监管数据共享。

6. 在数据集质量方面，人工智能医疗器械行业标准《人工智能医疗器械质量要求和评价第 2 部分：数据集通用要求》也开始征求意见，该标准提出了人工智能医疗器械使用的数据集质量通用要求，形成了统一的质量评价规范，支撑人工智能医疗器械领域数据集的整体建设与质控，将推动人工智能医疗器械各细分领域数据集的规范化。

7. 质量评价方法可以分为以下维度：预期用途维度，数据模态维度，产品形态维度等。

8. 管理标准既包括宏观层面的全生命周期人工智能产品质量管理体系，又包括微观层面的具体数据质量管理、软件开发与验证规范等标准的研究。

9. 根据《医疗器械标准管理办法》，每一类具有 3 个以上注册证的医学影像人工智能产品可以制订产品标准。

四、人工智能发展前景

医学影像人工智能发展至今，已被医院、市场逐步接受。未来，随着人工智能医疗器械数据集通用标准的制订、AI 技术的不断迭代更新，以及产学研用合作的进一步深入，AI 将赋能医院和医师，不断优化临床诊断流程，提高对患者风险评估的效率及准确性，也可以为基层医院患者的筛查及转诊等提供帮助，促进疾病诊治的快速发展；另外，在医学成像质量优化方面，在 "AI+ 成像" 领域，有望显著提升医学图像质量，AI 技术赋能的医疗成像设备将带给患者更安全、更精准及更高效的临床体验。对于未来的发展，应建立医疗大数据共享平台，加强算法研究；制订质控和评价标准，提高人工智能可信度；制订数据隐私保护法规标准，研究人工智能责任归属；融入医院诊疗流程，促进产业良性发展。

人工智能在医学领域的突破很可能率先发生在影像界，未来将与影像诊断科医师的诊疗流程实现无缝融合，重塑医学影像服务的模式。影像医学作为医疗领域中新技术发展和应用最前沿的学科，将在第四次工业革命中迎来精彩的发展变迁。

五、常用的人工智能专业术语

1. 半监督学习（semi-supervised learning） 是一种学习策略，它是一种自行利用少量的具有标记信息的样本和大量没有标记的样本进行学习的框架。

2. 泛化能力（generalizability） 是算法有效分析广泛样本的能力。

3. 泛人工智能（artificial general intelligence） 与弱人工智能相对，也被称为超级智能，即人类水平的机器智能，代表机器能够像人类一样以智能的方式成功完成任何任务的能力。

4. 过拟合（overfitting） 指过于紧密或精确的匹配特定数据集，以致于无法良好的拟合其他数据或预测未来观察结果的现象。

5. 机器学习（machine learning） 是计算机科学的一个领域，它建立计算模型，有能力从数据中 "学习"，然后提供预测。

6. 监督学习（supervised learning） 是一种学习策略，根据输入数据和相应的标签训练模型。监督机器学习类似于学生通过学习一系列问题和相应答案学习一门课程。在掌握了问题和答案之间的映射之后，学生就可以对同一主题的新问题提供答案。

7. 聚类（clustering） 是一种统计分析方法，将集合中类似的物理或抽象对象组成多个类。在机器学习领域可用于对缺少先验知识的样本进行无监督式学习。

8. 卷积神经网络（convolutional neural network） 是一类包含卷积计算且具有深度结构的前馈神经网络，由一个或多个卷积层组成，对数据中的局部特征进行卷积操作。

9. 决策树（decision tree） 是一种统计分类模型，通过一系列决策函数形成多层分类器，实现将某个样本判别为一个类别的过程。

10. 鲁棒性（robustness） 指算法对特性或参数扰动的不敏感性。

11. 欠拟合（underfitting） 当统计模型不能充分捕捉数据的底层结构时，会出现拟合不足。

12. 人工神经网络（artificial neural network） 是机器学习中的一种计算模型，是一种受哺乳动物大脑生物结构和功能启发的模型。模型包括多个人工神经元，通过构建彼此之间的联系来传递信息，能从给定数据中逐步"学习"任务。

13. 深度学习（deep learning） 是机器学习的一个子领域，其动机在于建立、模拟人脑进行分析学习的神经网络，它通过模拟人脑的机制来解释数据，例如图像、声音和文本。

14. 特征（features） 是被观测现象的一种独特的可测量的属性或特性。

15. 无监督学习（unsupervised learning） 是一种学习策略，它在于观察、分析不同的实体，确定某些子集能分组到一定的类别里。无监督学习不需要通过来自外部知识源的反馈，对获得的结果进行比较。

16. 支持向量机（support vector machine） 是一种用于数据分类和回归分析的监督机器学习模型，可对特征空间中不同类别的点之间的间隙宽度进行优化。

参考文献

[1] 中华医学放射学分会，放射科管理规范与质控标准 [M]. 北京：人民卫生出版社，2017：230-238.

[2] 曹厚德. 现代医学影像技术学 [M]. 上海：上海科学技术出版社，2016：477-482.

[3] 刘士远. 中国医学影像人工智能发展报告 .2020[M]. 北京：科学出版社，2020：8-11.

[4] 涂仕奎，杨杰，连勇，等. 关于智能医疗研究与发展的思考 [J]. 科学，2017，69（03）：9-11.

[5] 刘丰伟，李汉军，张逸鹤，等. 人工智能在医学影像诊断中的应用 [J]. 北京生物医学工程，2019，38（02）：206-211.

[6] 张惠茅，洪楠，孙晓伟，等. 医学影像人工智能产业现状和发展需求调研报告 [J]. 中华放射学杂志，2019，53（06）：507-511.

附件 A

中华人民共和国职业病防治法

（摘录）

目 录

第一章　总　则

第一条　为了预防、控制和消除职业病危害，防治职业病，保护劳动者健康及其相关权益，促进经济社会发展，根据宪法，制定本法。

第二条　本法适用于中华人民共和国领域内的职业病防治活动。

本法所称职业病，是指企业、事业单位和个体经济组织等用人单位的劳动者在职业活动中，因接触粉尘、放射性物质和其他有毒、有害因素而引起的疾病。

职业病的分类和目录由国务院卫生行政部门会同国务院劳动保障行政部门制定、调整并公布。

第三条　职业病防治工作坚持预防为主、防治结合的方针，建立用人单位负责、行政机关监管、行业自律、职工参与和社会监督的机制，实行分类管理、综合治理。

第四条　劳动者依法享有职业卫生保护的权利。

用人单位应当为劳动者创造符合国家职业卫生标准和卫生要求的工作环境和条件，并采取措施保障劳动者获得职业卫生保护。

工会组织依法对职业病防治工作进行监督，维护劳动者的合法权益。用人单位制定或者修改有关职业病防治的规章制度，应当听取工会组织的意见。

第五条　用人单位应当建立、健全职业病防治责任制，加强对职业病防治的管理，提高职业病防治水平，对本单位产生的职业病危害承担责任。

第六条 用人单位的主要负责人对本单位的职业病防治工作全面负责。

第七条 用人单位必须依法参加工伤保险。

国务院和县级以上地方人民政府劳动保障行政部门应当加强对工伤保险的监督管理，确保劳动者依法享受工伤保险待遇。

第八条 国家鼓励和支持研制、开发、推广、应用有利于职业病防治和保护劳动者健康的新技术、新工艺、新设备、新材料，加强对职业病的机理和发生规律的基础研究，提高职业病防治科学技术水平；积极采用有效的职业病防治技术、工艺、设备、材料；限制使用或者淘汰职业病危害严重的技术、工艺、设备、材料。

国家鼓励和支持职业病医疗康复机构的建设。

第九条 国家实行职业卫生监督制度。

国务院卫生行政部门、劳动保障行政部门依照本法和国务院确定的职责，负责全国职业病防治的监督管理工作。国务院有关部门在各自的职责范围内负责职业病防治的有关监督管理工作。

县级以上地方人民政府卫生行政部门、劳动保障行政部门依据各自职责，负责本行政区域内职业病防治的监督管理工作。县级以上地方人民政府有关部门在各自的职责范围内负责职业病防治的有关监督管理工作。

县级以上人民政府卫生行政部门、劳动保障行政部门（以下统称职业卫生监督管理部门）应当加强沟通，密切配合，按照各自职责分工，依法行使职权，承担责任。

第十条 国务院和县级以上地方人民政府应当制定职业病防治规划，将其纳入国民经济和社会发展计划，并组织实施。

县级以上地方人民政府统一负责、领导、组织、协调本行政区域的职业病防治工作，建立健全职业病防治工作体制、机制，统一领导、指挥职业卫生突发事件应对工作；加强职业病防治能力建设和服务体系建设，完善、落实职业病防治工作责任制。

乡、民族乡、镇的人民政府应当认真执行本法，支持职业卫生监督管理部门依法履行职责。

第十一条 县级以上人民政府职业卫生监督管理部门应当加强对职业病防治的宣传教育，普及职业病防治的知识，增强用人单位的职业病防治观念，提高劳动者的职业健康意识、自我保护意识和行使职业卫生保护权利的能力。

第十二条 有关防治职业病的国家职业卫生标准，由国务院卫生行政部门组织制定并公布。

国务院卫生行政部门应当组织开展重点职业病监测和专项调查，对职业健康风险进行评估，为制定职业卫生标准和职业病防治政策提供科学依据。

县级以上地方人民政府卫生行政部门应当定期对本行政区域的职业病防治情况进行统计和调查分析。

第十三条 任何单位和个人有权对违反本法的行为进行检举和控告。有关部门收到相关的检举和控告后，应当及时处理。

对防治职业病成绩显著的单位和个人，给予奖励。

第二章　前期预防

第十四条　用人单位应当依照法律、法规要求，严格遵守国家职业卫生标准，落实职业病预防措施，从源头上控制和消除职业病危害。

第十五条　产生职业病危害的用人单位的设立除应当符合法律、行政法规规定的设立条件外，其工作场所还应当符合下列职业卫生要求：

（一）职业病危害因素的强度或者浓度符合国家职业卫生标准；

（二）有与职业病危害防护相适应的设施；

（三）生产布局合理，符合有害与无害作业分开的原则；

（四）有配套的更衣间、洗浴间、孕妇休息间等卫生设施；

（五）设备、工具、用具等设施符合保护劳动者生理、心理健康的要求；

（六）法律、行政法规和国务院卫生行政部门关于保护劳动者健康的其他要求。

第十六条　国家建立职业病危害项目申报制度。

用人单位工作场所存在职业病目录所列职业病的危害因素的，应当及时、如实向所在地卫生行政部门申报危害项目，接受监督。

职业病危害因素分类目录由国务院卫生行政部门制定、调整并公布。职业病危害项目申报的具体办法由国务院卫生行政部门制定。

第十七条　新建、扩建、改建建设项目和技术改造、技术引进项目（以下统称建设项目）可能产生职业病危害的，建设单位在可行性论证阶段应当进行职业病危害预评价。

医疗机构建设项目可能产生放射性职业病危害的，建设单位应当向卫生行政部门提交放射性职业病危害预评价报告。卫生行政部门应当自收到预评价报告之日起三十日内，作出审核决定并书面通知建设单位。未提交预评价报告或者预评价报告未经卫生行政部门审核同意的，不得开工建设。

职业病危害预评价报告应当对建设项目可能产生的职业病危害因素及其对工作场所和劳动者健康的影响作出评价，确定危害类别和职业病防护措施。

建设项目职业病危害分类管理办法由国务院卫生行政部门制定。

第十八条　建设项目的职业病防护设施所需费用应当纳入建设项目工程预算，并与主体工程同时设计，同时施工，同时投入生产和使用。

建设项目的职业病防护设施设计应当符合国家职业卫生标准和卫生要求；其中，医疗机构放射性职业病危害严重的建设项目的防护设施设计，应当经卫生行政部门审查同意后，方可施工。

建设项目在竣工验收前，建设单位应当进行职业病危害控制效果评价。

医疗机构可能产生放射性职业病危害的建设项目竣工验收时，其放射性职业病防护设施经卫生行政部门验收合格后，方可投入使用；其他建设项目的职业病防护设施应当由建设单位负责依法组织验收，验收合格后，方可投入生产和使用。卫生行政部门应当加强对建设单位组织的验收活动和验收结果的监督核查。

第十九条　国家对从事放射性、高毒、高危粉尘等作业实行特殊管理。具体管理办法由国务院制定。

第三章　劳动过程中的防护与管理

第二十条　用人单位应当采取下列职业病防治管理措施：

（一）设置或者指定职业卫生管理机构或者组织，配备专职或者兼职的职业卫生管理人员，负责本单位的职业病防治工作；

（二）制定职业病防治计划和实施方案；

（三）建立、健全职业卫生管理制度和操作规程；

（四）建立、健全职业卫生档案和劳动者健康监护档案；

（五）建立、健全工作场所职业病危害因素监测及评价制度；

（六）建立、健全职业病危害事故应急救援预案。

第二十一条　用人单位应当保障职业病防治所需的资金投入，不得挤占、挪用，并对因资金投入不足导致的后果承担责任。

第二十二条　用人单位必须采用有效的职业病防护设施，并为劳动者提供个人使用的职业病防护用品。

用人单位为劳动者个人提供的职业病防护用品必须符合防治职业病的要求；不符合要求的，不得使用。

第二十三条　用人单位应当优先采用有利于防治职业病和保护劳动者健康的新技术、新工艺、新设备、新材料，逐步替代职业病危害严重的技术、工艺、设备、材料。

第二十四条　产生职业病危害的用人单位，应当在醒目位置设置公告栏，公布有关职业病防治的规章制度、操作规程、职业病危害事故应急救援措施和工作场所职业病危害因素检测结果。

对产生严重职业病危害的作业岗位，应当在其醒目位置，设置警示标识和中文警示说明。警示说明应当载明产生职业病危害的种类、后果、预防以及应急救治措施等内容。

第二十五条　对可能发生急性职业损伤的有毒、有害工作场所，用人单位应当设置报警装置，配置现场急救用品、冲洗设备、应急撤离通道和必要的泄险区。

对放射工作场所和放射性同位素的运输、贮存，用人单位必须配置防护设备和报警装置，保证接触放射线的工作人员佩戴个人剂量计。

对职业病防护设备、应急救援设施和个人使用的职业病防护用品，用人单位应当进行经常性的维护、检修，定期检测其性能和效果，确保其处于正常状态，不得擅自拆除或者停止使用。

第二十六条　用人单位应当实施由专人负责的职业病危害因素日常监测，并确保监测系统处于正常运行状态。

　　用人单位应当按照国务院卫生行政部门的规定，定期对工作场所进行职业病危害因素检测、评价。检测、评价结果存入用人单位职业卫生档案，定期向所在地卫生行政部门报告并向劳动者公布。

　　职业病危害因素检测、评价由依法设立的取得国务院卫生行政部门或者设区的市级以上地方人民政府卫生行政部门按照职责分工给予资质认可的职业卫生技术服务机构进行。职业卫生技术服务机构所作检测、评价应当客观、真实。

　　发现工作场所职业病危害因素不符合国家职业卫生标准和卫生要求时，用人单位应当立即采取相应治理措施，仍然达不到国家职业卫生标准和卫生要求的，必须停止存在职业病危害因素的作业；职业病危害因素经治理后，符合国家职业卫生标准和卫生要求的，方可重新作业。

　　第二十七条　职业卫生技术服务机构依法从事职业病危害因素检测、评价工作，接受卫生行政部门的监督检查。卫生行政部门应当依法履行监督职责。

　　第二十八条　向用人单位提供可能产生职业病危害的设备的，应当提供中文说明书，并在设备的醒目位置设置警示标识和中文警示说明。警示说明应当载明设备性能、可能产生的职业病危害、安全操作和维护注意事项、职业病防护以及应急救治措施等内容。

　　第二十九条　向用人单位提供可能产生职业病危害的化学品、放射性同位素和含有放射性物质的材料的，应当提供中文说明书。说明书应当载明产品特性、主要成份、存在的有害因素、可能产生的危害后果、安全使用注意事项、职业病防护以及应急救治措施等内容。产品包装应当有醒目的警示标识和中文警示说明。贮存上述材料的场所应当在规定的部位设置危险物品标识或者放射性警示标识。

　　国内首次使用或者首次进口与职业病危害有关的化学材料，使用单位或者进口单位按照国家规定经国务院有关部门批准后，应当向国务院卫生行政部门报送该化学材料的毒性鉴定以及经有关部门登记注册或者批准进口的文件等资料。

　　进口放射性同位素、射线装置和含有放射性物质的物品的，按照国家有关规定办理。

　　第三十条　任何单位和个人不得生产、经营、进口和使用国家明令禁止使用的可能产生职业病危害的设备或者材料。

　　第三十一条　任何单位和个人不得将产生职业病危害的作业转移给不具备职业病防护条件的单位和个人。不具备职业病防护条件的单位和个人不得接受产生职业病危害的作业。

　　第三十二条　用人单位对采用的技术、工艺、设备、材料，应当知悉其产生的职业病危害，对有职业病危害的技术、工艺、设备、材料隐瞒其危害而采用的，对所造成的职业病危害后果承担责任。

　　第三十三条　用人单位与劳动者订立劳动合同（含聘用合同，下同）时，应当将工作过程中可能产生的职业病危害及其后果、职业病防护措施和待遇等如实告知劳动者，并在劳动合同中写明，不得隐瞒或者欺骗。

　　劳动者在已订立劳动合同期间因工作岗位或者工作内容变更，从事与所订立劳动合同中未告知的存在职业病危害的作业时，用人单位应当依照前款规定，向劳动者履行如实告知的义务，并协商变更原劳动合同相关条款。

用人单位违反前两款规定的，劳动者有权拒绝从事存在职业病危害的作业，用人单位不得因此解除与劳动者所订立的劳动合同。

第三十四条 用人单位的主要负责人和职业卫生管理人员应当接受职业卫生培训，遵守职业病防治法律、法规，依法组织本单位的职业病防治工作。

用人单位应当对劳动者进行上岗前的职业卫生培训和在岗期间的定期职业卫生培训，普及职业卫生知识，督促劳动者遵守职业病防治法律、法规、规章和操作规程，指导劳动者正确使用职业病防护设备和个人使用的职业病防护用品。

劳动者应当学习和掌握相关的职业卫生知识，增强职业病防范意识，遵守职业病防治法律、法规、规章和操作规程，正确使用、维护职业病防护设备和个人使用的职业病防护用品，发现职业病危害事故隐患应当及时报告。

劳动者不履行前款规定义务的，用人单位应当对其进行教育。

第三十五条 对从事接触职业病危害的作业的劳动者，用人单位应当按照国务院卫生行政部门的规定组织上岗前、在岗期间和离岗时的职业健康检查，并将检查结果书面告知劳动者。职业健康检查费用由用人单位承担。

用人单位不得安排未经上岗前职业健康检查的劳动者从事接触职业病危害的作业；不得安排有职业禁忌的劳动者从事其所禁忌的作业；对在职业健康检查中发现有与所从事的职业相关的健康损害的劳动者，应当调离原工作岗位，并妥善安置；对未进行离岗前职业健康检查的劳动者不得解除或者终止与其订立的劳动合同。

职业健康检查应当由取得《医疗机构执业许可证》的医疗卫生机构承担。卫生行政部门应当加强对职业健康检查工作的规范管理，具体管理办法由国务院卫生行政部门制定。

第三十六条 用人单位应当为劳动者建立职业健康监护档案，并按照规定的期限妥善保存。

职业健康监护档案应当包括劳动者的职业史、职业病危害接触史、职业健康检查结果和职业病诊疗等有关个人健康资料。

劳动者离开用人单位时，有权索取本人职业健康监护档案复印件，用人单位应当如实、无偿提供，并在所提供的复印件上签章。

第三十七条 发生或者可能发生急性职业病危害事故时，用人单位应当立即采取应急救援和控制措施，并及时报告所在地卫生行政部门和有关部门。卫生行政部门接到报告后，应当及时会同有关部门组织调查处理；必要时，可以采取临时控制措施。卫生行政部门应当组织做好医疗救治工作。

对遭受或者可能遭受急性职业病危害的劳动者，用人单位应当及时组织救治、进行健康检查和医学观察，所需费用由用人单位承担。

第三十八条 用人单位不得安排未成年工从事接触职业病危害的作业；不得安排孕期、哺乳期的女职工从事对本人和胎儿、婴儿有危害的作业。

第三十九条 劳动者享有下列职业卫生保护权利：

（一）获得职业卫生教育、培训；

（二）获得职业健康检查、职业病诊疗、康复等职业病防治服务；

（三）了解工作场所产生或者可能产生的职业病危害因素、危害后果和应当采取的职业病防护措施；

（四）要求用人单位提供符合防治职业病要求的职业病防护设施和个人使用的职业病防护用品，改善工作条件；

（五）对违反职业病防治法律、法规以及危及生命健康的行为提出批评、检举和控告；

（六）拒绝违章指挥和强令进行没有职业病防护措施的作业；

（七）参与用人单位职业卫生工作的民主管理，对职业病防治工作提出意见和建议。

用人单位应当保障劳动者行使前款所列权利。因劳动者依法行使正当权利而降低其工资、福利等待遇或者解除、终止与其订立的劳动合同的，其行为无效。

第四十条　工会组织应当督促并协助用人单位开展职业卫生宣传教育和培训，有权对用人单位的职业病防治工作提出意见和建议，依法代表劳动者与用人单位签订劳动安全卫生专项集体合同，与用人单位就劳动者反映的有关职业病防治的问题进行协调并督促解决。

工会组织对用人单位违反职业病防治法律、法规，侵犯劳动者合法权益的行为，有权要求纠正；产生严重职业病危害时，有权要求采取防护措施，或者向政府有关部门建议采取强制性措施；发生职业病危害事故时，有权参与事故调查处理；发现危及劳动者生命健康的情形时，有权向用人单位建议组织劳动者撤离危险现场，用人单位应当立即作出处理。

第四十一条　用人单位按照职业病防治要求，用于预防和治理职业病危害、工作场所卫生检测、健康监护和职业卫生培训等费用，按照国家有关规定，在生产成本中据实列支。

第四十二条　职业卫生监督管理部门应当按照职责分工，加强对用人单位落实职业病防护管理措施情况的监督检查，依法行使职权，承担责任。

第四章　职业病诊断与职业病病人保障

第四十三条　职业病诊断应当由取得《医疗机构执业许可证》的医疗卫生机构承担。卫生行政部门应当加强对职业病诊断工作的规范管理，具体管理办法由国务院卫生行政部门制定。

承担职业病诊断的医疗卫生机构还应当具备下列条件：

（一）具有与开展职业病诊断相适应的医疗卫生技术人员；

（二）具有与开展职业病诊断相适应的仪器、设备；

（三）具有健全的职业病诊断质量管理制度。

承担职业病诊断的医疗卫生机构不得拒绝劳动者进行职业病诊断的要求。

第四十四条　劳动者可以在用人单位所在地、本人户籍所在地或者经常居住地依法承担职业病诊断的医疗卫生机构进行职业病诊断。

第四十五条　职业病诊断标准和职业病诊断、鉴定办法由国务院卫生行政部门制定。职业病伤残等级的鉴定办法由国务院劳动保障行政部门会同国务院卫生行政部门制定。

第四十六条 职业病诊断，应当综合分析下列因素：

（一）病人的职业史；

（二）职业病危害接触史和工作场所职业病危害因素情况；

（三）临床表现以及辅助检查结果等。

没有证据否定职业病危害因素与病人临床表现之间的必然联系的，应当诊断为职业病。

职业病诊断证明书应当由参与诊断的取得职业病诊断资格的执业医师签署，并经承担职业病诊断的医疗卫生机构审核盖章。

第四十七条 用人单位应当如实提供职业病诊断、鉴定所需的劳动者职业史和职业病危害接触史、工作场所职业病危害因素检测结果等资料；卫生行政部门应当监督检查和督促用人单位提供上述资料；劳动者和有关机构也应当提供与职业病诊断、鉴定有关的资料。

职业病诊断、鉴定机构需要了解工作场所职业病危害因素情况时，可以对工作场所进行现场调查，也可以向卫生行政部门提出，卫生行政部门应当在十日内组织现场调查。用人单位不得拒绝、阻挠。

第四十八条 职业病诊断、鉴定过程中，用人单位不提供工作场所职业病危害因素检测结果等资料的，诊断、鉴定机构应当结合劳动者的临床表现、辅助检查结果和劳动者的职业史、职业病危害接触史，并参考劳动者的自述、卫生行政部门提供的日常监督检查信息等，作出职业病诊断、鉴定结论。

劳动者对用人单位提供的工作场所职业病危害因素检测结果等资料有异议，或者因劳动者的用人单位解散、破产，无用人单位提供上述资料的，诊断、鉴定机构应当提请卫生行政部门进行调查，卫生行政部门应当自接到申请之日起三十日内对存在异议的资料或者工作场所职业病危害因素情况作出判定；有关部门应当配合。

第四十九条 职业病诊断、鉴定过程中，在确认劳动者职业史、职业病危害接触史时，当事人对劳动关系、工种、工作岗位或者在岗时间有争议的，可以向当地的劳动人事争议仲裁委员会申请仲裁；接到申请的劳动人事争议仲裁委员会应当受理，并在三十日内作出裁决。

当事人在仲裁过程中对自己提出的主张，有责任提供证据。劳动者无法提供由用人单位掌握管理的与仲裁主张有关的证据的，仲裁庭应当要求用人单位在指定期限内提供；用人单位在指定期限内不提供的，应当承担不利后果。

劳动者对仲裁裁决不服的，可以依法向人民法院提起诉讼。

用人单位对仲裁裁决不服的，可以在职业病诊断、鉴定程序结束之日起十五日内依法向人民法院提起诉讼；诉讼期间，劳动者的治疗费用按照职业病待遇规定的途径支付。

第五十条 用人单位和医疗卫生机构发现职业病病人或者疑似职业病病人时，应当及时向所在地卫生行政部门报告。确诊为职业病的，用人单位还应当向所在地劳动保障行政部门报告。接到报告的部门应当依法作出处理。

第五十一条 县级以上地方人民政府卫生行政部门负责本行政区域内的职业病统计报告的管理工作，并按照规定上报。

第五十二条　当事人对职业病诊断有异议的，可以向作出诊断的医疗卫生机构所在地地方人民政府卫生行政部门申请鉴定。

职业病诊断争议由设区的市级以上地方人民政府卫生行政部门根据当事人的申请，组织职业病诊断鉴定委员会进行鉴定。

当事人对设区的市级职业病诊断鉴定委员会的鉴定结论不服的，可以向省、自治区、直辖市人民政府卫生行政部门申请再鉴定。

第五十三条　职业病诊断鉴定委员会由相关专业的专家组成。

省、自治区、直辖市人民政府卫生行政部门应当设立相关的专家库，需要对职业病争议作出诊断鉴定时，由当事人或者当事人委托有关卫生行政部门从专家库中以随机抽取的方式确定参加诊断鉴定委员会的专家。

职业病诊断鉴定委员会应当按照国务院卫生行政部门颁布的职业病诊断标准和职业病诊断、鉴定办法进行职业病诊断鉴定，向当事人出具职业病诊断鉴定书。职业病诊断、鉴定费用由用人单位承担。

第五十四条　职业病诊断鉴定委员会组成人员应当遵守职业道德，客观、公正地进行诊断鉴定，并承担相应的责任。职业病诊断鉴定委员会组成人员不得私下接触当事人，不得收受当事人的财物或者其他好处，与当事人有利害关系的，应当回避。

人民法院受理有关案件需要进行职业病鉴定时，应当从省、自治区、直辖市人民政府卫生行政部门依法设立的相关的专家库中选取参加鉴定的专家。

第五十五条　医疗卫生机构发现疑似职业病病人时，应当告知劳动者本人并及时通知用人单位。

用人单位应当及时安排对疑似职业病病人进行诊断；在疑似职业病病人诊断或者医学观察期间，不得解除或者终止与其订立的劳动合同。

疑似职业病病人在诊断、医学观察期间的费用，由用人单位承担。

第五十六条　用人单位应当保障职业病病人依法享受国家规定的职业病待遇。

用人单位应当按照国家有关规定，安排职业病病人进行治疗、康复和定期检查。

用人单位对不适宜继续从事原工作的职业病病人，应当调离原岗位，并妥善安置。

用人单位对从事接触职业病危害的作业的劳动者，应当给予适当岗位津贴。

第五十七条　职业病病人的诊疗、康复费用，伤残以及丧失劳动能力的职业病病人的社会保障，按照国家有关工伤保险的规定执行。

第五十八条　职业病病人除依法享有工伤保险外，依照有关民事法律，尚有获得赔偿的权利的，有权向用人单位提出赔偿要求。

第五十九条　劳动者被诊断患有职业病，但用人单位没有依法参加工伤保险的，其医疗和生活保障由该用人单位承担。

第六十条　职业病病人变动工作单位，其依法享有的待遇不变。

用人单位在发生分立、合并、解散、破产等情形时，应当对从事接触职业病危害的作业的劳动者进行健康检查，并按照国家有关规定妥善安置职业病病人。

第六十一条 用人单位已经不存在或者无法确认劳动关系的职业病病人，可以向地方人民政府医疗保障、民政部门申请医疗救助和生活等方面的救助。

地方各级人民政府应当根据本地区的实际情况，采取其他措施，使前款规定的职业病病人获得医疗救治。

第五章 监督检查

第六十二条 县级以上人民政府职业卫生监督管理部门依照职业病防治法律、法规、国家职业卫生标准和卫生要求，依据职责划分，对职业病防治工作进行监督检查。

第六十三条 卫生行政部门履行监督检查职责时，有权采取下列措施：

（一）进入被检查单位和职业病危害现场，了解情况，调查取证；

（二）查阅或者复制与违反职业病防治法律、法规的行为有关的资料和采集样品；

（三）责令违反职业病防治法律、法规的单位和个人停止违法行为。

第六十四条 发生职业病危害事故或者有证据证明危害状态可能导致职业病危害事故发生时，卫生行政部门可以采取下列临时控制措施：

（一）责令暂停导致职业病危害事故的作业；

（二）封存造成职业病危害事故或者可能导致职业病危害事故发生的材料和设备；

（三）组织控制职业病危害事故现场。

在职业病危害事故或者危害状态得到有效控制后，卫生行政部门应当及时解除控制措施。

第六十五条 职业卫生监督执法人员依法执行职务时，应当出示监督执法证件。

职业卫生监督执法人员应当忠于职守，秉公执法，严格遵守执法规范；涉及用人单位的秘密的，应当为其保密。

第六十六条 职业卫生监督执法人员依法执行职务时，被检查单位应当接受检查并予以支持配合，不得拒绝和阻碍。

第六十七条 卫生行政部门及其职业卫生监督执法人员履行职责时，不得有下列行为：

（一）对不符合法定条件的，发给建设项目有关证明文件、资质证明文件或者予以批准；

（二）对已经取得有关证明文件的，不履行监督检查职责；

（三）发现用人单位存在职业病危害的，可能造成职业病危害事故，不及时依法采取控制措施；

（四）其他违反本法的行为。

第六十八条 职业卫生监督执法人员应当依法经过资格认定。

职业卫生监督管理部门应当加强队伍建设，提高职业卫生监督执法人员的政治、业务素质，依照本法和其他有关法律、法规的规定，建立、健全内部监督制度，对其工作人员执行法律、法规和遵守纪律的情况，进行监督检查。

第六章　法律责任

第六十九条　建设单位违反本法规定，有下列行为之一的，由卫生行政部门给予警告，责令限期改正；逾期不改正的，处十万元以上五十万元以下的罚款；情节严重的，责令停止产生职业病危害的作业，或者提请有关人民政府按照国务院规定的权限责令停建、关闭：

（一）未按照规定进行职业病危害预评价的；

（二）医疗机构可能产生放射性职业病危害的建设项目未按照规定提交放射性职业病危害预评价报告，或者放射性职业病危害预评价报告未经卫生行政部门审核同意，开工建设的；

（三）建设项目的职业病防护设施未按照规定与主体工程同时设计、同时施工、同时投入生产和使用的；

（四）建设项目的职业病防护设施设计不符合国家职业卫生标准和卫生要求，或者医疗机构放射性职业病危害严重的建设项目的防护设施设计未经卫生行政部门审查同意擅自施工的；

（五）未按照规定对职业病防护设施进行职业病危害控制效果评价的；

（六）建设项目竣工投入生产和使用前，职业病防护设施未按照规定验收合格的。

第七十条　违反本法规定，有下列行为之一的，由卫生行政部门给予警告，责令限期改正；逾期不改正的，处十万元以下的罚款：

（一）工作场所职业病危害因素检测、评价结果没有存档、上报、公布的；

（二）未采取本法第二十条规定的职业病防治管理措施的；

（三）未按照规定公布有关职业病防治的规章制度、操作规程、职业病危害事故应急救援措施的；

（四）未按照规定组织劳动者进行职业卫生培训，或者未对劳动者个人职业病防护采取指导、督促措施的；

（五）国内首次使用或者首次进口与职业病危害有关的化学材料，未按照规定报送毒性鉴定资料以及经有关部门登记注册或者批准进口的文件的。

第七十一条　用人单位违反本法规定，有下列行为之一的，由卫生行政部门责令限期改正，给予警告，可以并处五万元以上十万元以下的罚款：

（一）未按照规定及时、如实向卫生行政部门申报产生职业病危害的项目的；

（二）未实施由专人负责的职业病危害因素日常监测，或者监测系统不能正常监测的；

（三）订立或者变更劳动合同时，未告知劳动者职业病危害真实情况的；

（四）未按照规定组织职业健康检查、建立职业健康监护档案或者未将检查结果书面告知劳动者的；

（五）未依照本法规定在劳动者离开用人单位时提供职业健康监护档案复印件的。

第七十二条　用人单位违反本法规定，有下列行为之一的，由卫生行政部门给予警告，责令限期改正，逾期不改正的，处五万元以上二十万元以下的罚款；情节严重的，责令停止产生职业病危害的作业，或者提请有关人民政府按照国务院规定的权限责令关闭：

（一）工作场所职业病危害因素的强度或者浓度超过国家职业卫生标准的；

（二）未提供职业病防护设施和个人使用的职业病防护用品，或者提供的职业病防护设施和个人使用的职业病防护用品不符合国家职业卫生标准和卫生要求的；

（三）对职业病防护设备、应急救援设施和个人使用的职业病防护用品未按照规定进行维护、检修、检测，或者不能保持正常运行、使用状态的；

（四）未按照规定对工作场所职业病危害因素进行检测、评价的；

（五）工作场所职业病危害因素经治理仍然达不到国家职业卫生标准和卫生要求时，未停止存在职业病危害因素的作业的；

（六）未按照规定安排职业病病人、疑似职业病病人进行诊治的；

（七）发生或者可能发生急性职业病危害事故时，未立即采取应急救援和控制措施或者未按照规定及时报告的；

（八）未按照规定在产生严重职业病危害的作业岗位醒目位置设置警示标识和中文警示说明的；

（九）拒绝职业卫生监督管理部门监督检查的；

（十）隐瞒、伪造、篡改、毁损职业健康监护档案、工作场所职业病危害因素检测评价结果等相关资料，或者拒不提供职业病诊断、鉴定所需资料的；

（十一）未按照规定承担职业病诊断、鉴定费用和职业病病人的医疗、生活保障费用的。

第七十三条　向用人单位提供可能产生职业病危害的设备、材料，未按照规定提供中文说明书或者设置警示标识和中文警示说明的，由卫生行政部门责令限期改正，给予警告，并处五万元以上二十万元以下的罚款。

第七十四条　用人单位和医疗卫生机构未按照规定报告职业病、疑似职业病的，由有关主管部门依据职责分工责令限期改正，给予警告，可以并处一万元以下的罚款；弄虚作假的，并处二万元以上五万元以下的罚款；对直接负责的主管人员和其他直接责任人员，可以依法给予降级或者撤职的处分。

第七十五条　违反本法规定，有下列情形之一的，由卫生行政部门责令限期治理，并处五万元以上三十万元以下的罚款；情节严重的，责令停止产生职业病危害的作业，或者提请有关人民政府按照国务院规定的权限责令关闭：

（一）隐瞒技术、工艺、设备、材料所产生的职业病危害而采用的；

（二）隐瞒本单位职业卫生真实情况的；

（三）可能发生急性职业损伤的有毒、有害工作场所、放射工作场所或者放射性同位素的运输、贮存不符合本法第二十五条规定的；

（四）使用国家明令禁止使用的可能产生职业病危害的设备或者材料的；

（五）将产生职业病危害的作业转移给没有职业病防护条件的单位和个人，或者没有职业病防护条件的单位和个人接受产生职业病危害的作业的；

（六）擅自拆除、停止使用职业病防护设备或者应急救援设施的；

（七）安排未经职业健康检查的劳动者、有职业禁忌的劳动者、未成年工或者孕期、哺乳期女职工从事接触职业病危害的作业或者禁忌作业的；

（八）违章指挥和强令劳动者进行没有职业病防护措施的作业的。

第七十六条 生产、经营或者进口国家明令禁止使用的可能产生职业病危害的设备或者材料的，依照有关法律、行政法规的规定给予处罚。

第七十七条 用人单位违反本法规定，已经对劳动者生命健康造成严重损害的，由卫生行政部门责令停止产生职业病危害的作业，或者提请有关人民政府按照国务院规定的权限责令关闭，并处十万元以上五十万元以下的罚款。

第七十八条 用人单位违反本法规定，造成重大职业病危害事故或者其他严重后果，构成犯罪的，对直接负责的主管人员和其他直接责任人员，依法追究刑事责任。

第七十九条 未取得职业卫生技术服务资质认可擅自从事职业卫生技术服务的，由卫生行政部门责令立即停止违法行为，没收违法所得；违法所得五千元以上的，并处违法所得二倍以上十倍以下的罚款；没有违法所得或者违法所得不足五千元的，并处五千元以上五万元以下的罚款；情节严重的，对直接负责的主管人员和其他直接责任人员，依法给予降级、撤职或者开除的处分。

第八十条 从事职业卫生技术服务的机构和承担职业病诊断的医疗卫生机构违反本法规定，有下列行为之一的，由卫生行政部门责令立即停止违法行为，给予警告，没收违法所得；违法所得五千元以上的，并处违法所得二倍以上五倍以下的罚款；没有违法所得或者违法所得不足五千元的，并处五千元以上二万元以下的罚款；情节严重的，由原认可或者登记机关取消其相应的资格；对直接负责的主管人员和其他直接责任人员，依法给予降级、撤职或者开除的处分；构成犯罪的，依法追究刑事责任：

（一）超出资质认可或者诊疗项目登记范围从事职业卫生技术服务或者职业病诊断的；

（二）不按照本法规定履行法定职责的；

（三）出具虚假证明文件的。

第八十一条 职业病诊断鉴定委员会组成人员收受职业病诊断争议当事人的财物或者其他好处的，给予警告，没收收受的财物，可以并处三千元以上五万元以下的罚款，取消其担任职业病诊断鉴定委员会组成人员的资格，并从省、自治区、直辖市人民政府卫生行政部门设立的专家库中予以除名。

第八十二条 卫生行政部门不按照规定报告职业病和职业病危害事故的，由上一级行政部门责令改正，通报批评，给予警告；虚报、瞒报的，对单位负责人、直接负责的主管人员和其他直接责任人员依法给予降级、撤职或者开除的处分。

第八十三条 县级以上地方人民政府在职业病防治工作中未依照本法履行职责，本行政区域出现重大职业病危害事故、造成严重社会影响的，依法对直接负责的主管人员和其他直接责任人员给予记大过直至开除的处分。

县级以上人民政府职业卫生监督管理部门不履行本法规定的职责，滥用职权、玩忽职守、徇私舞弊，依法对直接负责的主管人员和其他直接责任人员给予记大过或者降级的处分；

造成职业病危害事故或者其他严重后果的，依法给予撤职或者开除的处分。

第八十四条　违反本法规定，构成犯罪的，依法追究刑事责任。

第七章　附　则

第八十五条　本法下列用语的含义：

职业病危害，是指对从事职业活动的劳动者可能导致职业病的各种危害。职业病危害因素包括：职业活动中存在的各种有害的化学、物理、生物因素以及在作业过程中产生的其他职业有害因素。

职业禁忌，是指劳动者从事特定职业或者接触特定职业病危害因素时，比一般职业人群更易于遭受职业病危害和罹患职业病或者可能导致原有自身疾病病情加重，或者在从事作业过程中诱发可能导致对他人生命健康构成危险的疾病的个人特殊生理或者病理状态。

第八十六条　本法第二条规定的用人单位以外的单位，产生职业病危害的，其职业病防治活动可以参照本法执行。

劳务派遣用工单位应当履行本法规定的用人单位的义务。

中国人民解放军参照执行本法的办法，由国务院、中央军事委员会制定。

第八十七条　对医疗机构放射性职业病危害控制的监督管理，由卫生行政部门依照本法的规定实施。

第八十八条　本法自 2002 年 5 月 1 日起施行。

附件 B

放射卫生技术服务机构管理办法

（摘录）

第一章　总　则

第一条　为了规范放射卫生技术服务行为，加强对放射卫生技术服务机构的管理，根据《中华人民共和国职业病防治法》（以下简称《职业病防治法》）和《关于职业卫生监管部门职责分工的通知》（中央编办发〔2010〕104号），制定本办法。

第二条　本办法所称的放射卫生技术服务机构是指为医疗机构提供放射诊疗建设项目职业病危害放射防护评价、放射卫生防护检测，提供放射防护器材和含放射性产品检测、个人剂量监测等技术服务的机构。

第三条　从事放射卫生技术服务的机构，必须取得卫生部或者省级卫生行政部门颁发的《放射卫生技术服务机构资质证书》。

第四条　卫生部负责全国放射卫生技术服务机构的监督管理工作。

县级以上地方卫生行政部门负责辖区内放射卫生技术服务机构的监督管理工作。

第五条　放射卫生技术服务机构的设置应当遵循合理配置原则。

第二章　申请与受理

第六条　申请从事放射卫生技术服务的机构应当具备以下基本条件：

（一）具有法人资格或法人授权资格；

（二）有固定的办公场所和从事相应放射卫生技术服务的工作场所及工作条件；

（三）能独立开展相应的技术服务工作；

（四）岗位设置合理，职责明确；

（五）有完善的质量管理控制体系。

第七条　放射卫生技术服务机构的人员配置应当具备以下条件：

（一）基本条件。

1.应当有与其申请技术服务项目相适应的管理、技术和质量控制人员。

2.专业技术人员应当掌握相关法律、法规、标准和本单位质量管理体系文件。

3.专业技术负责人应当掌握本专业业务，专业技术人员的专业与申请的技术服务项目相一致。

4.专业技术人员必须经正规系统培训并考核合格。

（二）具体条件。

1.申请放射诊疗建设项目职业病危害放射防护评价甲级资质的，放射卫生专业技术负责人应当具有高级技术职称，从事相关专业工作5年以上，是本单位职工且未在其他放射卫生技术服务机构中任职。放射卫生专业技术人员中，高级技术职称人员不少于3人，中级以上技术职称的人数不少于总数的60%，技术人员总数不少于10人。

2.申请放射防护器材和含放射性产品检测资质的，放射卫生专业技术负责人应当具有高级专业技术职称，从事相关专业工作5年以上，是本单位职工且未在其他放射卫生技术服务机构中任职。放射卫生专业技术人员中，高级技术职称人员不少于2人，中级以上技术职称的人数不少于总数的40%，技术人员总数不少于7人。

3.申请放射诊疗建设项目职业病危害放射防护评价乙级资质的，放射卫生专业技术负责人应当具有高级专业技术职称，从事相关专业工作5年以上，是本单位职工且未在其他放射卫生技术服务机构中任职。放射卫生专业技术人员中，中级以上技术职称人数不少于3人，技术人员总数不少于5人。

4.申请放射卫生防护检测资质的，放射卫生专业技术负责人应当具有中级以上专业技术职称，从事相关专业工作3年以上，是本单位职工且未在其他放射卫生技术服务机构中任职。放射卫生专业技术人员中，中级以上技术职称人数不少于2人，技术人员总数不少于5人。

5.申请个人剂量监测资质的，放射卫生专业技术负责人应当具有中级以上专业技术职称，从事相关专业工作3年以上，是本单位职工且未在其他放射卫生技术服务机构中任职。放射卫生技术人员总数不少于3人。

省级卫生行政部门在其批准权限内可根据实际情况细化具体条件。

第八条 放射卫生技术服务机构具备的仪器设备应当满足申报项目检测工作的需要。不同检测项目应当配备的仪器设备见附件1。

第九条 放射卫生技术服务机构的实验室应当符合以下要求：

（一）检测实验室具有良好的内务管理，整洁有序。检测仪器放置合理，便于操作，并配有必要的防污染、防火、防盗、控制进入等安全设备及相关措施；

（二）有质量管理体系文件，并严格按照文件开展质量控制工作；

（三）放射性物质检测场所，应当符合放射卫生有关法规、规章和标准的要求。有使用放射性标准源或标准物质控制检测质量的措施。有参与实验室间检测能力验证活动的记录；

（四）检测方法采用国家、行业或地方规定的方法或标准。应有检测方法细则、仪器操作规程、样品管理程序和数据处理规则等作业指导文件；

（五）为检验样品建立唯一识别系统和状态标识。编制有关样品采集、接收、流转、保存和安全处置的书面程序；

（六）放射性样品应当与其他样品分开存放，专人保管。废弃的放射性样品和其他放射性废物应当按照有关规定处理。处理非密封型放射性同位素的实验室应当有通风设备，地面、实验台应便于去除放射性污染；

（七）原始记录和检测报告应当按照各自的要求，包含有足够的信息，并且按照有关规定书写、更改、审核、签章、分发和保存。

第十条　卫生部负责下列放射卫生技术服务机构的资质审定：

（一）放射诊疗建设项目职业病危害放射防护评价（甲级）；

（二）放射防护器材和含放射性产品检测。

第十一条　省级卫生行政部门负责下列放射卫生技术服务机构的资质审定：

（一）放射诊疗建设项目职业病危害放射防护评价（乙级）；

（二）放射卫生防护检测；

（三）个人剂量监测。

第十二条　申请从事放射卫生技术服务的机构应当向卫生行政部门提交以下材料：

（一）放射卫生技术服务机构资质审定申请表；

（二）法人资格证明材料（复印件）；

（三）申请单位简介；

（四）质量管理手册和程序文件目录；

（五）专业技术人员情况一览表；

（六）专业技术人员的专业技术职称证书和培训考核证明（复印件）；

（七）相关仪器设备清单；

（八）工作场所使用证明（房屋产权证明复印件或租赁合同复印件）；

（九）计量认证合格证书（复印件）。

放射卫生技术服务机构资质审定申请表、专业技术人员情况一览表与相关仪器设备清单等放射卫生技术服务机构资质审定申请材料的样式见附件 2。

第十三条　卫生行政部门自接受申请之日起 5 日内作出是否受理的决定。

对符合受理要求的，卫生行政部门出具"行政许可申请受理通知书"。受理通知书一式二份，一份交申请单位，一份存档备查。

对不符合受理要求的，卫生行政部门出具"行政许可申请不予受理决定书"。不予受理决定书一式二份，一份交申请单位，一份存档备查。

申请材料不齐全或不符合法定形式的，卫生行政部门出具"申请材料补正通知书"，一次性告知申请单位需要补正的全部内容。"申请材料补正通知书"一式二份，一份交申请单位，一份存档备查。

第三章　技术评审

第十四条　卫生行政部门受理申请后，组织技术评审专家组进行技术评审。

卫生部组织的技术评审专家组由国家级放射卫生技术评审专家库中抽取的 5 或 7 名专

家组成；省级卫生行政部门组织的技术评审专家组由省级或国家级放射卫生技术评审专家库中抽取的 3 或 5 名专家组成。技术评审专家组的专业组成应当能够满足技术评审的需要。

第十五条 卫生行政部门应当指定 1 名技术评审专家组成员担任组长，负责主持技术评审工作，在技术上对技术评审工作负总责。技术评审专家组应当按照技术评审要求（附件 3）、技术评审项目和判定标准（附件 4）开展评审工作。

评审结论分为"建议通过"、"建议整改后通过"、"建议整改后现场复核"和"建议不通过"。

技术评审专家组应当在技术评审结束后 5 日内将技术评审报告提交卫生行政部门。

第十六条 技术评审结论为"建议整改后通过"和"建议整改后现场复核"的，申请单位应当自接到整改意见通知书（附件 5）之日起 3 个月内，按照整改意见进行整改，并向卫生行政部门提交整改报告。

第十七条 卫生行政部门在接到整改报告之日起 20 日内完成资料复核或现场复核。资料复核和现场复核由原技术评审专家组成员完成，并作出复核结论。

第十八条 申请单位在评审过程中存在弄虚作假和其他违纪违法行为的，卫生行政部门不予核发资质证书。

第四章　审核和批准

第十九条 卫生行政部门应当自收到技术评审专家组技术评审报告之日起 20 日内，作出是否批准的决定。

对符合条件的，应当作出准予行政许可的书面决定。

对不符合条件的，应当作出不予行政许可的书面决定，并说明理由。

第二十条 申请单位凭受理通知书、申请单位介绍信和领取人身份证件领取资质证书。

第五章　变更与延续

第二十一条 放射卫生技术服务机构名称、法定代表人（负责人）或机构地址（路名、路牌）发生改变的，可以向原发证机关提出变更申请，并提交下列材料：

（一）放射卫生技术服务机构资质变更申请表（附件 6）；

（二）公安或工商部门出具的变更情况证明材料，或者单位主管（上级）部门出具的任命决定等证明文件（复印件）；

（三）放射卫生技术服务机构资质证书原件。

放射卫生技术服务机构变更其他核准项目的，需重新申请资质审定。

第二十二条 放射卫生技术服务机构资质证书有效期为 4 年，在有效期届满 30 日前的 3 个月内向原发证机关提出延续申请。延续申请需提交下列材料：

（一）放射卫生技术服务机构资质延续申请表（附件 7）；

（二）法人资格证明材料（复印件）；

（三）放射卫生技术服务机构资质证书原件；

（四）取得放射卫生技术服务机构资质证书 4 年以来开展放射卫生技术服务工作的总结报告；

（五）质量管理手册和程序文件目录；

（六）专业技术人员情况一览表；

（七）相关仪器设备清单；

（八）计量认证合格证书（复印件）。

第二十三条 卫生行政部门受理变更、延续申请后，应当在 20 日内进行审查。对符合条件的，作出准予变更、延续的决定，换发的放射卫生技术服务机构资质证书沿用原证号。

第二十四条 遗失放射卫生技术服务机构资质证书的，应当向原发证机关提出补发申请，并提供登载遗失声明的省级以上报刊。补发的放射卫生技术服务机构资质证书沿用原证号，批准日期为准予补发日期，在该日期后打印"补发"字样，有效期限不变。

第六章　监督管理

第二十五条 开展个人剂量监测工作的技术服务机构，应当向省级卫生行政部门报送监测结果。

第二十六条 放射卫生技术服务机构可以跨地域开展相应工作，但应当向服务单位所在地省级卫生行政部门备案，并接受其监督检查。跨地域开展个人剂量监测服务的，监测结果报服务单位所在地省级卫生行政部门。

第二十七条 放射卫生技术服务机构资质证书（附件 8）不得涂改、出租、出借、倒卖或者以其他任何形式非法转让。

第二十八条 放射卫生技术服务机构在年度内未开展技术服务工作的，年检不予通过。

第二十九条 放射卫生技术服务机构违反本办法有关规定的，由县级以上卫生行政部门按照国家有关法律法规及相关规定处理。

第七章　附　则

第三十条 放射诊疗建设项目职业病危害放射防护评价资质（甲级、乙级）中包含放射卫生防护检测项目和（或）个人剂量监测项目的，不必再单独申请放射卫生防护检测资质和（或）个人剂量监测资质。

第三十一条 本办法由卫生部负责解释。

第三十二条 本办法自发布之日起施行。

附件：

1. 放射卫生技术服务机构仪器设备条件

2. 放射卫生技术服务机构资质审定申请表（样式）

3. 技术评审要求

4. 技术评审项目和判定标准

5. 整改意见通知书（样式）

6. 放射卫生技术服务机构资质变更申请表

7. 放射卫生技术服务机构资质延续申请表

8. 放射卫生技术服务机构资质证书（样式）

附件 C

放射诊疗管理规定

中华人民共和国卫生部令第 46 号

《放射诊疗管理规定》已于 2005 年 6 月 2 日经卫生部部务会议讨论通过，现予以发布，自 2006 年 3 月 1 日起施行。

部长　高强
二〇〇六年一月二十四日

放射诊疗管理规定

第一章　总　则

第一条　为加强放射诊疗工作的管理，保证医疗质量和医疗安全，保障放射诊疗工作人员、患者和公众的健康权益，依据《中华人民共和国职业病防治法》、《放射性同位素与射线装置安全和防护条例》和《医疗机构管理条例》等法律、行政法规的规定，制定本规定。

第二条　本规定适用于开展放射诊疗工作的医疗机构。

本规定所称放射诊疗工作，是指使用放射性同位素、射线装置进行临床医学诊断、治疗和健康检查的活动。

第三条　卫生部负责全国放射诊疗工作的监督管理。

县级以上地方人民政府卫生行政部门负责本行政区域内放射诊疗工作的监督管理。

第四条　放射诊疗工作按照诊疗风险和技术难易程度分为四类管理：

（一）放射治疗；

（二）核医学；

（三）介入放射学；

（四）X 射线影像诊断。

医疗机构开展放射诊疗工作，应当具备与其开展的放射诊疗工作相适应的条件，经所在地县级以上地方卫生行政部门的放射诊疗技术和医用辐射机构许可（以下简称放射诊疗许可）。

第五条 医疗机构应当采取有效措施，保证放射防护、安全与放射诊疗质量符合有关规定、标准和规范的要求。

第二章 执业条件

第六条 医疗机构开展放射诊疗工作，应当具备以下基本条件：

（一）具有经核准登记的医学影像科诊疗科目；

（二）具有符合国家相关标准和规定的放射诊疗场所和配套设施；

（三）具有质量控制与安全防护专（兼）职管理人员和管理制度，并配备必要的防护用品和监测仪器；

（四）产生放射性废气、废液、固体废物的，具有确保放射性废气、废物、固体废物达标排放的处理能力或者可行的处理方案；

（五）具有放射事件应急处理预案。

第七条 医疗机构开展不同类别放射诊疗工作，应当分别具有下列人员：

（一）开展放射治疗工作的，应当具有：

1. 中级以上专业技术职务任职资格的放射肿瘤医师；

2. 病理学、医学影像学专业技术人员；

3. 大学本科以上学历或中级以上专业技术职务任职资格的医学物理人员；

4. 放射治疗技师和维修人员。

（二）开展核医学工作的，应当具有：

1. 中级以上专业技术职务任职资格的核医学医师；

2. 病理学、医学影像学专业技术人员；

3. 大学本科以上学历或中级以上专业技术职务任职资格的技术人员或核医学技师。

（三）开展介入放射学工作的，应当具有：

1. 大学本科以上学历或中级以上专业技术职务任职资格的放射影像医师；

2. 放射影像技师；

3. 相关内、外科的专业技术人员。

（四）开展 X 射线影像诊断工作的，应当具有专业的放射影像医师。

第八条 医疗机构开展不同类别放射诊疗工作，应当分别具有下列设备：

（一）开展放射治疗工作的，至少有一台远距离放射治疗装置、并具有模拟定位设备和相应的治疗计划系统等设备；

（二）开展核医学工作的，具有核医学设备及其他相关设备；

（三）开展介入放射学工作的，具有带影像增强器的医用诊断 X 射线机、数字减影装置等设备；

（四）开展 X 射线影像诊断工作的，有医用诊断 X 射线机或 CT 机等设备。

第九条　医疗机构应当按照下列要求配备并使用安全防护装置、辐射检测仪器和个人防护用品：

（一）放射治疗场所应当按照相应标准设置多重安全联锁系统、剂量监测系统、影像监控、对讲装置和固定式剂量监测报警装置；配备放疗剂量仪、剂量扫描装置和个人剂量报警仪；

（二）开展核医学工作的，设有专门的放射性同位素分装、注射、储存场所，放射性废物屏蔽设备和存放场所；配备活度计、放射性表面污染监测仪；

（三）介入放射学与其他 X 射线影像诊断工作场所应当配备工作人员防护用品和受检者个人防护用品。

第十条　医疗机构应当对下列设备和场所设置醒目的警示标志：

（一）装有放射性同位素和放射性废物的设备、容器，设有电离辐射标志；

（二）放射性同位素和放射性废物储存场所，设有电离辐射警告标志及必要的文字说明；

（三）放射诊疗工作场所的入口处，设有电离辐射警告标志；

（四）放射诊疗工作场所应当按照有关标准的要求分为控制区、监督区，在控制区进出口及其他适当位置，设有电离辐射警告标志和工作指示灯。

第三章　放射诊疗的设置与批准

第十一条　医疗机构设置放射诊疗项目，应当按照其开展的放射诊疗工作的类别，分别向相应的卫生行政部门提出建设项目卫生审查、竣工验收和设置放射诊疗项目申请：

（一）开展放射治疗、核医学工作的，向省级卫生行政部门申请办理；

（二）开展介入放射学工作的，向设区的市级卫生行政部门申请办理；

（三）开展 X 射线影像诊断工作的，向县级卫生行政部门申请办理。

同时开展不同类别放射诊疗工作的，向具有高类别审批权的卫生行政部门申请办理。

第十二条　新建、扩建、改建放射诊疗建设项目，医疗机构应当在建设项目施工前向相应的卫生行政部门提交职业病危害放射防护预评价报告，申请进行建设项目卫生审查。立体定向放射治疗、质子治疗、重离子治疗、带回旋加速器的正电子发射断层扫描诊断等放射诊疗建设项目，还应当提交卫生部指定的放射卫生技术机构出具的预评价报告技术审查意见。

卫生行政部门应当自收到预评价报告之日起三十日内，作出审核决定。经审核符合国家相关卫生标准和要求的，方可施工。

第十三条　医疗机构在放射诊疗建设项目竣工验收前，应当进行职业病危害控制效果评价；并向相应的卫生行政部门提交下列资料，申请进行卫生验收：

（一）建设项目竣工卫生验收申请；

（二）建设项目卫生审查资料；

（三）职业病危害控制效果放射防护评价报告；

（四）放射诊疗建设项目验收报告。

立体定向放射治疗、质子治疗、重离子治疗、带回旋加速器的正电子发射断层扫描诊断等放射诊疗建设项目，应当提交卫生部指定的放射卫生技术机构出具的职业病危害控制效果评价报告技术审查意见和设备性能检测报告。

第十四条 医疗机构在开展放射诊疗工作前，应当提交下列资料，向相应的卫生行政部门提出放射诊疗许可申请：

（一）放射诊疗许可申请表；

（二）《医疗机构执业许可证》或《设置医疗机构批准书》（复印件）；

（三）放射诊疗专业技术人员的任职资格证书（复印件）；

（四）放射诊疗设备清单；

（五）放射诊疗建设项目竣工验收合格证明文件。

第十五条 卫生行政部门对符合受理条件的申请应当即时受理；不符合要求的，应当在五日内一次性告知申请人需要补正的资料或者不予受理的理由。

卫生行政部门应当自受理之日起二十日内作出审查决定，对合格的予以批准，发给《放射诊疗许可证》；不予批准的，应当书面说明理由。

《放射诊疗许可证》的格式由卫生部统一规定（见附件）。

第十六条 医疗机构取得《放射诊疗许可证》后，到核发《医疗机构执业许可证》的卫生行政执业登记部门办理相应诊疗科目登记手续。执业登记部门应根据许可情况，将医学影像科核准到二级诊疗科目。

未取得《放射诊疗许可证》或未进行诊疗科目登记的，不得开展放射诊疗工作。

第十七条 《放射诊疗许可证》与《医疗机构执业许可证》同时校验，申请校验时应当提交本周期有关放射诊疗设备性能与辐射工作场所的检测报告、放射诊疗工作人员健康监护资料和工作开展情况报告。

医疗机构变更放射诊疗项目的，应当向放射诊疗许可批准机关提出许可变更申请，并提交变更许可项目名称、放射防护评价报告等资料；同时向卫生行政执业登记部门提出诊疗科目变更申请，提交变更登记项目及变更理由等资料。

卫生行政部门应当自收到变更申请之日起二十日内做出审查决定。未经批准不得变更。

第十八条 有下列情况之一的，由原批准部门注销放射诊疗许可，并登记存档，予以公告：

（一）医疗机构申请注销的；

（二）逾期不申请校验或者擅自变更放射诊疗科目的；

（三）校验或者办理变更时不符合相关要求，且逾期不改进或者改进后仍不符合要求的；

（四）歇业或者停止诊疗科目连续一年以上的；

（五）被卫生行政部门吊销《医疗机构执业许可证》的。

第四章　安全防护与质量保证

第十九条 医疗机构应当配备专（兼）职的管理人员，负责放射诊疗工作的质量保证和安全防护。其主要职责是：

（一）组织制定并落实放射诊疗和放射防护管理制度；

（二）定期组织对放射诊疗工作场所、设备和人员进行放射防护检测、监测和检查；

（三）组织本机构放射诊疗工作人员接受专业技术、放射防护知识及有关规定的培训和健康检查；

（四）制定放射事件应急预案并组织演练；

（五）记录本机构发生的放射事件并及时报告卫生行政部门。

第二十条 医疗机构的放射诊疗设备和检测仪表，应当符合下列要求：

（一）新安装、维修或更换重要部件后的设备，应当经省级以上卫生行政部门资质认证的检测机构对其进行检测，合格后方可启用；

（二）定期进行稳定性检测、校正和维护保养，由省级以上卫生行政部门资质认证的检测机构每年至少进行一次状态检测；

（三）按照国家有关规定检验或者校准用于放射防护和质量控制的检测仪表；

（四）放射诊疗设备及其相关设备的技术指标和安全、防护性能，应当符合有关标准与要求。

不合格或国象有关部门规定淘汰的放射诊疗设备不得购置、使用、转让和出租。

第二十一条 医疗机构应当定期对放射诊疗工作场所、放射性同位素储存场所和防护设施进行放射防护检测，保证辐射水平符合有关规定或者标准。

放射性同位素不得与易燃，易爆，腐蚀性物品同库储存；储存场所应当采取有效的防泄漏等措施，并安装必要的报警装置。

放射性同位素储存场所应当有专人负责，有完善的存入、领取、归还登记和检查的制度，做到交接严格，检查及时，账目清楚。账物相符，记录资料完整。

第二十二条 放射诊疗工作人员应当按照有关规定配戴个人剂量计。

第二十三条 医疗机构应当按照有关规定和标准，对放射诊疗工作人员进行上岗前、在岗期间和离岗时的健康检查，定期进行专业及防护知识培训，并分别建立个人剂量、职业健康管理和教育培训档案。

第二十四条 医疗机构应当制定与本单位从事的放射诊疗项目相适应的质量保证方案，遵守质量保证监测规范。

第二十五条 放射诊疗工作人员对患者和受检者进行医疗照射时，应当遵守医疗照射正当化和放射防护最优化的原则，有明确的医疗目的，严格控制受照剂量；对邻近照射野的敏感器官和组织进行屏蔽防护，并事先告知患者和受挫者辐射对健康的影响。

第二十六条 医疗机构在实施放射诊断检查前应当对不同检查方法进行利弊分析，在保证诊断效果的前提下，优先采用对人体健康影响较小的诊断技术。

实施检查应当遵守下列规定：

（一）严格执行检查资料的登记、保存、提取和借阅制度，不得因资料管理、受检者转诊等原因使受检者接受不必要的重复照射；

（二）不得将核素显像检查和 X 射线胸部检查列入对婴幼儿及少年儿童体检的常规检查项目；

（三）对育龄妇女腹部或骨盆进行核素显像检查或 X 射线检查前，应问明是否怀孕；非特殊需要，对受孕后八至十五周的育龄妇女，不得进行下腹部放射影像检查；

（四）应当尽量以胸部 X 射线摄影代替胸部荧光透视检查；

（五）实施放射性药物给药和 X 射线照射操作时，应当禁止非受检者进入操作现场；因患者病情需要其他人员陪检时，应当对陪检者采取防护措施。

第二十七条 医疗机构使用放射影像技术进行健康普查的，应当经过充分论证，制定周密的普查方案，采取严格的质量控制措施。

使用便携式 X 射线机进行群体透视检查，应当报县级卫生行政部门批准。

在省、自治区、直辖市范围内进行放射影像健康普查，应当报省级卫生行政部门批准。

跨省、自治区、直辖市或者在全国范围内进行放射影像健康普查，应当报卫生部批准。

第二十八条 开展放射治疗的医疗机构。在对患者实施放射治疗前，应当进行影像学、病理学及其他相关检查，严格掌握放射治疗的适应证。对确需进行放射治疗的，应当制定科学的治疗计划，并按照下列要求实施：

（一）对体外远距离放射治疗，放射诊疗工作人员在进入治疗室前，应首先检查操作控制台的源位显示，确认放射线束或放射源处于关闭位时，方可进入；

（二）对近距离放射治疗，放射诊疗工作人员应当使用专用工具拿取放射源，不得徒手操作；对接受敷贴治疗的患者采取安全护理，防止放射源被患者带走或丢失：

（三）在实施永久性籽粒插植治疗时，放射诊疗工作人员应随时清点所使用的放射性籽粒，防止在操作过程中遗失；放射性籽粒植入后，必须进行医学影像学检查，确认植入部位和放射性籽粒的数量；

（四）治疗过程中，治疗现场至少应有 2 名放射诊疗工作人员。并密切注视治疗装置的显示及病人情况，及时解决治疗中出现的问题；严禁其他无关人员进入治疗场所；

（五）放射诊疗工作人员应当严格按照放射治疗操作规范、规程实施照射；不得擅自修改治疗计划；

（六）放射诊疗工作人员应当验证治疗计划的执行情况，发现偏离计划现象时，应当及时采取补救措施并向本科室负责人或者本机构负责医疗质量控制的部门报告。

第二十九条 开展核医学诊疗的医疗机构，应当遵守相应的操作规范、规程，防止放射性同位素污染人体、设备、工作场所和环境；按照有关标准的规定对接受体内放射性药物诊治的患者进行控制，避免其他患者和公众受到超过允许水平的照射。

第三十条 核医学诊疗产生的放射性固体废物、废液及患者的放射性排出物应当单独收集，与其他废物、废液分开存放，按照国家有关规定处理。

第三十一条 医疗机构应当制定防范和处置放射事件的应急预案；发生放射事件后应当立即采取有效应急救援和控制措施，防止事件的扩大和蔓延。

第三十二条 医疗机构发生下列放射事件情形之一的，应当及时进行调查处理，如实记录，并按照有关规定及时报告卫生行政部门和有关部门：

（一）诊断放射性药物实际用量偏离处方剂量 50% 以上的；

（二）放射治疗实际照射剂量偏离处方剂量 25% 以上的；

（三）人员误照或误用放射性药物的；

（四）放射性同位素丢失、被盗和污染的；

（五）设备故障或人为失误引起的其他放射事件。

第五章　监督管理

第三十三条　医疗机构应当加强对本机构放射诊疗工作的管理，定期检查放射诊疗管理法律、法规、规章等制度的落实情况，保证放射诊疗的医疗质量和医疗安全。

第三十四条　县级以上地方人民政府卫生行政部门应当定期对本行政区域内开展放射诊疗活动的医疗机构进行监督检查。检查内容包括：

（一）执行法律、法规、规章、标准和规范等情况；

（二）放射诊疗规章制度和工作人员岗位责任制等制度的落实情况；

（三）健康监护制度和防护措施落实的情况；

（四）放射事件调查处理和报告情况。

第三十五条　卫生行政部门的执法人员依法进行监督检查时，应当出示证件；被检查的单位应当予以配合，如实反映情况。提供必要的资料，不得拒绝、阻碍、隐瞒。

第三十六条　卫生行政部门的执法人员或者卫生行政部门授权实施检查、检测的机构及其工作人员依法检查时，应当保守被检查单位的技术秘密和业务秘密。

第三十七条　卫生行政部门应当加强监督执法队伍建设，提高执法人员的业务素质和执法水平，建立健全对执法人员的监督管理制度。

第六章　法律责任

第三十八条　医疗机构有下列情形之一的，由县级以上卫生行政部门给予警告、责令限期改正，并可以根据情节处以 3000 元以下的罚款；情节严重的，吊销其《医疗机构执业许可证》。

（一）未取得放射诊疗许可从事放射诊疗工作的；

（二）未办理诊疗科目登记或者未按照规定进行校验的；

（三）未经批准擅自变更放射诊疗项目或者超出批准范围从事放射诊疗工作的。

第三十九条　医疗机构使用不具备相应资质的人员从事放射诊疗工作的，由县级以上卫生行政部门责令限期改正，并可以处以 5000 元以下的罚款；情节严重的，吊销其《医疗机构执业许可证》。

第四十条　医疗机构违反建设项目卫生审查、竣工验收有关规定的，按照《中华人民共和国职业病防治法》的规定进行处罚。

第四十一条　医疗机构违反本规定，有下列行为之一的，由县级以上卫生行政部门给予警告，责令限期改正；并可处一万元以下的罚款：

（一）购置、使用不合格或国家有关部门规定淘汰的放射诊疗设备的；

（二）未按照规定使用安全防护装置和个人防护用品的；

（三）未按照规定对放射诊疗设备、工作场所及防护设施进行检测和检查的；

（四）未按照规定对放射诊疗工作人员进行个人剂量监测、健康检查、建立个人剂量和健康档案的；

（五）发生放射事件并造成人员健康严重损害的；

（六）发生放射事件未立即采取应急救援和控制措施或者未按照规定及时报告的；

（七）违反本规定的其他情形。

第四十二条　卫生行政部门及其工作人员违反本规定，对不符合条件的医疗机构发放《放射诊疗许可证》的，或者不履行法定职责，造成放射事故的，对直接负责的主管人员和其他直接责任人员，依法给予行政处分；情节严重，构成犯罪的，依法追究刑事责任。

第七章　附　　则

第四十三条　本规定中下列用语的含义：

放射治疗：是指利用电离辐射的生物效应治疗肿瘤等疾病的技术。

核医学：是指利用放射性同位素或治疗疾病或进行医学研究的技术。

介入放射学：是指在医学影像系统监视指导下，经皮针穿刺或插入导管做抽吸注射、引流或对管腔、血管等做成型、灌注、栓塞等，以诊断与治疗疾病的技术。

X射线影像诊断：是指利用X射线的穿透等性质取得人体内器官与组织的影像信息以诊断疾病的技术。

第四十四条　已开展放射诊疗项目的医疗机构应当于2006年9月1日前按照本办法规定，向卫生行政部门申请放射诊疗技术和医用辐射机构许可，并重新核定医学影像科诊疗科目。

第四十五条　本规定由卫生部负责解释。

第四十六条　本规定自2006年3月1日起施行。2001年10月23日发布的《放射工作卫生防护管理办法》同时废止。

附件 D

医疗器械标准管理办法

国家食品药品监督管理总局令第 33 号

《医疗器械标准管理办法》已于 2017 年 2 月 21 日经国家食品药品监督管理总局局务会议审议通过，现予公布，自 2017 年 7 月 1 日起施行。

局长　毕井泉

二〇一七年四月十七日

医疗器械标准管理办法

第一章　总　则

第一条　为促进科学技术进步，保障医疗器械安全有效，提高健康保障水平，加强医疗器械标准管理，根据《中华人民共和国标准化法》《中华人民共和国标准化法实施条例》和《医疗器械监督管理条例》等法律法规，制定本办法。

第二条　本办法所称医疗器械标准，是指由国家食品药品监督管理总局依据职责组织制修订，依法定程序发布，在医疗器械研制、生产、经营、使用、监督管理等活动中遵循的统一的技术要求。

第三条　在中华人民共和国境内从事医疗器械标准的制修订、实施及监督管理，应当遵守法律、行政法规及本办法的规定。

第四条　医疗器械标准按照其效力分为强制性标准和推荐性标准。

对保障人体健康和生命安全的技术要求，应当制定为医疗器械强制性国家标准和强制性行业标准。

对满足基础通用、与强制性标准配套、对医疗器械产业起引领作用等需要的技术要求，可以制定为医疗器械推荐性国家标准和推荐性行业标准。

第五条　医疗器械标准按照其规范对象分为基础标准、方法标准、管理标准和产品标准。

第六条　国家食品药品监督管理总局依法编制医疗器械标准规划，建立医疗器械标准管理工作制度，健全医疗器械标准管理体系。

第七条 鼓励企业、社会团体、教育科研机构及个人广泛参与医疗器械标准制修订工作，并对医疗器械标准执行情况进行监督。

第八条 鼓励参与国际标准化活动，参与制定和采用国际医疗器械标准。

第九条 国家食品药品监督管理总局对在医疗器械标准工作中做出显著成绩的组织和个人，按照国家有关规定给予表扬和奖励。

第二章　标准管理职责

第十条 国家食品药品监督管理总局履行下列职责：

（一）组织贯彻医疗器械标准管理相关法律、法规，制定医疗器械标准管理工作制度；

（二）组织拟定医疗器械标准规划，编制标准制修订年度工作计划；

（三）依法组织医疗器械标准制修订，发布医疗器械行业标准；

（四）依法指导、监督医疗器械标准管理工作。

第十一条 国家食品药品监督管理总局医疗器械标准管理中心（以下简称"医疗器械标准管理中心"）履行下列职责：

（一）组织开展医疗器械标准体系的研究，拟定医疗器械标准规划草案和标准制修订年度工作计划建议；

（二）依法承担医疗器械标准制修订的管理工作；

（三）依法承担医疗器械标准化技术委员会的管理工作；

（四）承担医疗器械标准宣传、培训的组织工作；

（五）组织对标准实施情况进行调研，协调解决标准实施中的重大技术问题；

（六）承担医疗器械国际标准化活动和对外合作交流的相关工作；

（七）承担医疗器械标准信息化工作，组织医疗器械行业标准出版；

（八）承担国家食品药品监督管理总局交办的其他标准管理工作。

第十二条 国家食品药品监督管理总局根据医疗器械标准化工作的需要，经批准依法组建医疗器械标准化技术委员会。

医疗器械标准化技术委员会履行下列职责：

（一）开展医疗器械标准研究工作，提出本专业领域标准发展规划、标准体系意见；

（二）承担本专业领域医疗器械标准起草、征求意见、技术审查等组织工作，并对标准的技术内容和质量负责；

（三）承担本专业领域医疗器械标准的技术指导工作，协助解决标准实施中的技术问题；

（四）负责收集、整理本专业领域的医疗器械标准资料，并建立技术档案；

（五）负责本专业领域医疗器械标准实施情况的跟踪评价；

（六）负责本专业领域医疗器械标准技术内容的咨询和解释；

（七）承担本专业领域医疗器械标准的宣传、培训、学术交流和相关国际标准化活动。

第十三条 在现有医疗器械标准化技术委员会不能覆盖的专业技术领域，国家食品药品监督管理总局可以根据监管需要，按程序确定医疗器械标准化技术归口单位。标准化技术归口单位参照医疗器械标准化技术委员会的职责和有关规定开展相应领域医疗器械标准工作。

第十四条 地方食品药品监督管理部门在本行政区域依法履行下列职责：

（一）组织贯彻医疗器械标准管理的法律法规；

（二）组织、参与医疗器械标准的制修订相关工作；

（三）监督医疗器械标准的实施；

（四）收集并向上一级食品药品监督管理部门报告标准实施过程中的问题。

第十五条 医疗器械研制机构、生产经营企业和使用单位应当严格执行医疗器械强制性标准。

鼓励医疗器械研制机构、生产经营企业和使用单位积极研制和采用医疗器械推荐性标准，积极参与医疗器械标准制修订工作，及时向有关部门反馈医疗器械标准实施问题和提出改进建议。

第三章　标准制定与修订

第十六条 医疗器械标准制修订程序包括标准立项、起草、征求意见、技术审查、批准发布、复审和废止等。具体规定由国家食品药品监督管理总局制定。

对医疗器械监管急需制修订的标准，可以按照国家食品药品监督管理总局规定的快速程序开展。

第十七条 医疗器械标准管理中心应当根据医疗器械标准规划，向社会公开征集医疗器械标准制定、修订立项提案。

对征集到的立项提案，由相应的医疗器械标准化技术委员会（包括标准化技术归口单位，下同）进行研究后，提出本专业领域标准计划项目立项申请。

涉及两个或者两个以上医疗器械标准化技术委员会的标准计划项目立项提案，应当由医疗器械标准管理中心负责协调，确定牵头医疗器械标准化技术委员会，并由其提出标准计划项目立项申请。

第十八条 医疗器械标准管理中心对医疗器械标准计划项目立项申请，经公开征求意见并组织专家论证后，提出医疗器械标准计划项目，编制标准制修订年度工作计划建议，报国家食品药品监督管理总局审核。

国家食品药品监督管理总局审核通过的医疗器械标准计划项目，应当向社会公示。国家标准计划项目送国务院标准化行政主管部门批准下达；行业标准计划项目由国家食品药品监督管理总局批准下达。

第十九条 医疗器械生产经营企业、使用单位、监管部门、检测机构以及有关教育科研机构、社会团体等，可以向承担医疗器械标准计划项目的医疗器械标准化技术委员会提出起草相关医疗器械标准的申请。医疗器械标准化技术委员会结合标准的技术内容，按照公开、公正、择优的原则，选定起草单位。

起草单位应当广泛调研、深入分析研究，积极借鉴相关国际标准，在对技术内容进行充分验证的基础上起草医疗器械标准，形成医疗器械标准征求意见稿，经医疗器械标准化技术委员会初步审查后，报送医疗器械标准管理中心。

第二十条 医疗器械标准征求意见稿在医疗器械标准管理中心网站向社会公开征求意见，征求意见的期限一般为两个月。承担医疗器械标准计划项目的医疗器械标准化技术委员会对征集到的意见进行汇总后，反馈给标准起草单位，起草单位应当对汇总意见进行认真研究，对征求意见稿进行修改完善，形成医疗器械标准送审稿。

第二十一条 承担医疗器械标准计划项目的医疗器械标准化技术委员会负责组织对医疗器械标准送审稿进行技术审查。审查通过后，将医疗器械标准报批稿、实施建议及相关资料报送医疗器械标准管理中心进行审核。

第二十二条 医疗器械标准管理中心将审核通过后的医疗器械标准报批稿及审核结论等报送国家食品药品监督管理总局审查。审查通过的医疗器械国家标准送国务院标准化行政主管部门批准、发布；审查通过的医疗器械行业标准由国家食品药品监督管理总局确定实施日期和实施要求，以公告形式发布。

医疗器械国家标准、行业标准按照国务院标准化行政主管部门的相关规定进行公开，供公众查阅。

第二十三条 医疗器械标准批准发布后，因个别技术内容影响标准使用、需要进行修改，或者对原标准内容进行少量增减时，应当采用标准修改单方式修改。标准修改单应当按照标准制修订程序制定，由医疗器械标准的原批准部门审查发布。

第二十四条 医疗器械标准化技术委员会应当对已发布实施的医疗器械标准开展复审工作，根据科学技术进步、产业发展以及监管需要对其有效性、适用性和先进性及时组织复审，提出复审结论。复审结论分为继续有效、修订或者废止。复审周期原则上不超过 5 年。

医疗器械标准复审结论由医疗器械标准管理中心审核通过后，报送国家食品药品监督管理总局审查。医疗器械国家标准复审结论，送国务院标准化行政主管部门批准；医疗器械行业标准复审结论由国家食品药品监督管理总局审查批准，并对复审结论为废止的标准以公告形式发布。

第四章　标准实施与监督

第二十五条 医疗器械企业应当严格按照经注册或者备案的产品技术要求组织生产，保证出厂的医疗器械符合强制性标准以及经注册或者备案的产品技术要求。

第二十六条 医疗器械推荐性标准被法律法规、规范性文件及经注册或者备案的产品技术要求引用的内容应当强制执行。

第二十七条 医疗器械产品技术要求，应当与产品设计特性、预期用途和质量控制水平相适应，并不得低于产品适用的强制性国家标准和强制性行业标准。

第二十八条 食品药品监督管理部门对医疗器械企业实施医疗器械强制性标准以及经注册或者备案的产品技术要求的情况进行监督检查。

第二十九条　任何单位和个人有权向食品药品监督管理部门举报或者反映违反医疗器械强制性标准以及经注册或者备案的产品技术要求的行为。收到举报或者反映的部门，应当及时按规定作出处理。

第三十条　医疗器械标准实行信息化管理，标准立项、发布、实施等信息应当及时向公众公开。

第三十一条　食品药品监督管理部门应当在医疗器械标准发布后，及时组织、指导标准的宣传、培训。

第三十二条　医疗器械标准化技术委员会对标准的实施情况进行跟踪评价。医疗器械标准管理中心根据跟踪评价情况对强制性标准实施情况进行统计分析。

第五章　附　则

第三十三条　医疗器械国家标准的编号按照国务院标准化行政主管部门的规定编制。医疗器械行业标准的代号由大写汉语拼音字母等构成。强制性行业标准的代号为"YY"，推荐性行业标准的代号为"YY／T"。

行业标准的编号由行业标准的代号、标准号和标准发布的年号构成。其形式为：YY××××1—××××2 和 YY／T ××××1—××××2。

××××1 为标准号，××××2 为标准发布年号。

第三十四条　依法成立的社会团体可以制定发布团体标准。团体标准的管理应当符合国家相关规定。

第三十五条　医疗器械标准样品是医疗器械检验检测中的实物标准，其管理应当符合国家有关规定。

第三十六条　本办法自 2017 年 7 月 1 日起施行。2002 年 1 月 4 日发布的《医疗器械标准管理办法（试行）》（原国家药品监督管理局令第 31 号）同时废止。

附件 E

放射工作人员职业健康管理办法

中华人民共和国卫生部令第 55 号

《放射工作人员职业健康管理办法》已于 2007 年 3 月 23 日经卫生部部务会议讨论通过，现予以发布，自 2007 年 11 月 1 日起施行。

二〇〇七年六月三日

放射工作人员职业健康管理办法

第一章 总 则

第一条 为了保障放射工作人员的职业健康与安全，根据《中华人民共和国职业病防治法》（以下简称《职业病防治法》）和《放射性同位素与射线装置安全和防护条例》，制定本办法。

第二条 中华人民共和国境内的放射工作单位及其放射工作人员，应当遵守本办法。

本办法所称放射工作单位，是指开展下列活动的企业、事业单位和个体经济组织：

（一）放射性同位素（非密封放射性物质和放射源）的生产、使用、运输、贮存和废弃处理；

（二）射线装置的生产、使用和维修；

（三）核燃料循环中的铀矿开采、铀矿水冶、铀的浓缩和转化、燃料制造、反应堆运行、燃料后处理和核燃料循环中的研究活动；

（四）放射性同位素、射线装置和放射工作场所的辐射监测；

（五）卫生部规定的与电离辐射有关的其他活动。

本办法所称放射工作人员，是指在放射工作单位从事放射职业活动中受到电离辐射照射的人员。

第三条 卫生部主管全国放射工作人员职业健康的监督管理工作。

县级以上地方人民政府卫生行政部门负责本行政区域内放射工作人员职业健康的监督

管理。

第四条 放射工作单位应当采取有效措施，使本单位放射工作人员职业健康的管理符合本办法和有关标准及规范的要求。

第二章 从业条件与培训

第五条 放射工作人员应当具备下列基本条件：

（一）年满 18 周岁；

（二）经职业健康检查，符合放射工作人员的职业健康要求；

（三）放射防护和有关法律知识培训考核合格；

（四）遵守放射防护法规和规章制度，接受职业健康监护和个人剂量监测管理；

（五）持有《放射工作人员证》。

第六条 放射工作人员上岗前，放射工作单位负责向所在地县级以上地方人民政府卫生行政部门为其申请办理《放射工作人员证》。

开展放射诊疗工作的医疗机构，向为其发放《放射诊疗许可证》的卫生行政部门申请办理《放射工作人员证》。

开展本办法第二条第二款第（三）项所列活动以及非医用加速器运行、辐照加工、射线探伤和油田测井等活动的放射工作单位，向所在地省级卫生行政部门申请办理《放射工作人员证》。

其他放射工作单位办理《放射工作人员证》的规定，由所在地省级卫生行政部门结合本地区实际情况确定。

《放射工作人员证》的格式由卫生部统一制定。

第七条 放射工作人员上岗前应当接受放射防护和有关法律知识培训，考核合格方可参加相应的工作。培训时间不少于 4 天。

第八条 放射工作单位应当定期组织本单位的放射工作人员接受放射防护和有关法律知识培训。放射工作人员两次培训的时间间隔不超过 2 年，每次培训时间不少于 2 天。

第九条 放射工作单位应当建立并按照规定的期限妥善保存培训档案。培训档案应当包括每次培训的课程名称、培训时间、考试或考核成绩等资料。

第十条 放射防护及有关法律知识培训应当由符合省级卫生行政部门规定条件的单位承担，培训单位可会同放射工作单位共同制定培训计划，并按照培训计划和有关规范或标准实施和考核。

放射工作单位应当将每次培训的情况及时记录在《放射工作人员证》中。

第三章 个人剂量监测管理

第十一条 放射工作单位应当按照本办法和国家有关标准、规范的要求，安排本单位的放射工作人员接受个人剂量监测，并遵守下列规定：

（一）外照射个人剂量监测周期一般为 30 天，最长不应超过 90 天；内照射个人剂量监测周期按照有关标准执行；

（二）建立并终生保存个人剂量监测档案；

（三）允许放射工作人员查阅、复印本人的个人剂量监测档案。

第十二条 个人剂量监测档案应当包括：

（一）常规监测的方法和结果等相关资料；

（二）应急或者事故中受到照射的剂量和调查报告等相关资料。

放射工作单位应当将个人剂量监测结果及时记录在《放射工作人员证》中。

第十三条 放射工作人员进入放射工作场所，应当遵守下列规定：

（一）正确佩戴个人剂量计；

（二）操作结束离开非密封放射性物质工作场所时，按要求进行个人体表、衣物及防护用品的放射性表面污染监测，发现污染要及时处理，做好记录并存档；

（三）进入辐照装置、工业探伤、放射治疗等强辐射工作场所时，除佩戴常规个人剂量计外，还应当携带报警式剂量计。

第十四条 个人剂量监测工作应当由具备资质的个人剂量监测技术服务机构承担。个人剂量监测技术服务机构的资质审定由中国疾病预防控制中心协助卫生部组织实施。

个人剂量监测技术服务机构的资质审定按照《职业病防治法》、《职业卫生技术服务机构管理办法》和卫生部有关规定执行。

第十五条 个人剂量监测技术服务机构应当严格按照国家职业卫生标准、技术规范开展监测工作，参加质量控制和技术培训。

个人剂量监测报告应当在每个监测周期结束后1个月内送达放射工作单位，同时报告当地卫生行政部门。

第十六条 县级以上地方卫生行政部门按规定时间和格式，将本行政区域内的放射工作人员个人剂量监测数据逐级上报到卫生部。

第十七条 中国疾病预防控制中心协助卫生部拟定个人剂量监测技术服务机构的资质审定程序和标准，组织实施全国个人剂量监测的质量控制和技术培训，汇总分析全国个人剂量监测数据。

第四章　职业健康管理

第十八条 放射工作人员上岗前，应当进行上岗前的职业健康检查，符合放射工作人员健康标准的，方可参加相应的放射工作。

放射工作单位不得安排未经职业健康检查或者不符合放射工作人员职业健康标准的人员从事放射工作。

第十九条 放射工作单位应当组织上岗后的放射工作人员定期进行职业健康检查，两次检查的时间间隔不应超过2年，必要时可增加临时性检查。

第二十条 放射工作人员脱离放射工作岗位时，放射工作单位应当对其进行离岗前的职业健康检查。

第二十一条　对参加应急处理或者受到事故照射的放射工作人员，放射工作单位应当及时组织健康检查或者医疗救治，按照国家有关标准进行医学随访观察。

第二十二条　从事放射工作人员职业健康检查的医疗机构（以下简称职业健康检查机构）应当经省级卫生行政部门批准。

第二十三条　职业健康检查机构应当自体检工作结束之日起 1 个月内，将职业健康检查报告送达放射工作单位。

职业健康检查机构出具的职业健康检查报告应当客观、真实，并对职业健康检查报告负责。

第二十四条　职业健康检查机构发现有可能因放射性因素导致健康损害的，应当通知放射工作单位，并及时告知放射工作人员本人。

职业健康检查机构发现疑似职业性放射性疾病病人应当通知放射工作人员及其所在放射工作单位，并按规定向放射工作单位所在地卫生行政部门报告。

第二十五条　放射工作单位应当在收到职业健康检查报告的 7 日内，如实告知放射工作人员，并将检查结论记录在《放射工作人员证》中。

放射工作单位对职业健康检查中发现不宜继续从事放射工作的人员，应当及时调离放射工作岗位，并妥善安置；对需要复查和医学随访观察的放射工作人员，应当及时予以安排。

第二十六条　放射工作单位不得安排怀孕的妇女参与应急处理和有可能造成职业性内照射的工作。哺乳期妇女在其哺乳期间应避免接受职业性内照射。

第二十七条　放射工作单位应当为放射工作人员建立并终生保存职业健康监护档案。职业健康监护档案应包括以下内容：

（一）职业史、既往病史和职业照射接触史；

（二）历次职业健康检查结果及评价处理意见；

（三）职业性放射性疾病诊疗、医学随访观察等健康资料。

第二十八条　放射工作人员有权查阅、复印本人的职业健康监护档案。放射工作单位应当如实、无偿提供。

第二十九条　放射工作人员职业健康检查、职业性放射性疾病的诊断、鉴定、医疗救治和医学随访观察的费用，由其所在单位承担。

第三十条　职业性放射性疾病的诊断鉴定工作按照《职业病诊断与鉴定管理办法》和国家有关标准执行。

第三十一条　放射工作人员的保健津贴按照国家有关规定执行。

第三十二条　在国家统一规定的休假外，放射工作人员每年可以享受保健休假 2～4 周。享受寒、暑假的放射工作人员不再享受保健休假。从事放射工作满 20 年的在岗放射工作人员，可以由所在单位利用休假时间安排健康疗养。

第五章　监督检查

第三十三条　县级以上地方人民政府卫生行政部门应当定期对本行政区域内放射工作

单位的放射工作人员职业健康管理进行监督检查。检查内容包括：

（一）有关法规和标准执行情况；

（二）放射防护措施落实情况；

（三）人员培训、职业健康检查、个人剂量监测及其档案管理情况；

（四）《放射工作人员证》持证及相关信息记录情况；

（五）放射工作人员其他职业健康权益保障情况。

第三十四条　卫生行政执法人员依法进行监督检查时，应当出示证件。被检查的单位应当予以配合，如实反映情况，提供必要的资料，不得拒绝、阻碍、隐瞒。

第三十五条　卫生行政执法人员依法检查时，应当保守被检查单位的技术秘密和业务秘密。

第三十六条　卫生行政部门接到对违反本办法行为的举报后应当及时核实、处理。

第六章　法律责任

第三十七条　放射工作单位违反本办法，有下列行为之一的，按照《职业病防治法》第六十三条处罚：

（一）未按照规定组织放射工作人员培训的；

（二）未建立个人剂量监测档案的；

（三）拒绝放射工作人员查阅、复印其个人剂量监测档案和职业健康监护档案的。

第三十八条　放射工作单位违反本办法，未按照规定组织职业健康检查、未建立职业健康监护档案或者未将检查结果如实告知劳动者的，按照《职业病防治法》第六十四条处罚。

第三十九条　放射工作单位违反本办法，未给从事放射工作的人员办理《放射工作人员证》的，由卫生行政部门责令限期改正，给予警告，并可处3万元以下的罚款。

第四十条　放射工作单位违反本办法，有下列行为之一的，按照《职业病防治法》第六十五条处罚：

（一）未按照规定进行个人剂量监测的；

（二）个人剂量监测或者职业健康检查发现异常，未采取相应措施的。

第四十一条　放射工作单位违反本办法，有下列行为之一的，按照《职业病防治法》第六十八条处罚：

（一）安排未经职业健康检查的劳动者从事放射工作的；

（二）安排未满18周岁的人员从事放射工作的；

（三）安排怀孕的妇女参加应急处理或者有可能造成内照射的工作的，或者安排哺乳期的妇女接受职业性内照射的；

（四）安排不符合职业健康标准要求的人员从事放射工作的；

（五）对因职业健康原因调离放射工作岗位的放射工作人员、疑似职业性放射性疾病的病人未做安排的。

第四十二条　技术服务机构未取得资质擅自从事个人剂量监测技术服务的，或者医疗机构未经批准擅自从事放射工作人员职业健康检查的，按照《职业病防治法》第七十二条处罚。

第四十三条 开展个人剂量监测的职业卫生技术服务机构和承担放射工作人员职业健康检查的医疗机构违反本办法，有下列行为之一的，按照《职业病防治法》第七十三条处罚：

（一）超出资质范围从事个人剂量监测技术服务的，或者超出批准范围从事放射工作人员职业健康检查的；

（二）未按《职业病防治法》和本办法规定履行法定职责的；

（三）出具虚假证明文件的。

第四十四条 卫生行政部门及其工作人员违反本办法，不履行法定职责，造成严重后果的，对直接负责的主管人员和其他直接责任人员，依法给予行政处分；情节严重，构成犯罪的，依法追究刑事责任。

第七章　附　则

第四十五条 放射工作人员职业健康检查项目及职业健康检查表由卫生部制定。

第四十六条 本办法自 2007 年 11 月 1 日起施行。1997 年 6 月 5 日卫生部发布的《放射工作人员健康管理规定》同时废止。

附件 F

ICS 13.280
C 57

WS

中华人民共和国卫生行业标准

WS 519—2019

X 射线计算机体层摄影装置
质量控制检测规范

Specification for testing of quality control in X-ray computed tomography

（摘录）

2019 - 01 - 25 发布

2019 - 07 - 01 实施

中华人民共和国国家卫生健康委员会

发布

X 射线计算机体层摄影装置质量控制检测规范

1 范围

本标准规定了 X 射线计算机体层摄影装置（简称 CT）质量控制检测的要求和方法。本标准适用于诊断用 CT 的质量控制检测，包括验收检测、使用中 CT 的状态检测及稳定性检测。放射治疗中模拟定位 CT、核医学用 CT 可参照本标准执行。本标准不适用于锥形束 CT（CBCT），如牙科 CT，乳腺 CT 等；也不适用于专用于头颅检查的移动式 CT。

2 规范性引用文件

下列文件对于本文件的应用是必不可少的。凡是注日期的引用文件，仅注日期的版本适用于本文件。凡是不注日期的引用文件，其最新版本（包括所有的修改单）适用于本文件。

GB/T 19042.5 医用成像部门的评价及例行试验 第 3 ～ 5 部分：X 射线计算机体层摄影设备成像性能验收试验。

3 术语和定义

下列术语和定义适用于本文件。

3.1 X 射线计算机体层摄影 X-ray computed tomography；CT

受检者位于 X 射线管和探测器之间，对其进行多方向的 X 射线扫描，并将检出的信号通过计算机处理实现重建体层影像的数字化放射诊断设备。

3.2 CT 剂量指数 100CT dose index 100；$CTDI_{100}$

单次轴向扫描时，沿着标准横断面中心轴线从 –50mm 到 +50mm 对剂量剖面曲线的积分，除以标称层厚与层面数 N 的乘积，计算按式（1）。

$$CTDI_{100} = \frac{1}{N \cdot T} \int_{-50mm}^{+50mm} D(z)\, dz \cdots\cdots\cdots\cdots\cdots\cdots\cdots\cdots\cdots\cdots (1)$$

N——单次轴向扫描所产生的层面数；

T —— 标称层厚；

D（z）——沿着标准横断面中心轴线的剂量剖面分布曲线。

注：此公式适用于 N・T 不大于 40 mm 的情况。

3.3 加权 CT 剂量指数 weighted CT dose index；$CTDI_w$

将模体中心点测量的 $CTDI_{100}$ 与外围各点测量的 $CTDI_{100}$ 的平均值进行加权求和之值，计算按式（2）。

$$CTDI_w = \frac{1}{3} CTDI_{100,\,c} + \frac{2}{3} CTDI_{100,\,P} \cdots\cdots\cdots\cdots\cdots\cdots\cdots\cdots\cdots (2)$$

式中

$CTDI_{100,C}$ ——模体中心点测量的 $CTDI_{100}$；

$CTDI_{100,p}$ ——模体外围各点测量的 $CTDI_{100}$ 的平均值。

3.4 CT 值 CT number

用来表示与 X 射线 CT 影像每个像素对应区域相关的 X 射线衰减平均值的量。通常用 Hounsfield 单位来 表示，简称 HU。CT 值的表达式见式（3）：

$$CT_{物质} = \frac{\mu_{物质} - \mu_{水}}{\mu_{水}} \times 1000 \quad \cdots\cdots\cdots\cdots\cdots\cdots\cdots （3）$$

式中：

$\mu_{物质}$——感兴趣区物质的线性衰减系数；

$\mu_{水}$——水的线性衰减系数。

按照上述标度定义 CT 值，水的 CT 值为 0 HU，空气的 CT 值为 –1000HU。

3.5 感兴趣区 region of interest；ROI

在影像中划定的感兴趣区域（例如圆形或矩形）。

3.6 平均 CT 值 mean CT number

在 CT 影像中一特定感兴趣区内所有像素 CT 值的平均值。

3.7 CT 噪声 CT noise

指均匀物质影像中给定区域 CT 值对其平均值的变异。其数值可用感兴趣区中均匀物质的 CT 值的标准差除以对比度标尺表示。

3.8 均匀性 uniformity

整个扫描野中，均匀物质影像 CT 值的一致性。

3.9 剂量剖面分布曲线 dose profile

在 CT 患者剂量描述中，以位置作为函数沿一条直线所表示的剂量分布曲线。

3.10 灵敏度剖面分布曲线 sensitivity profile

沿垂直于体层平面的一条直线上以位置作为函数表示的 CT 的相对响应值的分布曲线。

3.11 半值全宽 full width at half–maximum；FWHM

在 CT 扫描中的灵敏度剖面分布曲线和剂量剖面分布曲线上纵坐标高度为最大值一半处两点之间平 行于横坐标的距离。

3.12 标称层厚 nominal tomography slice thickness

CT 控制面板上选定并指示的层厚。

3.13 重建层厚 reconstructed slice thickness

扫描野中心处成像灵敏度剖面分布曲线的半值全宽。

3.14 高对比分辨力 high–contrast resolution 空间分辨力 spatial resolution

当不同物体间衰减系数的差异与背景噪声相比足够大时（通常认为至少为 100HU），在显示的 CT 图像中分辨不同物体的能力。

3.15 低对比可探测能力 low contrast detectability

CT 图像中能识别低对比的细节的最小尺寸。

3.16 验收检测 acceptance test

X 射线诊断设备安装完毕或设备重大维修后，为鉴定其性能指标是否符合约定值而进行的质量控制检测。

3.17 状态检测 status test

对运行中的 X 射线诊断设备，为评价其性能指标是否符合相关标准要求而定期进行的质量控制检测。

3.18 稳定性检测 constancy test

为确定 X 射线诊断设备在给定条件下获得的数值相对于一个初始状态的变化是否符合控制标准而定期进行的质量控制检测。

3.19 基线值 baseline value

设备性能参数的参考值。通常由验收检测合格所获得的值建立基线值，或由相应标准给定的数值。

4 质量控制检测要求

4.1 CT 新安装及重大维修后应进行验收检测，使用中的 CT 应每年进行状态检测，并定期进行稳定性检测。

4.2 验收检测和状态检测应委托有资质的技术服务机构进行，稳定性检测应由医疗机构自行实施检测或者委托有能力的技术机构进行。

4.3 CT 的检测项目与技术要求应符合附录要求，对功能不具备或不能满足检测条件的被检设备应在检测报告中加以说明。

4.4 新安装 CT 的验收检测结果应符合随机文件中所列产品性能指标、双方合同或协议中技术条款，但不得低于本标准的要求。供货方未规定的项目应符合本标准的要求。质量控制检测结果符合或优于本标准中所规定的指标数值为合格。

4.5 检测报告的基本内容应包括：委托单位基本信息、设备信息、检测项目、相应检测要求、检测结果及其相应标准要求。

5 质量控制检测项目与方法

5.1 诊断床定位精度

5.1.1 将最小精度为 1mm，有效长度不小于 300mm 的直尺紧贴诊断床的移动床面并固定，并保证直尺与床面运动方向平行，然后在床面上作一个能够指示直尺刻度的标记指针。

5.1.2 检测时保证床面负重 70kg 左右。

5.1.3 分别对诊断床给出"进 300mm"和"退 300mm"的指令。

5.1.4 记录进、退起始点和终止点在直尺上的示值，并记录机架上床位指示数值，计算定位误差和归位误差。

5.2 定位光精度

5.2.1 模体检测法

5.2.1.1 检测模体采用表面具有清晰明确的定位标记，内部嵌有特定形状的物体，该物体的形状、位置应与模体表面定位标记具有严格的空间几何关系。

5.2.1.2 将检测模体放置在扫描野中心线上固定，模体轴线垂直于扫描横断面，微调模体使其所有表面标记与定位光重合。

5.2.1.3 采用临床常用头部曝光条件，适当的射线准直宽度，进行单次轴向扫描，获得内定位光标记层的图像，比较图像中特定物体的形状和位置关系与标准层面是否一致，如果一致，则说明内定位光准确。

5.2.1.4 如果 5.2.1.3 中两者不一致，则在垂直于扫描层面的轴线上前后微调模体，按照 5.2.1.3 中扫描条件，最终获得与标称层面一致的图像，根据模体沿轴线调整的距离，确定定位光偏离程度。

5.2.2 胶片检测法

5.2.2.1 将床升至头部扫描位置，把边长不短于 15 cm 的胶片平整放置于床面板上内定位灯的光束范围内，胶片中心轴线与 CT 线束旋转中心重合。

5.2.2.2 沿着光束的中线用针在胶片上扎若干小孔作为光束位置标记，小孔直径应尽可能的小，且直径最大值不应超过 1mm。

5.2.2.3 选择适当的曝光条件，最小的标称层厚，采用单层轴向扫描方式进行扫描。

5.2.2.4 读取胶片影像，测量定位光对应的扫描线在胶片上的影像与标记孔连接直线间在旋转中心轴线上的间距，该间距即为内定位光的偏离程度。

5.3 扫描架倾角精度

5.3.1 模体检测法

5.3.1.1 采用中心具有明确标记的长方体的模体，将模体中心点与扫描野中心点重合，并水平固定，调整模体位置，确定扫描层面，使得扫描层面经过模体中心位置。

5.3.1.2 采用临床常用头部扫描条件进行扫描。

5.3.1.3 模体固定不动，机架倾斜 15° ～ 20° ，按照 5.3.1.2 中条件再次扫描。

5.3.1.4 使用工作站中的测距软件，测量垂直扫描和机架倾斜 α 角度后模体横断面图像中上下边沿之间的距离，分别记为 L_1 和 L_2。两次测量时需要保证窗宽窗位一致。

5.3.1.5 利用式（4）计算得到扫描架倾角的实际值，与设定值比较，确定扫描架倾角精度。

$$\alpha = \arccos \frac{L_1}{L_2} \quad \cdots\cdots\cdots\cdots\cdots\cdots\cdots\cdots\cdots\cdots\cdots\cdots\cdots （4）$$

式中：

α —— 扫描架倾角大小；

L_1 —— 垂直扫描时模体横断面图像中上下边沿之间的距离，单位为毫米（mm）；

L_2 —— 机架倾斜 α 角度后模体横断面图像中上下边沿之间的距离，单位为毫米（mm）。

5.3.2 斜率指示器法

5.3.2.1 首先将扫描架倾角调至 0°，将一斜率指示器固定 CT 架的合适位置，记录斜率指示器读数。

5.3.2.2 将机架倾斜 15°～20°，读取斜率指示器读数。

5.3.2.3 计算扫描架倾角误差。

5.4 重建层厚偏差

5.4.1 用于轴向扫描层厚偏差测量的模体采用内嵌有与均质背景成高对比的标记物，标记物具有确定的几何位置，通过其几何位置能够反映成像重建层厚。

5.4.2 将模体轴线与扫描层面垂直，并置于扫描野中心固定。

5.4.3 采用临床常用头部曝光条件，采用临床常用的标称重建层厚，进行单次轴向扫描。

5.4.4 根据模体说明书中观察条件调整影像窗宽窗位，并记录，获得重建层厚的测量值。

5.4.5 在恰当的窗宽窗位条件下，测量标记物附近背景的 CT 值，即为 $CT_{backgroud}$；调整窗宽至最小，改变窗位，直到标记物影像恰好完全消失，记录此时的 CT 值，即为 CT_{max}。则 CT 值的半高为上述两个 CT 值之和的一半，记为 CT_{hm}，然后再重新调整窗位至 CT_{hm}，测量此时标记物的长度，即半值全宽（FWHM），再利用标记物的固定几何关系，计算得到重建层厚的测量值。

5.5 *CTDI*~w~

5.5.1 采用聚甲基丙烯酸甲酯（PMMA）的均质圆柱模体，头模直径为 160mm，体模直径为 320mm，模体长度约为 15cm，分别在中心和距模体表面 10mm 处有可放置剂量仪探测器的孔，剂量测量仪器已得到检定或校准。

5.5.2 将头模或体模置于扫描野中心，模体圆柱轴线与扫描层面垂直，探测器的有效探测中心位于扫描层面的中心位置，对未测量的探测器放置孔用模体相同材料填充棒填充。

5.5.3 分别按照厂家说明书中给定的典型成人头部条件和体部条件进行单次轴向扫描，或者采用临床常用头部和体部条件进行单次轴向扫描。

5.5.4 记录剂量仪读数，并根据式（1）和（2）计算得到 $CTDI_{100}$ 和 $CTDI_{w}$ 的测量值。

5.6 CT 值（水）、噪声和均匀性

5.6.1 采用内径为 18～22cm 圆柱型均质水模体。

5.6.2 使水模体圆柱轴线与扫描层面垂直并处于扫描野中心，对水模体中间层面进行扫描。

5.6.3 采用头部扫描条件进行扫描，且每次扫描的剂量 $CTDI_{w}$ 应不大于 50mGy。

5.6.4 在图像中心选取直径约为测试模体图像直径 10% 的 ROI，测量该 ROI 的平均 CT 值作为水 CT 值的测量值。

5.6.5 在图像中心选取直径约为测试模体图像直径 40% 的 ROI，测量该 ROI 内 CT 值的标准偏差，该标准偏差除以对比度标尺作为噪声的测量值 n，计算见式（5）。

$$n= \frac{\sigma_{水}}{CT_{水}-CT_{空气}} \times 100\% \quad\cdots\cdots\cdots\cdots\cdots\cdots\cdots\cdots\cdots （5）$$

式中：

$\sigma_水$——水模体 ROI 中测量的标准偏差；

$CT_水$——水的 CT 值；

$CT_{空气}$——空气的 CT 值；

$CT_水 - CT_{空气}$——对比度标尺，取 1000HU。

5.6.6　对于噪声的检测与评价应该在层厚为 10mm 的情况下进行，对于层厚不能设置为 10mm 的 CT，可按式（6）对噪声进行修正。

$$n_{10} = n_T \sqrt{\frac{T}{10}} \quad\cdots\cdots\cdots\cdots\cdots\cdots\cdots\cdots\cdots\cdots\cdots\cdots（6）$$

式中

n_{10}—— 层厚为 10 mm 时的噪声；

n_T—— 实际层厚为 T 时噪声的测量值；

T—— 预设层厚，单位为毫米（mm）。

5.6.7　另外在图像圆周相当于钟表时针 3 点、6 点、9 点、12 点的方向，距模体影像边沿约 10 mm 处，选取直径约为测试模体图像直径 10% 的 ROI，分别测量这四个 ROI 的平均 CT 值，其中与 5.6.4 中图像中心 ROI 平均 CT 值的最大差值作为均匀性的测量值。

5.7　高对比分辨力

5.7.1　采用可通过直接观察图像进行评价的模体或使用通过计算调制传递函数（modulated transfer function，MTF）评价高对比分辨力，计算 MTF 的模体描述及其对应的高对比分辨力的测量方法参照 GB/T 19042.5。

5.7.2　用于直接观察图像进行评价的模体应具有周期性细节，这种周期性结构之间的间距应与单个周期性细节自身宽度相等，周期性细节的有效衰减系数与均质背景的有效衰减系数差异导致的 CT 值之差应大于 100HU。

5.7.3　将模体置于扫描野中心，并使圆柱轴线垂直于扫描层面。

5.7.4　按照临床常用头部条件，设置薄层层厚，标准重建模式，进行轴向扫描。每次扫描的剂量 $CTDIw$ 应不大于 50mGy。

5.7.5　根据模体说明书调整图像观察条件或达到观察者所认为的细节最清晰状态，但窗位不得大于细节 CT 值和背景 CT 值之差。

5.7.6　记录能分辨的最小周期性细节的尺寸或记录 MTF 曲线上 10% 对应的空间频率值作为空间分辨力的测量值。

5.7.7　如果采用特殊算法获得的高对比分辨力，应首先按 5.7.6 中方法记录该特殊算法对应的高对比分辨力的测量值，同时应将 5.7.5 中扫描图像按该特殊算法重建。

5.8　低对比可探测能力

5.8.1　模体采用细节直径大小通常在 2mm 到 10mm 之间，与背景所成对比度在 0.3% 到 2% 之间，且最小直径不得大于 2.5mm，最小对比度不得大于 0.6%。

5.8.2　将模体置于扫描野中心，并使其轴线垂直于扫描层面。

5.8.3　按照临床常用头部轴向扫描条件，标准重建模式，设置层厚为 10mm，达不到 10mm 时选择最接近 10mm 的层厚，每次扫描的剂量 CTDIw 应不大于 50mGy，尽量接近 50mGy。

5.8.4　根据模体说明书调整图像观察条件或达到观察者所认为的细节最清晰状态。

5.8.5　记录每种标称对比度的细节所能观察到的最小直径，然后与标称对比度相乘，不同标称对比度细节乘积的平均值作为低对比可探测能力的检测值。

5.9　CT 值线性

5.9.1　采用嵌有 3 种以上不同 CT 值模块的模体，且模块 CT 值之差均应大于 100HU。

5.9.2　采用模体说明书指定扫描条件或分别使用临床常用头部和体部扫描条件分别扫描。

5.9.3　在不同模块中心选取直径约为模块直径 80% 的 ROI，测量其平均 CT 值。

5.9.4　按照模体说明书中标注的各种衰减模块在相应射线线质条件下的衰减系数和各模块的标称 CT 值，然后计算各 CT 值模块中，标称 CT 值与测量所得该模块的平均 CT 值之差，差值最大者记为 CT 值线性的评价参数。

附件 G

ICS　13.100

C 57

备案号：19120-2006

WS

中 华 人 民 共 和 国 卫 生 行 业 标 准

WS/T 263—206

医用磁共振成像（MRI）设备影像
质量检测与评价规范

Specification for image quality test and evaluation for medical magnetic resonance

imaging（MRI）equipment

（摘录）

206 - 11 - 25 发布

2007 - 47 - 01 实施

中华人民共和国国家卫生部

发 布

医用磁共振成像（MRI）设备影像质量检测与评价规范

1 范围

本标准规定了医用磁共振成像（MRI）设备影像质量检测项目与要求、检测方法和评价方法。

本标准适用于永磁体、电磁体和超导磁体医用磁共振成像（MRI）设备的验收和状态检测。

2 术语和定义

下列术语和定义适用于本标准。

2.1 验收检验 acceptance test

设备安装完毕或重大维修之后，为鉴定其性能指标是否符合约定值而进行的质量控制检测。

2.2 状态检测 status test

对运行中的设备，为评价其性能指标是否符合要求而进行的定期质量控制检测。

2.3 共振频率 resonance frequency

与静磁场（B_0）相匹配的射频（RF）频率 f。根据拉莫尔（Lamor）方程，共振频率为：

$$f = \frac{\gamma}{2\pi} B_0$$

式中：

γ——被研究核的旋磁比，单位是弧度·特斯拉 $^{-1}$·秒 $^{-1}$（rad·T^{-1}·s^{-1}）；

B_0——静磁场的场强，单位为特斯拉（T）。

对于质子，其旋磁比为旋磁比 $\gamma = 2.67519 \times 10^8$ rad·T^{-1}·s^{-1}，根据 Lamor 方程计算可知，质子的共振频率是 42.58MHz/T。

2.4 溢流层 flood section

模体内只有成像溶液的扫描层。

2.5 信噪比 SNR signal–to–noise ratio

模体溢流层影像的信号强度与噪声的比值。信号 S 定义为：影像上感兴趣区（ROI）内的像素强度平均值 S_{meas} 减去本底像素强度平均值 S_b 的差。噪声 N 定义为：影像上感兴趣（ROI）内的像素强度标准偏差 SD。

2.6 几何畸变率 geometric distortion

影像中所显示的点相对它已知位置的偏移或影像中任何两点间的距离相对已知值的偏差。几何畸变率又称空间线性。

2.7　高对比空间分辨力 high-contrast spatial resolution

在无明显噪声贡献时，表明磁共振成像（MRI）设备能够区分开最小物体的分辨力。

2.8　影像均匀性 image uniformity

当成像体具有均匀的磁共振特性时，磁共振成像设备在整个被扫描体积上产生恒定信号响应的能力。

2.9　层厚 slice thickness

层剖面分布曲线最大峰值一半处的全宽度（FWHM）。

2.10　层剖面分布曲线 slice profile

当一点源垂直穿过重建平面移动时，磁共振成像设备对该点源的响应。

2.11　层厚非均匀性 slice ununiformity

层厚的非一致性变化程度。

2.12　纵横比 aspect ratio

成像模体为矩形时，影像上纵向与横向长度的比值；成像模体为圆柱形时，影像各直径的最大比值。

2.13　静磁场（B_0）均匀度 static-magnetic field homogeneity

在磁体等中心处，一球体（直径 30～45cm）上磁场强度的变化程度，用磁场强度百万分数表示。

2.14　影像伪影 image artifacts

在规定的空间位置上，用错误的影像信号（增加或减小）所确定的相位相关误差。一般而言，这些伪影的特征是：在已知含有不产生信号材料的某些区域上信号强度增加。通常伪影也称为"幻象（ghosts）"。相位编码成像梯度应用中的误差、RF 传输正交相位和接受相位二者的误差都会产生影像伪影。

2.15　制冷剂（液氮、液氦）挥发率 cryogen（liquid nitrogen、liquid helium）boiled-off ratio

超导磁共振成像设备（MRI）磁体所需制冷剂的单位时间消耗量，一般用"升/小时（L/h）"表示。制冷剂挥发率又称制冷剂消耗率。

2.16　水平和垂直空间分辨力 horizontal and vertical spatial resolution

磁共振成像设备在相位编码方向和频率编码方向（读出方向）上将最小物体区分开来的分辨力。

3　性能检测模体及成像溶液的要求

3.1　性能检测模体

性能检测模体容器应实用不产生任何磁共振（MRI）信号的材料构成，并具有良好的化学稳定性和热稳定性。推荐模体容器材料用有机玻璃，模体形状可为正方体、长方体、圆柱体和球体。模体成像的截面可以是圆形的，也可以是矩形的。

3.2 成像溶液的要求

应使用含顺磁离子的试剂配制磁共振成像溶液填充模体，通常使用硫酸铜（GuSO$_4$）和蒸馏水配制成像溶液，其浓度及近似弛豫时间要求列于表 1 中。

表 1　磁共振成像溶液的浓度要求

试剂	浓度	T$_1$ 弛豫时间	T$_2$ 弛豫时间
GuSO$_4$	1 ～ 25mmol	860 ～ 40ms	625 ～ 38ms

推荐成像溶液的配比是：1L 蒸馏水 ＋ 2g 五水硫酸铜（GuSO$_4$ · 5H$_2$O）＋ 3.6g 氯化钠（NaCl）。

4　性能参数的检测与评价

4.1　共振频率

4.1.1　检测方法

在所有梯度长关闭的情况下，将检验模体置于磁体的等中心；调节射频（RF）合成器的中心频率，使磁共振（MRI）信号达到最大。MR 信号达到最大时的射频（RF）合成器的中心频率即为 MRI 设备的共振频率。可以利用计算机软件功能程序化调节和测量其工作频率，并应每天记录，以便分析其变化趋势。

4.1.2　评价

在开机后和关机前分别测量共振频率，其相对偏差应 $\leqslant 50 \times 10^{-6}$。

4.2　信噪比

4.2.1　检测方法

将检验模体水平置于头线圈内并置于磁体的等中心位置，模体的中心同 RF 线圈的中心近似重合。选择扫描参数，对模体的溢流层扫描成像。参考表 2 中的要求选取扫描参数。

表 2　扫描参数的选取

参数名称	参数选择	参数名称	参数选取
成像序列	自选回波序列：SE	MR 信号接收线圈	头部线圈
脉冲回波时间 TE	15 ～ 40ms	视野 FOV	250mm × 250mm
脉冲恢复时间 TR	200 ～ 600ms	采集矩阵	256mm × 256mm
采集次数	2 ～ 4 次	层厚	5 ～ 10mm

在溢流层影像上 75% 中心区域内选取感兴趣区（ROI），测定 ROI 内的像素强度的平均值 S$_{meas}$ 和标准偏差 SD，在溢流层影像的外侧背景区域分别选取 4 个 ROI，测量并计算背景 ROI 内的本底像素强度的总平均值 S$_b$。

信噪比计算：信号为溢流层影像中心 ROI 内的像素平均值 S$_{meas}$ 减去本底像素平均值 S$_b$

的差，噪声为影像中心 ROI 内的像素平均值的标准偏差 SD，信噪比（SNR）根据下式计算：

$$SNR=(S_{meas}-S_b)/SD \cdots\cdots\cdots\cdots\cdots\cdots\cdots\cdots （1）$$

4.2.2 评价

对于 $B_0 \leqslant 0.5T$ 以下的医用磁共振成像（MRI）设备，采集次数为 $\geqslant 3$ 次，相对信噪比 $SNR_{rel} \geqslant 1$ 时，信噪比 SNR 应 $\geqslant 50$。

对于 $0.5T < B_0 \leqslant 1.0T$ 的医用磁共振成像（MRI）设备，采集次数为 $\geqslant 2$ 次，相对信噪比 $SNR_{rel} \geqslant 1$ 时，信噪比 SNR 应 $\geqslant 80$。

对于 $B_0 > 1.0T$ 以上的医用磁共振成像（MRI）设备，采集次数 $\geqslant 2$ 次，相对信噪比 $SNR_{rel} \geqslant 1$ 时，信噪比 $SNR \geqslant 100$。

4.3 几何畸变率

4.3.1 检测方法

在用规则模体（如方形或圆柱形）获得的自旋回波影像上，应用计算机软件测距功能，测量方形影像的对角线和长与宽，或测量圆形影像的若干直径，对于由棒或孔排列组成的线性模体影像，可以测定这些物体间距的距离计算几何畸变率。

影像几何畸变率 GD（空间线性）可用下述公式计算：

$$GD=\frac{|D_{实}-D_{测}|}{D_{实}} \times 100\% \cdots\cdots\cdots\cdots\cdots\cdots\cdots （2）$$

式中：

GD——影像几何畸变率（%）；

$D_{实}$——模体的相应实际尺寸（mm）；

$D_{测}$——影像上测量的尺寸（mm）。

4.3.2 评价

影像几何畸变率 GD 最大应不超过 5%。

4.4 高对比空间分辨力

4.4.1 检测方法

采用检验物目视评价法。在检验模体分辨力插件上有规则的分布 4 排（或 6 排）方形或圆形小孔，边长（或直径）可分别为：0.5mm、0.75mm、1.0mm、1.25mm、1.5mm、2.0mm，或刻制有高分辨力的图案。在分辨力插件影像上，通过调节窗宽（WW）和窗位（WL），直至将每一扫描平面影像上孔的行距、间隔清晰地分辨并区分开来，此时的孔径或能分辨清楚的最大线对数，即为 MRI 设备影像扫描平面上的高对比空间分辨力。

4.4.2 评价

在层厚为 5 ～ 10mm 范围内，在 FOV=250mm×250mm 的相应采集矩阵条件下，使用头部线圈，高对比空间分辨力应符合表 3 要求。

表 3　高对比空间分辨力的基本要求

线圈类型	层厚 mm	视野 FOV mm × mm	采集矩阵 mm × mm	高对比空间分辨力 mm
头部线圈	5 ～ 10	250 × 250	128 × 128	2
			256 × 256	1
			512 × 512	0.5

4.5　影像均匀性

4.5.1　检测方法

在溢流层影像上 75% 区域（通常距影像边缘 1cm）内，利用计算机软件分析功能分别测量若干个感兴趣区（ROI）内的像素强度的平均值，一般测定 10 个 ROI 的数值。

从所测定的数值中，选出最大平均像素值 S_{max} 和最小平均像素值 S_{min}，按照下式计算整数值影像均匀性：

$$U=\left[1-\frac{(S_{max}-S_{min})}{(S_{max}+S_{min})}\right]\times 100\% \cdots\cdots\cdots\cdots\cdots\cdots\cdots（3）$$

式中：

U——影像均匀性；

S_{max}——像素强度最大平均值；

S_{min}——像素强度最小平均值。

4.5.2　评价

影像均匀性 U 应 ≥ 75%。

4.6　层厚

4.6.1　检测方法

检测层厚的模块都是做成斜面，斜面的表面与扫描平面形成一个角度（ϕ）。在斜面影像上，应用计算机影像分析软件功能，测量斜面的像素强度的剖面分布曲线。在剖面分布曲线上测定峰值一半处的全宽度 FWHM，则层厚按下式计算：

$$层厚 =FWHM \times \tan\phi \cdots\cdots\cdots\cdots\cdots\cdots\cdots\cdots（4）$$

式中，当 $\phi=30°$ 时，$\tan\phi=0.25$；当 $\phi=45°$ 时，$\tan\phi=1$；此时，所测 FWHM 即为所测厚度。

4.6.2　评价

设置标称层厚值在 5 ～ 10mm 之间，层厚的测量值与设置的标称值误差应在 ±1mm 内。

4.7　层厚非均匀性

4.7.1　检测方法

在层厚影像上测量 4 ～ 8 个层厚值，计算其标准偏差作为层厚的非均匀性。

4.7.2　评价

层厚非均匀性应 ≤ 10%。

4.8 纵横比

4.8.1 检测方法

应使用具有规则形状的模体作为检测工具，如方形成像模体和圆柱形成像模体。成像模体为方形时，在视频影像上分别测量横向和纵向的长度并比较其比值；成像模体为圆柱形时，则测量 4 个直径值并计算其比值。

在拷贝的胶片上测量影像的纵横比，并与视频影像的纵横比进行比较，检查硬拷贝系统导致胶片影像发生几何畸变的程度。

4.8.2 评价

视频影像上测量的纵横比与实际成像体的纵横比的偏差比的偏差应在 ±5% 内符合，胶片影像上测量的纵横比与视频影像上测量的纵横比偏差应在 ±5% 内。

4.9 静磁场（B_0）均匀度

4.9.1 检测方法

采用目测定性检验方法：在 FOV ≥ 380mm × 380mm 条件下，在模体正方形格栅插件影像上目测评价静磁场（B_0）均匀度。

4.9.2 评价

静磁场（B_0）均匀度正常时，影像上格栅看上去应该均匀对称，影像四边平直。反之，则表明静磁场（B_0）均匀度较差。

4.10 静磁场（B_0）非稳定性

4.10.1 检测方法

4.10.1.1 超导磁体静磁场的非稳定性检测方法

将均匀头部模体置于头线圈的中心部位，选用一种脉冲扫描序列扫描，记录产生共振时频谱的共振中心频率和扫描时间。t 小时后（通常要求 8h）在相同检验条件下进行重复检验，并记录同样的数据。计算两次扫描共振中心频率的偏差（用 10^{-6} 表示），然后除以两次测量之间的时间，即得到超导磁体静磁场的非稳定性，计算公式如下：

$$W_{un} = \frac{f_1 - f_2}{tf_1} \cdots\cdots\cdots\cdots\cdots\cdots\cdots\cdots\cdots\cdots\cdots\cdots\cdots\cdots\cdots (5)$$

式中：

W_{un}——超导磁体磁场的非稳定性；

f_1——第一次测量的共振中心频率；

f_2——第二次测量的共振中心频率；

t——两次测量之间的时间间隔（h）。

4.10.1.2 永磁体和常导磁体静磁场的非稳定性检测方法

将均匀头部模体置于头线圈的中心部位，选用一种脉冲扫描序列扫描，记录产生共振时频谱的共振中心频率和扫描时间。每间隔 1 小时重复测量一次，t 小时后（通常要求 8 小时）用下式计算磁场的非均匀性：

$$W'_{un} = \frac{f_{max} - f_{min}}{t\,\bar{f}} \cdots\cdots\cdots\cdots\cdots\cdots\cdots\cdots\cdots\cdots\cdots\cdots\cdots\cdots\cdots \text{（6）}$$

式中：

W'_{un}——永磁和常导磁体磁场的非稳定性；

f_{max}——测量的最大共振中心频率；

f_{min}——测量的最小共振中心频率；

t——第一次和最后一次测量之间的时间间隔（h）；

$\bar{f}$——所测共振中心频率的平均值。

4.10.2 评价

对于超导磁体，其非稳定性应 $\leqslant 0.125 \times 10^{-6}$/h，对于永磁体和常导磁体，其非稳定性应 $\leqslant 10 \times 10^{-6}$/h。

4.11 影像伪影

4.11.1 体膜要求

模体应由一个产生信号的圆柱体组成，其直径为 2～5cm 即可。该小圆柱形模体应位于性能检测模体上成 45°角对称位置的一个象限内。性能检测模体应有定位标志，并且直径至少应 $\geqslant$ 10cm，厚度应至少大于最大层厚的两倍。

4.11.2 检测方法

将性能检测模体置于磁场等中心位置，小圆柱形模体位于 FOV 内偏离磁铁等中心的一个象限内。应用一个多层、多回波脉冲扫描序列扫描成像，测定接收正交误差和相位编码误差。

由接收正交误差引起的接收正交伪影与产生实信号的小模体方向正好相反（小模体位于左上角，则伪影将出现在右下角）。用伪影 ROI 内的信号值相对于模体影像 ROI 内信号值的百分偏差定量表示接收正交误差。

由相位编码误差引起的相位编码伪影，将沿着影像的相位编码方向以多重影像的方式位移。用伪影 ROI 内的信号值相对于模体影像 ROI 内信号值的百分偏差定量表示接收相位编码误差。

接收正交误差和相位编码误差按下列式计算：

$$E = \frac{T-G}{T} \times 100\% \cdots\cdots\cdots\cdots\cdots\cdots\cdots\cdots\cdots\cdots\cdots\cdots \text{（7）}$$

式中：

E——接收正交误差和相位编码误差；

T——实际影像的信号值；

G——伪影的信号值。

4.11.3 评价

伪影的信号值应小于实际信号值的 5%。

4.12 制冷剂（液氦、液氮）挥发率

4.12.1 检测方法

检测方法 1：

在一定的时间周期内，准确记录制冷剂（液氦、液氮）的消耗量和上次注入制冷剂与本次注入时的时间间隔，即可计算出制冷剂的挥发率。

检测方法 2：

直接用流量计测定制冷剂的挥发率。准确记录通过流量计注入的制冷剂和到下次注入制冷剂时的时间间隔，计算制冷剂的挥发率。

4.12.2 评价

制冷剂（液氦、液氮）挥发率的测量值应不大于厂家的规定值，若大于厂家的规定值时必须引起注意，并检查其原因。